医院管理与公共卫生服务

吴 丹 孙治国 姜 岩 著

中国纺织出版社

图书在版编目（CIP）数据

医院管理与公共卫生服务 / 吴丹，孙治国，姜岩著
. -- 北京：中国纺织出版社，2019.5
ISBN 978-7-5180-4438-2

Ⅰ. ①医… Ⅱ. ①吴… ②孙… ③姜… Ⅲ. ①医院—管理②医院—公共卫生—卫生服务 Ⅳ. ①R197.32 ②R199.2

中国版本图书馆CIP数据核字(2017)第313481号

责任编辑：汤 浩　　　　　　　　　　　　责任印制：储志伟
中国纺织出版社出版发行
地　　址：北京市朝阳区百子湾东里A407号楼　邮政编码：100124
销售电话：010-67004422　　传真：010-87155801
http://www.c-textilep.com
E-mail：faxing@c-textilep.com
中国纺织出版社天猫旗舰店
官方微博http://weibo.com/2119887771
北京虎彩文化传播有限公司印刷　各地新华书店经销
2019年5月第1版第1次印刷
开　　本：787×1092　1/16　　印张：16.625
字　　数：260千字　　定价：75.00元

凡购买本书，如有缺页、倒页、脱页，由本社图书营销中心调换

前 言

随着我国医疗卫生体制改革的深入和卫生事业的发展，医院管理和公共卫生服务面临着复杂性的环境与创新性的要求，这需要医院的管理者顺应医疗卫生体制改革的发展趋势，按照医院运行的客观规律不断探索，将医院管理和公共卫生服务水平上升到新的高度，达到新的水平，满足人民群众的医疗需求。

深化医疗卫生体制改革，提高人民群众健康水平，是当前卫生行政管理部门、医疗卫生机构以及广大卫生工作者肩负的一项重要任务。如何完善医院公共卫生服务与医院管理模式，进一步强化医院公共卫生服务的公益性，提高医院管理效率是推进医院改革的重点内容之一。为此，我们组织相关专家撰写了《医院管理与公共卫生服务》一书。本书主要包括以下内容：医院医疗服务管理、急救管理、医院人力资源管理、医院医疗风险管理、医院公共卫生服务内容与管理等，共计8章。供医院管理者和公共卫生人员参考。

本书撰写中参考了大量的相关文献，但撰写中仍会存在不足与缺陷，希望广大读者予以批评、指正，以利我们在改版时修正。

编　者
2018年5月

目　录

第一章　医院医疗服务管理 ··· 1

第一节　门诊医疗服务管理 ··· 2
第二节　住院服务管理 ··· 7
第三节　临床科室医疗服务管理 ····································· 12
第四节　麻醉科服务管理 ··· 24
第五节　手术室服务管理 ··· 25
第六节　供应室服务管理 ··· 29

第二章　急救管理 ··· 31

第一节　急救医疗管理 ··· 32
第二节　医疗安全管理 ··· 37
第三节　院前急救管理 ··· 39
第四节　急诊院内管理 ··· 40
第五节　突发公共事件卫生应急管理 ······························ 47
第六节　突发公共事件紧急医疗救援 ······························ 50
第七节　急救医疗应急队伍建设 ····································· 57
第八节　急救医疗应急队伍管理 ····································· 63

第三章　医院人力资源管理 ··· 65

第一节　医院人力资源管理概述 ····································· 66
第二节　医院人力资源规划和人员招聘 ·························· 71
第三节　医院的岗位设置和人员配备 ······························ 75
第四节　医院人力资源绩效管理和测评 ·························· 84
第五节　医院人力资源开发和利用 ································· 90

第四章　医院医疗风险管理··········99

第一节　医院医疗风险管理概述··········100

第二节　医患纠纷管理··········104

第三节　医疗侵权法律制度··········110

第四节　医院危机管理··········115

第五章　医院公共卫生服务内容与管理··········123

第一节　医院公共卫生管理概述··········124

第二节　医院公共卫生服务管理··········131

第六章　公共卫生项目管理··········177

第一节　公共卫生项目管理概述··········178

第二节　公共卫生项目需求论证··········183

第三节　公共卫生项目的准备与设计··········186

第四节　公共卫生项目的实施与监督··········188

第五节　公共卫生项目的评估··········192

第七章　社区公共卫生服务管理··········205

第一节　人人享有卫生保健··········206

第二节　基层公共卫生事业管理··········212

第三节　社区公共卫生服务··········217

第八章　健康相关联的危险因素及其应对策略··········225

第一节　生态环境与公共卫生··········226

第二节　营养与公共卫生··········243

参考文献··········259

第一章

医院医疗服务管理

医疗服务管理是指医院在诊疗服务活动过程中进行有计划、有组织的协调与控制，以达到最佳医疗效果和效率的目的。医疗服务是医院任务的核心，而医疗管理是完成医疗服务任务的主要手段，是整个医院管理的中心环节，影响整个医院的管理水平。

医疗服务管理应以人为本。医院作为一个特殊的组织，其服务对象是到医院看病的病人和家属，还有部分健康体检、保健和咨询者。对于医院管理者而言，给予医疗服务的员工也是管理的对象。医院的医疗服务管理，只有在"以员工为中心"的基础上，才能够真正实现"以病人为中心"的理念。

本章的医疗服务管理主要从门诊医疗服务管理，住院服务管理，临床科室医疗服务管理，麻醉科室、手术室、供应室服务管理等几个方面来阐述。

第一节 门诊医疗服务管理

门诊是医院诊疗活动的第一线，是直接接受病人进行诊断、治疗和开展预防保健的场所，是医院和病人接触时间最早、人数最多的部门。门诊作为医院对外的窗口，其工作可以直接反映医院的医疗质量和诊疗水平，同时也能体现医务人员职业道德和行业风气。门诊工作对完成医院的社会职能具有重要意义。

一、门诊的特点和任务

（一）门诊的特点

1.门诊是方便而又经济的医疗服务场所

门诊病人定期或不定期到医院来进行检查和治疗，因为不住院，所以不用支付床位费和其他诊疗费。对于医院来说，门诊所需要的人员、建设设施和医疗成本都低于住院部。

2.门诊环节多而复杂

门诊是一个功能相对齐全的整体医疗服务。从分诊挂号、候诊、就诊、化验、检查到取药及治疗，是一个连贯的流程。对病人而言，有价值的医疗服务就是分诊就诊、检查、检验和治疗4个环节。据调查，一般门诊病人在门诊停留时间平均为1～1.5h，而有价值的环节仅约18.9min。如何简化就诊手续和优化就诊流程，成为医院门诊服务管理中重要的研究课题。

3.就诊时间短，技术要求高

一般综合性医院，门诊的就诊人多，流动性大，在时间上相对集中，加上病人病情的多样性，给门诊的管理带来一定的难度。绝大多数病人接受医师诊治时间有限，而且同一病人很难由同一医师接诊，医师也难以系统地了解病人的病情，这样给病人的诊治带来了难度。

4.易于交叉感染

门诊部每天都有大量的患者、陪伴者、健康体检者在此聚集，成为人群混杂的公共场所。急慢性病、感染性疾病、流行性疾病甚至烈性传染病患者掺杂在一起，极易造成病人之间、病人与健康人群之间特别是婴幼儿、年老体弱者、抵抗力低的人之间的交叉感染。严格消毒隔离，维持正常就诊秩序，创造安静、卫生的就诊环境是门诊管理的重要环节。

（二）门诊的任务

门诊的任务必须与医院总任务相适应。

（1）对病情不适宜在门诊处置的病人，要收入住院或转院治疗。对传染病或疑似传染病患者实行严格的消毒、隔离工作，并认真填写疫情报告，及时上报。

（2）相关人群的健康检查、疾病普查、预防保健、疾病评残及鉴定等工作。

（3）运用各种形式进行卫生知识、疾病预防、计划生育以及卫生法规的宣传教育工作。

（4）地段范围内的医疗、预防、保健、康复及家庭病床的诊疗工作，开展计划免疫和健康教育。

（5）教学和科研工作。

二、门诊的组织架构

门诊部是医院管理门诊医疗服务的专门机构，是职能部门，设门诊部主任，其主要职责是制订全院性的门诊规划（计划）、规章制度，组织协调各部门的工作，包括疑难杂症的会诊、处理日常医疗行政事务、督促检查医疗服务质量、及时向院长和各科通报门诊医疗服务信息。门诊部主任受业务副院长领导。

凡在门诊工作的人员都要接受门诊部主任和业务科室的双重领导。各业务科室设门诊组长。门诊部设总护士长，在护理部和门诊部主任领导下，总管门诊护理工作。

三、门诊科室和环境设置

（一）科室设置

门诊部一般设置挂号室、候诊室、分科检诊室、治疗室、药房、检验室、住院处等。有的综合性医院还设有中心注射室、一站式服务台等。

（二）环境设置

门诊环境设置及管理要适应病人流量大的特点，突出公共卫生原则。门诊空间尽量做到美化、绿化、整洁、亲切、宽松，使病人和家属感到舒适，对医院充满信任。

门诊大厅入口处设服务台，大厅内置门诊平面示意图、常规诊疗项目收费明细表及门诊卫生制度。大厅设有门诊各科室分布牌，各层均设有导向指示牌，地面用不同颜色的线条标志通往各辅助科室，如B超室、X光室、注射室等。合理安排门诊科室位置，如发热门诊和肠道门诊最好在门诊的某一侧，有专门通道。

门诊各层大厅均设有专家介绍及专家出诊动态一览表，便于病人选择。各候诊区均设有科室牌、诊室号、坐诊专家牌，候诊室设有座椅和传呼装置，方便病人就诊。

门诊大厅与走廊放有花草、定期更换的卫生保健宣传栏。地面干洁、防滑，无障碍物，走廊、楼梯及过道有扶手。对使用轮椅病人设有无障碍通道，电梯安全舒适。

四、门诊规模

门诊规模一般以日门诊人次为指标。它要与住院部病床数保持适当的比例。卫生部《综合医院组织编制原则试行草案》中规定门诊人次与病床之比按3：1计算。当门诊人次过多时，会形成病人入院难的状态。

门诊规模的数字指标可用门诊工作量来估计，包括门诊医师工作量和科室门诊工作量。门诊医师工作量是每个医师在单位时间内完成门诊人次。临床科室门诊工作量是指其门诊次数占同期全院门诊数的百分比。

五、门诊就诊流程

门诊就诊流程应"以病人为中心"，力求诊疗过程简单、连续、高效。

（一）预检分诊

现代医院门诊分科很细，就诊程序首先应预检分诊，可以避免浪费就诊人时间，提高医院工作效率，也能及时发现传染病人，防止交叉感染。

（二）挂号

预检分诊后，就诊人需要挂号，这是为了保持就诊秩序和建立必要的记录。挂号也是病人与医院之间正式建立就医法律责任的依据和起点。

（三）候诊

病人挂号后到相应门诊科室候诊。门诊护士要维持好候诊室的程序，告诉病人等候次序，安排病人依次就诊，对病情较重较急的病人及时安排优先就诊，对可疑传染病人及时采取措施，并对病人进行健康教育，回答病人提出的相关问题，保持门诊环境的有序、安静和卫生。

（四）就诊

就诊是门诊的中心环节，也是病人来院的主要目的和要求。候诊室护士按顺序把病人分配到诊室，复诊病人最好安排原诊治医师接诊。医师询问有关病史后进行体查，必要

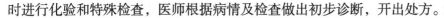

时进行化验和特殊检查，医师根据病情及检查做出初步诊断，开出处方。

（五）医技科室检查及治疗

在诊疗过程中医师认为需要进行检查或检验时，需开出检查或检验申请单，嘱咐检查或检验前的准备、注意事项。对于某些较为复杂的项目，通常采取预约的方式。

（六）取药

病人取药是门诊工作的重要环节，门诊医师必须严格执行处方制度，处方内容齐全，书写端正清楚，不得涂改。药剂人员严格按规定审查处方，发药前认真核对药品、剂量和姓名等。

（七）离院或入院

病人经诊断、治疗即可离院。有的病人病情需要住院治疗的，应签发住院通知单。需要转院的则办转院手续。

为了简化流程，许多医院采取了一些措施，并取得了一定的效果。如充分利用门诊医师工作站、就诊治疗卡、电子病历、气动物流传输系统等进行门诊流程的优化与再造；挂号费与特殊科室诊疗常规检查费合一取消划价程序；设有便民门诊，即无须挂号，就可开方买药；开设电子挂号服务；开设多个挂号收费窗口、取药窗口。特殊科室如妇产科、中医科独立设置挂号、看病、交费、取药，减少病人上下楼梯时间，缩短看病流程。

六、门诊服务管理

（一）门诊管理部门（门诊部）的职责

（1）门诊部根据医院发展总体规划，制订工作目标和工作计划。

（2）建立和完善门诊管理工作职责及各项管理制度，并组织实施、督促检查各科室的门诊工作。

（3）对门诊服务布局、流程、标识、设施、设备进行审议并提出意见。

（4）门诊各诊室（包括简易门诊、发热门诊、肠道门诊、内科专家门诊、皮肤科门诊）医师值班、调休与请假均由门诊主任负责安排及办相关审批手续；根据门诊就诊情况，合理安排出诊医务人员，确保门诊工作的正常运行。

（5）协调、处理与门诊有关的医疗纠纷和投诉事件，化解矛盾，确保门诊医疗工作正常运转。

（6）协调、督促医院相关部门做好分诊、导诊；院内感染控制；传染病预检、上报；卫生健康宣传教育等工作。

（7）处理与门诊工作相关的其他事项。

（二）健全、执行门诊有关的规章制度

门诊服务管理的核心制度包括：岗位责任制度，首诊负责制度，门诊会诊制度，转诊、转院制度，门诊消毒隔离制度，门诊医疗文书及处方质量管理制度，各服务窗口限时承诺服务制度，各类医疗诊断证明规范管理制度及各项技术操作规程等。

（三）门诊服务质量管理

在门诊部的领导下，成立门诊医疗服务管理小组，按照门诊服务质量标准，进行质量控制。

1.门诊服务质量标准

（1）诊断符合率：门诊三次确诊率；复诊率、门诊与出院诊断符合率。

（2）治疗有效率：门诊治愈率；门诊手术切口一期愈合率。

（3）护理质量：业务、管理合格率；基本操作达标率；常规器械消毒合格率。

（4）医疗安全：门诊医疗事故/差错发生率；门诊交叉感染率；术后伤口感染率；误诊、漏诊率；计划免疫完成率；法定传染病漏报率。

（5）其他：就诊环境合格率；病历合格率；处方质量合格率；病人满意率。

病历书写以卫生部2010年2月4日修订后的《病历书写基本规范》为依据，门诊的病历包括门诊病历首页、病历记录、化验单、医学影像学检查资料等。

2.服务质量管理的方法

（1）统一组织和协调质量保证的活动，把质量控制活动纳入门诊服务质量管理计划之中。

（2）分别对相关检点进行每周一次检查，规章制度项检控每天不定时检查。建立奖惩制度。

（3）统一组织质量管理信息的流通和传递，使之充分有效地发挥作用。

（4）研究和提高质量控制的功效，掌握质控工作的动态，积极组织新的协调和平衡方法。

（5）建立高效灵敏的医疗服务质量信息反馈系统。

（6）系统整理和总结各种质量管理制度和方法，形成门诊质量管理文件，并把文件整理成册，组织工作人员集中学习与培训，做到人人皆知。

七、专科门诊服务管理

（一）专科门诊应具备的条件

（1）客观上有相应的专科病人。

（2）专科门诊的带头人是专科技术骨干，并有各级医师组成的专科技术队伍。

（3）有较先进的专科设备，如检查和治疗的器械和仪器。

（4）有一定数量的专科病床。

（二）专科门诊医疗服务管理方法

（1）专科门诊要做到"三定两优"，即固定每周门诊时间、固定诊室、固定人员，保证优先优质服务。

（2）选拔具有较高的专科业务水平和技术能力的医务人员参加专科专病门诊，并组织定期的培训和讨论。

（3）保证专科专病医疗所需要的药品、设备和物资。

（4）进行专科专病科学研究，不断总结经验，推动专业发展。

第二节　住院服务管理

住院服务管理是指住院病人诊断和治疗过程中的组织、控制和协调，其核心是病房管理。住院服务管理以三级医师负责制为基础，是发挥医院功能的中心环节，实现以病人为中心的优质医疗服务的保障。

一、住院服务的特点和任务

（一）住院服务管理是以病房管理为中心的系统工程

住院服务管理是为达到最佳医疗服务效果所实行的组织管理行为。医疗和医患双方活动的主要场所在病房，既要诊治疾病（包括心理治疗），又要协调医患关系。围绕病房的医疗活动，其他系统的各部门（物质器材、药品供应、生活服务等）都需予以充分的配合，才能达到诊疗的目的。因此，从系统工程的角度来看，以病房管理为中心，加强多学科多部门的协作，创造良好的诊疗条件和环境是住院诊疗管理的基础性任务。

（二）住院服务要以三级医师负责制为核心，构建以医疗活动为重点的诊疗体系

住院诊疗的医师相对固定。面对病人的需要，为保证医疗的质量，必须实行三级医师（主任医师、主治医师、住院医师）负责制，并按一定比例配置这三级医师。他们各有规定的责任，互相构成诊疗工作体系，由上而下指导，由下而上不同层次地负责。住院诊疗管理的重要任务，就是充分发挥三级医师负责制的功能，建立相应完善的责任制度，在医疗活动中起到保证医疗质量、不断提高医疗水平、促进业务技术发展的作用，同时，对于加强医务人才的建设也有重要的意义。

（三）住院服务工作具有连续性与协同性

住院医疗有别于门诊、急诊的诊疗，主要是它能够连续地、比较全面地对病人进行观察、检查和治疗，并在诊疗过程中得到及时的反馈，从而要求诊疗的管理必须加强纵向、横向的协调，互相衔接，保持不间断的动作状态。

（四）住院服务提供庞大的诊疗信息系统

医院信息以住院诊疗方面的信息占的比例最高，价值最大，不仅是医务人员制订和

调整诊疗方案的依据，也是实施诊疗管理的重要参考。它以病历为基础，将医疗质量和水平充分地表达出来，是衡量办院水平的重要内容。因此，要抓住正确、及时、科学地录入病历这一关键环节，由科室-病案室-主管医疗工作的职能部门构成一个诊疗信息工作的网络，诊疗信息的管理，是医院管理十分重要的环节，务必常抓不懈，使之处于惯性运行的状态。

二、住院医疗组织

住院医疗组织是指对入院病人实施诊疗活动、发挥诊疗功能的组织设置及医疗技术人员的能级结构方式。

目前我国综合性医院住院医疗组织通常由3部分构成一个完整的运行系统。

（一）联络组织

设住院处，负责门诊、急诊与住院医疗之间的联系，办理病员出院、入院、安排调整床位、住院经济核算、协调解决住院中遇到的各项事务问题。

（二）中心组织

由接纳病人住院并直接从事医疗活动的病房组织及与医疗活动直接相关的医疗技术科室所组成。

病房组织是医疗组织的基层单位，处于运行系统的中心地位。病房医疗单元，直接接受科主任与护士长领导。一个单元内设病床30～40张，并分成若干医疗小组，固定住院医师负责一定床位病人。医疗单元由住院医师、主治医师、主任医师按比例组成三级结构，实施负责制，并配置相应的护理人员成为组织的核心。

（三）支持组织

为住院诊疗活动正常进行提供药品、器械、设备、后勤生活供应等部门单位。

三、住院医疗服务环节

（一）入院

入院由医师开出医嘱，通过住院处办理入院手续。

（二）检诊及病历书写

1. 检诊

检诊是病房医护人员对新入院病人进行初步的诊察工作，包括及时采集病史、准确的体格检查、适当的辅助检查等以了解病情，明确诊断，提出有效的治疗和护理方案。

2. 病历书写

病历是指医务人员在医疗活动过程中形成的文字、符号、图表、影像、切片等资料的总和，包括门（急）诊病历和住院病历。它是病人在医院中进行诊断、治疗经过情况的记录，是完整的医疗档案，也是进行教学和科研工作的基本资料，具有法律效应的文本。

因此，必须重视病历的书写和保管工作，提高病历质量。

病历书写具体要求按卫生部和国家2010年2月4日发出通知，要求从2010年3月1日起，在全国各医疗机构施行修订完善后的《病历书写基本规范》操作。

病历的质量检查：各级医师结合查房、会诊和病例讨论，对下级医师所写病历进行必要的检查，入档病历由各级医师审签。建立健全病历质量检查制度，经常开展病历质量检查评比活动；开展病历书写的基本功训练。

（三）查房

查房是病房最基本、最重要的医疗活动。它是提高医疗质量的重要环节，要严格执行卫生部的有关规定，实行三级医师查房制度。

1.查房目的

及时了解病人的病情、思想、生活等情况，进一步明确诊断，制定合理治疗方案并观察治疗效果，并做好病人思想工作，同时检查医疗护理工作完成的情况和质量。还可结合临床实践进行教学，培养医护人员。

2.查房方式

一般医院查房方式有上午查房、午后查房、夜间查房、重危病人的查房和教学查房。

3.查房要求

主任医师、主治医师和住院医师的查房必须按规定进行，要严肃、认真；要重视病人的体征、主诉以及思想情况。查房前要自下而上充分准备，查房中要自上而下严格要求。并做好病房整顿，保持安静、整洁。查房时主管医师报告病史，提出要解决的问题，查房后应将上级医师的意见和决定记录在病历上。

（四）会诊与病例讨论

1.会诊

会诊是为了解决疑难病症的诊断和治疗，是发挥综合性医院协作医疗功能的重要方式。通过会诊能够集思广益，及时确定诊断，制定有效的治疗方案。

（1）会诊形式：科内会诊、科间会诊、院内会诊、院外会诊、急会诊。

（2）会诊注意事项：要掌握会诊指征，明确会诊目的，提高会诊质量。指派主治及以上医师做好完善的会诊记录，并把会诊记录与整理的材料纳入病历中保存。

2.病例讨论

临床病例讨论是病房基本的医疗活动，应形成病房诊疗工作的一项基本医疗制度。它也是提高医疗质量、培养医护人员的重要手段。

根据临床医疗或教学的需要，可分为新病人讨论、疑难病例讨论、术前术后病例讨论、危重病人讨论、出院病例讨论、死亡病例讨论、临床病例讨论等。

上述各种讨论的目的、要求不同，讨论方式、内容、参加人员也不同。可定期或不定期召开，也可一个科或多科联合举行，一般均由科主任或副主任医师以上专业技术任职资格的医师主持，认真讨论，做好记录。

（五）治疗和医嘱

1.治疗

治疗是指治病的方法和手段，是重要的医疗活动。它的范围甚广，一般可分为药物治疗、手术治疗、物理治疗、营养治疗等。这些治疗的方法、程序和质量，都要求有常规规定。住院治疗以医嘱形式提出，各种治疗方法和方案一般由临床医生决定。

2.医嘱

医嘱是指医师在医疗活动中下达的医学指令。它是医师对病人的有关诊断、治疗、护理工作的决定和要求，是医疗信息传递的渠道。病房中采取的各种医疗方法，常以医嘱形式实施，因此，医嘱已形成一种医疗制度。

（1）医嘱种类：长期医嘱、临时医嘱、备用医嘱。

（2）下达医嘱要求：医嘱是关系病人生命安危的大事，因此下达医嘱要十分严肃认真，医嘱应层次分明，内容清楚、准确。每次医嘱应当只含一个内容并注明下达时间，应当具体到分钟。医嘱不得涂改，如必须取消时，应用红笔墨水标注"取消"字样，并签名。下达医嘱后，应复核。一般情况下，医师不得下达口头医嘱。因急危病人抢救需要下达的口头医嘱，护士应当复述一遍，抢救结束后医师应当即刻补记医嘱。

（3）执行医嘱要求：执行医嘱时要认真进行查对，严格执行技术操作规程。按医嘱制度及医嘱格式认真、准确填写，字迹清晰。

（六）晨会与值班

晨会和值班的基本目的都是为了保持医疗工作的连续性。

1.晨会

也称交接班会，它是医疗科室一天工作的开始。由主任医师（主治医师）主持，全体人员参加，由值班人员报告病人流动情况和新入院、重危及手术前后、特殊检查病人的病情变化。有时传达上级指示，布置科内工作，传达时间一般不超过30min。

2.值班

各医疗科室都应建立和健全昼夜值班制度，值班人员必须坚守岗位，履行职责。值班医师负责全科的临时医嘱、急症手术、急会诊和危重病人的观察、治疗并记入病程记录，对新入院病人进行初步检诊、下达医嘱并立即填写第一天病程记录，简明扼要地写明诊断和处理意见。遇有重大问题，要及时向上级请示报告。危重病人要床头交班。

医院实行住院医师24h负责制和总住院医师制，具体制定医师值班制度。

（七）转科、转院和出院

根据病人疾病治疗的效果和需求，由病房主治或以上级别的医师决定病人转科、转院和出院处理，并开出医嘱，转院和出院手续均需通过住院处办理。

（八）死亡病人的处理

病人经全力抢救无效死亡时，负责抢救医师应填写好死亡通知单，送往住院处。死亡病人由值班护士进行尸体处理后，送太平间。

死亡记录是指经治医生对死亡病人住院期间诊疗和抢救经过的记录，应当在病人死亡后24h内完成。包括入院日期、死亡时间、入院情况、入院诊断、诊疗经过（重点记录病情演变、抢救经过）、死亡原因、死亡诊断等。按规定在1周内召开死亡病例讨论会，并尽可能进行必要的尸体解剖及病理讨论，以不断提高医学科学技术水平。

（九）随访工作

随访工作是医疗工作的一个重要组成部分，对疗效的观察和医学科学研究都有意义，特别是在观察病人的远期疗效和转归方面。在随访的同时，要对病人进行必要的保健指导。

随访的病种和对象不宜过多，选择需要观察疗效或与科研有关的病种进行随访。先制订随访计划，根据需要确定随访对象、数量、内容和标准等。随访方式和时间应根据病种和科研要求而定，可分门诊随访、通讯联系、家庭随访和住院检查，其中应以通讯联系为主要方式。随访工作是一项科学性较强的医疗科技工作，科内要指派专人负责。

四、病区的标准化管理

病区标准化管理是医院目标管理总体规划的组成部分，重点强调运作的统一、协调、简便，是高质量、高效率完成住院诊疗的保证措施。

（一）病区管理制度化

病区管理制度是对医护人员的医疗护理行为的规定，对病人及其家属的要求，对诊疗全程中可能出现医疗事件的防范，以及各级各类人员岗位责任等。对关键性制度如病历书写、急症抢救、术前讨论、查房、会诊、查对、交接班、疑难病例讨论、死亡病例讨论、消毒、隔离制度等严格执行并应经常检查实施情况，使管理制度起到维持医疗工作正常运行、规范人员行为的作用。

（二）医疗技术规范化

住院诊疗过程是对人体实行诊疗，其本身具有侵袭性。由于个人诊疗行为差别较大、某些诊疗措施还具有盲目性，因此，必须规范医疗技术标准，减少随意性，提高自觉性，保证医疗质量，实现医疗安全。医疗技术方法的标准多为原则性规定，如各种疾病的诊断标准、治疗原则等。医疗技术操作标准，是实际技术操作的程序要求和质量要求。医疗技术规范应结合医院实际及操作中关键环节做出明确清楚的程序规定。

（三）病房设置规格化

良好的诊疗环境，便于工作的各种设置，使医护人员、病人共处在能调解双方情感、利于诊疗的气氛中，是诊疗工作顺利进行的重要条件。因此，病房设置要合乎诊疗需要的标准和规格。包括建筑上的规格及室内设置、医疗卫生标准等。

（四）医疗质量标准化

为确保住院诊疗质量达到预定目标，必须预先制定医疗质量标准。任何诊疗项目，要保证质量必须有标准，没有标准就谈不上质量。常用的医疗质量指标如入、出院诊断符合率，门诊、出院诊断符合率，手术前后诊断符合率，治愈、好转、重危病抢救成功率，医疗缺陷分析，床位周转次数，病床使用率，收治病人数量，平均住院日以及单病种、单病例的医疗质量标准等，均属医疗质量标准内容。

医院如何将综合评价办法运用于住院诊疗管理，并摸索出简单的计算法是医院管理者要关注的课题。

五、重症监护病房的组织管理

重症监护病房是根据现代医学发展的需要和新仪器、新设备的出现而产生的，是一种现代化的、先进的诊疗护理组织形式。其作用是应用现代医疗设备来集中监护危急重病人、大手术后病人，加强医护力量，严密监视病人循环、呼吸、代谢等的变化，并针对变化情况及时采取必要的措施，以防止并发症或致命的严重情况发生，可以大幅度降低病死率，提高医疗护理质量，提高工作效率。

重症监护病房的类型有综合性的重症监护（ICU）、冠心病监护（CCU）、呼吸衰竭监护（RCU）、心脏手术后监护、颅脑外伤监护、烧伤监护、新生儿监护等。监护的方法有床头监护、中心监护和遥控监护。

重症监护病房的病床设置，一般占全院床位数的3%～4%。监护病房的设备，根据条件要求尽可能完善，除了一般急救设备外，必须有监护仪和完成上述监护功能的相应专用设备。

重症监护病房的医师可以长期固定（急救医学、重症医学的专科医师），并与各有关专科医师协同抢救病人，也可以定期轮换。护理人员是执行监护任务的主要成员，应有一定的数量和素质，并受过专业培训。

第三节 临床科室医疗服务管理

临床科室是医院各项功能尤其是诊疗基本功能的体现，医院其他部门的工作应围绕并服务于临床诊疗工作而进行。

一、临床科室的特点

（一）科学性

作为医学理论的重要实践场所和医学科学不断发展进步重要信息来源的医院临床科室，其工作必须充分依赖医学科学整体水平，依赖先进的诊疗技术和仪器设备，具有很强的科学性。

（二）实践性

医学是一门实践性很强的学科体系。已经形成的知识体系需要在临床实践中加以印证和完善，新的知识体系又需要依靠科技进步，通过不断在实践中发现问题、解决问题而产生。因此，临床科室的工作具有很强的实践性。特别是随着医学模式从生物医学向生物-心理-社会医学模式的转化，使得研究人们健康的措施从治疗扩大至预防，从生理扩大到心理，从医院内扩大到社会，把医学从生物层次提高到社会层次，进一步拓展了临床科室的时间范围和领域。

（三）规范性

科室的工作有其内在的运行规律。无论人员编制、设施配置、工作程序、各种要求等方面，都具有很强的规范性。

（四）协作性

为求及时正确诊断、有效治疗，临床科室必须与医技科室、护理部门、营养部门、设备后勤部门保持密切合作，取得支持和配合，从而具有协作性的特点。

（五）个体性

同一种疾病，对于不同的患者需要不同的治疗，绝不可一概而论，这也是临床医学区别于其他学科的关键因素之一。所谓"辨证施治"，就是说临床科室工作具有很强的个体针对性。

（六）服务性

病人是临床科室医疗工作的服务对象和主体。在实施临床医疗工作过程中，必须坚持以病人为中心、优质服务的原则，达到延长生命、减轻病痛、增进健康的目的。

二、内科医疗服务

内科是指运用非手术方法来诊治疾病的临床科室，包括心血管科、呼吸科、消化科、肾科、血液科、内分泌科、神经科、老年科等学科。

（一）内科医疗服务的特点

内科医疗服务主要是通过详细询问病史、身体检查和判读、解说检查报告结果，使病人的病情和诊断得到良好的确定，通过药物、健康指导和疾病管理得到及时有效的治疗和护理，使病人在治疗的过程中，保持平静的心态。它的特点主要如下。

1. 是临床诊疗的重点和临床各科的基础

内科系统诊治病人多、涉及病种广、诊断手段复杂、治疗方法多样，因而其人员、设备配备较多。内科的基础理论和诊疗基本方法是临床各科室都通用的，其诊疗水平对其他科室的发展具有较大影响。

2. 病种繁多、病情复杂

内科疾病可因季节、年龄、地区、职业等因素的不同而有不同的类型，不少疾病存在隐秘性和多变性，确诊难度大。不少疾病的发病机制尚不清楚，还缺乏有效的诊疗手段。内科疾病的各系统和器官之间相互影响，并发症、合并症较多。这些都造成了内科疾病的诊疗难度大。

3. 同基础医学和医技科室联系广泛

内科与医学基础学科有广泛而紧密的联系，基础医学的进步推动着内科的发展；内科的诊疗工作必须较多地依靠医技部门，同时基础医学的理论和医技部门的诊疗新技术，往往首先在内科得到应用与验证。

4. 以药物治疗为基本手段

内科必须加强合理用药管理，包括用药适应证、禁忌证、时间、途径及剂量等，同时不能忽视护理、营养、心理、理疗、中西医结合以及近年来不断发展的各种介入疗法等综合性治疗。

（二）内科医疗服务的风险

（1）受医学诊疗技术的限制，有部分疑难杂症不能确诊，给治疗带来一定的困难，也给病人及家属心理上蒙上阴影，如果解释不到位，可能会出现病人或家属抱怨和怀疑现象，影响医患关系。

（2）多种疾病共存，且相互影响和促进，导致治疗矛盾。临床上常常出现患者有多个系统或器官的疾病，且多种疾病相互影响和加重，或出现治疗矛盾的情况。比如脑梗死患者一周内血压会应激性升高，一般如果没有别的并发病，神经科医师不主张降压，以免脑灌注不足加重脑缺血，但心血管医师常常会避免病人出现心力衰竭而积极降压治疗。临床上许多药物经肝、肾代谢，有肝、肾功能损害的病人在用药治疗过程中要不断监测肝、肾功能的变化。

（3）有许多疾病就目前的医疗能力来说，是不能治愈的，比如高血压病、糖尿病、帕金森病等。对这些患者应该做好相应的健康教育工作，指导患者及家属做好疾病的管理，同时医师要做好患者资料登记，长期指导和督促患者复诊、治疗和疾病管理。

（4）除了猝死和手术后死亡，也存在因医治无效而在内科度过人生最后阶段的病人，临终期家属的疏导和病人的舒缓治疗及护理就显得非常重要。

（三）内科医疗服务管理

内科医疗服务管理重点是抓好诊断、治疗、护理工作以及质量管理。

1.诊断工作

（1）掌握内科诊断的程序与方法：首先要收集必要的资料，包括病人病史、体检、实验室检查和功能检查结果等，其次是运用医师的医学理论和临床经验，对所收集的资料和结果加以整理、归纳和分析，进而做出初步诊断。由于疾病的复杂性和多变性，要求诊断工作在整个医疗过程中持续不断地进行。

（2）做好新病人、疑难病例的诊断工作：对新入院的病人要求及时、全面、准确地做出初步诊断。诊断工作必须实行三级检诊制，严格实行疑难病例讨论与三级查房制度。

（3）抓好诊断质量：诊断资料的完整性与可靠性是保障诊断质量的基本前提。临床医师的理论、技能和实践经验的不断提高是保证诊断质量的基本条件。现代医学知识更新快，大量新技术、新疗法的临床应用，要求内科医师既要不断积累实践经验，还要不断学习新理论、新技术，努力提高理论水平与技术水平。

2.治疗工作

（1）掌握内科治疗原则和方法：内科是以药物为主的综合性治疗科室，因此，必须坚持用药原则，遵循医德原则，既要避免用错药，又应防止滥用药。

（2）树立全人治疗观念：人是社会的、独立的人，每个人的身体状况、家庭背景和文化素养不同，病人的疾病在其独特的环境与条件下发生，并仍受这种环境与条件的影响。身体一旦出现疾患，可能同时出现几个系统方面的问题，这些问题相互影响和制约，所以治疗上要从整体观念出发，抓住治疗中的主要矛盾并兼顾全面，灵活掌握和应用病因治疗、对症治疗、综合治疗、预防治疗等不同的治疗方法，要充分考虑药物的治疗作用，同时重视病人机体的自身修复能力，不能忽视精神因素、营养、护理等辅助治疗。

（3）组织危重病人的抢救：危、急重病人的抢救是内科治疗中最重要的组成部分，特别是对休克、昏迷、高热、心搏骤停、上消化道出血、肝昏迷、高血压危象、糖尿病酮中毒和各种中毒都要做到抢救中药品齐全、器械完善，组织有条不紊、忙而不乱。平时做好准备工作，包括抢救器材、人员训练和抢救方案等。抢救中一方面要严密观察病情，另一方面要适时组织会诊，提高抢救成功率，防止和减少失误。

（4）做好慢性病的治疗与管理工作：内科慢性病人多，且大多为身心疾病，所以在治疗上应生理、心理治疗并重，千方百计力求彻底治愈。难以治愈的，应尽可能减轻病人痛苦。对于高血压、糖尿病及呼吸系统等慢性疾病及内科保守治疗的晚期癌症，根据相关指引做好病人的登记、治疗和跟踪回访工作，尤其是一些病因与病理机制不明又缺乏特殊治疗手段的疾病。要努力提高病人的治疗信心，防止病情的发展，减少并发症和残疾的发生。

3.护理工作

医疗和护理在医治疾病的过程中是不可分割的有机整体,两者相互依存、相互影响、相互促进。内科疾病的复杂、多变和难愈等特点,更需要医护紧密配合与协作。护理工作的质量,直接影响着医疗质量,甚至影响病人的生命安危。

传统意义上的护理要求护理人员要认真做好基础护理、专科护理和心理护理,从整体功能出发,抓好分级护理,及时、准确、可靠地完成各项护理技术操作。新的护理要求:以敏锐的观察力观察病人病情的细微变化,及时向医师汇报;专业的洞察力预见潜在的危险和并发症,及时做好预防措施;良好的公关能力,做好与其他科室之间的协调与联系,优化与辅助科室之间的衔接流程。医护良好的合作是内科医疗质量的重要保证。

4.质量管理

在医院医疗质量管理委员会的指导下,内科设立质控小组,由科主任、科护士长、各专业科室的主任及质控医、护、技、药师等人组成。负责贯彻执行医疗卫生法律、法规、医院制度,细化和制定内科诊疗、急救及护理技术操作规程,修改医疗事故防范与处理预案,对医疗缺陷、差错与纠纷进行调查、处理。对医疗、护理、教学、科研、病案的质量实行全面管理。对科室的医疗质量全面管理。定期逐一检查登记和考核上报。

(1)要抓好基础医疗质量评定,包括诊断是否及时、正确、全面,治疗是否及时、有效、彻底,护理是否体贴、周到、优良。

(2)要动态地观察和分析内科的主要医疗指标,如诊断符合率、治愈好转率、病死率、床位周转率、平均住院日、交叉感染发生率等,有条件的要进行逐年逐月对比分析,进行病种单项详尽分析评定。

(3)要特别强调规章制度的执行和落实,注意医疗事故的防范。

①坚决落实首诊负责制:对首次接诊病员的科室和医师对病员的检查、诊断、治疗和抢救均应承担责任的制度。

②执行三级医师查房制度:三级医师查房制度是确保各级临床医师履行自己的职责,保证患者得到连贯性医疗服务,不断提高医疗质量,提高各级医师的医疗水平的核心制度。

在内科医疗服务过程中,一级医师主要负责采集病史,进行物理检查,开具基本辅助检查,提出初步诊断,实行基本治疗(处置)。按照规定及时书写医疗文书,向上级医师汇报患者的病情和诊疗情况,执行二级以上医师的指示。二级医师负责本科室或本科室一组患者的日常诊疗工作和危重患者的抢救工作。辅助指导、检查下级医师工作,参与特殊疑难患者、重大抢救患者的诊断、治疗、抢救及会诊工作,向三级医师汇报工作,执行三级医师的指示,决定正常出院患者。三级医师辅助指导、检查下级医师的工作,重点解决特殊疑难的患者,重大抢救患者的诊断、治疗抢救及会诊工作,决定非正常出院患者相关情况。

三、外科医疗服务

外科科室是以手术和其他综合措施，对病人进行诊疗服务的临床科室。通常包括普通外科、骨科、心胸外科、泌尿外科、整复外科、神经外科、小儿外科、灼伤科、眼科、耳鼻喉科、口腔科等。

（一）外科医疗服务的特点

1.手术治疗的有效性和局限性

手术治疗可以获得良好的疗效，但也有其局限性。有些手术是决定性的治疗，而有些手术仅是整个治疗的一部分，术后尚需进行综合治疗，有些手术效果即刻见到，有些须远期观察后才能判断；有些手术可以达到根治目的，而有些手术仅能起到探查和明确诊断的作用。

2.手术的风险性和层次性

手术尤其是较大手术，其中间环节和影响因素较多，具有一定风险性。所以要强调手术计划的完整性，严格把握适应证和操作程序，要严格执行规定的各级医师的手术范围和手术要求，努力降低手术的风险性。

3.手术的创伤性和时机性

手术对组织或器官总有一定的损伤，所以术前要严格掌握手术指征和适应证，充分做好术前准备；术中必须正确熟练掌握运用基本技术，严格执行无菌操作；术后积极防止各种并发症，使病人顺利恢复。

4.手术的协作性和责任心

手术协作性强，要求医师、麻醉师、护士等紧密配合，所以必须有严密的组织和严格的要求，分工协同，密切配合。同时，手术科室也是医疗差错、事故好发部门，因此，手术科室人员必须有极强的责任心。

（二）外科医疗服务的风险

外科是手术科室，从手术的开始至结束，处处存在风险。

（1）接错患者、开错刀及纱布器械等异物遗留在体腔。

（2）输错液体、用错药、输错血及遗失标本风险。

（3）电刀灼伤风险。

（4）患者特殊体质致麻醉意外死亡。

（5）手术体位安置不当致压疮神经损伤及坠床风险。

（6）手术探查和解剖难题致意外大出血。

（7）各级工作人员意外损伤风险。

（8）残余麻醉气体、电离辐射、消毒灭菌剂、X射线对人体危害风险。

（三）外科医疗业务管理

外科的业务管理要着重抓好术前管理、术中管理、术后管理、麻醉管理、手术室管理和感染管理六个重要环节。

1.术前管理

（1）明确手术适应证和手术方式，这是抓好手术管理的前提。手术适应证和手术方式选择主要取决于以下几方面。

①手术治疗的目的。

②疾病诊断是否正确。

③是否制订完善的手术计划。

（2）术前讨论。要根据手术类型认真做好术前讨论，术前讨论人员由专业主任、主治医师、主刀医师、管床医生及手术室护士组成。对于大手术、疑难病例、术前诊断不明病例、新开展的手术病人术前讨论应该由科室主任亲自主持，全科各级医师、麻醉医生、手术室护士、护士长、责任护士都参加，并做好讨论记录。术前讨论内容除确定疾病诊断、分析手术适应证外，还要包括确定手术方式、使用麻醉方法、术中可能出现的并发症或意外及其对策，术后可能有哪些问题应予注意和防范等。

（3）落实手术前的各项准备工作。手术前的各项准备工作主要有以下几方面。

①手术者须亲自检查手术病人，并与手术室护士、病房管床护士做好手术部位标记。

②完成各种必要的检查项目。

③术中可能需要输血的病人，做好交叉配血和备血。

④手术前护士严格执行术前医嘱。

⑤手术前评估病人有否发生必须使手术延期的情况，如发热、严重感染、妇女来月经等或出现严重心理障碍。

⑥必须严格进行胃肠道准备或膀胱准备。

⑦病人有严重伴发疾病（如患有心脏病者），落实相应专科的术前准备以及手术过程中要求相关专科医师参加手术保护。

（4）术前与病人或家属谈话。术前与病人或家属谈话的目的如下。

①对病人做好心理劝慰工作。

②对病人家属要说清手术可能带来的不良后果，术前谈话必须由病人或家属签字。

2.术中管理

术中管理主要抓好参加手术人员的协作配合和严格执行手术程序及操作规范的管理，它主要包括：

（1）主刀要对手术负主要责任，不仅要熟悉掌握手术技能，还应组织和指挥手术全过程，以确保手术顺利完成并保证病人的安全。

（2）手术助手必须服从手术主刀的指挥。

（3）麻醉人员要确保手术全过程的麻醉效果。

（4）器械护士和巡回护士要全力配合手术者。

（5）严格请示汇报制度，凡手术方案有重大修改，或出现术前未预料的情况且手术者难以胜任手术难度者，必须向上级医师汇报，必要时上级医师要到手术现场。

（6）严格执行清点制度，尤其在关腹或关胸前必须清点器械、敷料等物品，待准确无误时才关腹缝皮。

（7）严格遵守病人知情同意权，凡要摘除术前未向病人或家属说明的脏器时或手术方案（甚至手术部位）发生明显变化时，必须重新征得病人家属同意并签字后才能进行。

（8）手术过程中要自始至终严格遵守无菌操作原则，以预防手术感染或防止感染扩散。

（9）要把保护病人的正常组织和正常功能，防止残疾和功能障碍作为术中管理的重要内容来抓。

3.术后管理

术后管理甚为重要，其主要的中心环节是防止术后并发症和促进病人早日康复工作的管理，它主要包括以下几点。

（1）严密观察病情：观察病人是否出现手术后继发性出血（特别是内出血）和休克的早期症状，及时发现和处理，直至重新手术探查处理。

（2）注意各种专科护理：如创口导管、引流管的情况，保持引流管的通畅，防止脱落；保持呼吸道通畅，帮助病人翻身，鼓励病人咳嗽咳痰，预防肺部感染。

（3）认真做好换药工作：住院医师要严格执行换药制度，按规定检查手术伤口和更换敷料，仔细观察伤口和肉芽组织是否健康，伤口引流是否通畅，有无无效腔、异物或其他可能影响伤口愈合的因素。

（4）切实预防水电解质平衡失调：护士要做好病人出入量的统计，协助抽血检查，对已出现的失调要及时予以纠正，正确进行输血、输液，并对因电解质紊乱引起的并发症予以及时的处理。

（5）合理使用镇痛和镇静药物：护士定时评估病人疼痛级别，合理镇痛，评估病人睡眠情况，必要时使用镇静剂促眠治疗。要规定严格管理各种麻醉药。

（6）加强术后功能锻炼和康复医疗，合理营养，以最大限度地促进功能恢复。

（7）加强术后心理护理：尤其对癌症病人或术后残疾的病人，要加强心理教育的管理，并逐步创造条件增加医院社会工作的内容。

4.麻醉管理（详见第四节麻醉科服务管理）

5.手术室管理（详见第五节手术室服务管理）

6.感染管理

（1）消毒隔离制度：外科病区和门诊的物品及医疗器械必须有严格的清洁消毒制度，过期必须更换，重新消毒。

（2）无菌技术管理：感染是外科病区最大的危害，是手术失败的主要原因之一。小则会发生合并症，大则危及病人生命。因此，要求外科医师在各项诊疗工作中，应有高度的责任心，牢固树立无菌观念，严格操作要求。

四、妇产科医疗服务

妇产科是医院的医疗纠纷高发科室，风险大，是一个不同于一般临床科室的高危科室。主要分为产科和妇科两部分，三级医院还应设有计划生育科等。

（一）妇产科服务的特点

（1）妇科以手术治疗为主，产科同时要对胎儿及新生儿进行监护和治疗，兼有外科和儿科的特点。

（2）正常产妇和计划生育受术者有与一般病人不同的特殊需要，要做好身心治疗和护理。

（3）计划生育工作原则性、政策性强，有别于医院一般工作。

（4）因患者部位为生殖器官，其病史常涉及家庭或个人隐私，要求医护人员遵守"慎言守密"的医德原则，不可任意传播。

（5）妇产科的设备与装置，除门诊、病房外，还必须设待产室、分娩室和婴儿室。

（6）产妇临产和分娩是一个复杂的过程，常可能遇到某些意外，如突然休克、子宫出血等，因此，除要求妇产科医师迅速做出正确的诊断外，还应有相应的化验室设备和血库准备。

（7）产科工作具有夜间忙、急诊多、床位周转快、工作时间无规律，并关系着母婴两人的生命安危的特点，因而要求医务人员要有高度的同情心和责任心。

（二）妇产科服务的风险

妇产科服务过程中每个环节都存在不安全因素，具有医疗风险程度高、风险不确定性、风险复杂、风险后果严重等特点。

1.服务对象的特殊性

妇产科服务的对象是女性患者或育龄妇女。一旦发生意外，不但对女性今后的健康会产生长久的影响，而且会牵系着一个家庭的幸福和社会的稳定。

2.不定因素多

产科影响分娩的因素颇多，难产的发生有时是难以预料的，如中央性前置胎盘、胎盘早剥、妊娠期高血压疾病、急产、脐带脱垂、子宫破裂、产后出血、羊水栓塞、胎儿宫内窘迫、新生儿窒息等，这些疾病不但常见而且一旦发生就很凶险、变化急骤，处理稍不及时或不当即会出现生命危险。

3.手术操作多

许多妇科疾病及产科分娩，需要进行手术处理，包含所有手术的风险。

（三）妇产科医疗服务管理

1.妇产科服务质量管理

（1）树立良好医德医风：妇产科工作人员必须有尊重妇女的品德和严肃文明的工作作风，要善于理解不同女病人的心理状态，男医师进行内诊时应有第三者在场。

（2）抓好"病""健"分开诊治：妇产科的服务对象有其特殊性，有相当数量的非病人，如要求计划生育的妇女、产前检查和正常产的妇女等，而另一部分妇产科病人又有病情急、变化快的特点，因此有条件的综合医院应将产科（生理产科和病理产科）、妇科、计划生育的病房分开。

（3）严格执行探视制度：妇科探视可参照外科系统病房管理。

2.孕妇服务管理

（1）认真做好孕妇管理：产前必须使用统一依法印制的《孕产期保健手册》如实填写相关内容，认真做好孕妇学校健康教育，孕期保健服务。

（2）对住院分娩的孕妇，接诊人员要详细、如实地填写孕产妇姓名、丈夫姓名及夫妻双方身份证号码、住址和联系电话。

（3）产房实行24h负责制，负责第一产程到第三产程全产程监护的产时保健服务，助产人员除掌握适宜产科技术外，还应掌握一定的新生儿窒息复苏技术，必要时协助儿科医师抢救危重患儿。

（4）建设急救和转诊网络，及时对危重孕产妇进行急救和转诊。

3.婴儿安全服务管理

（1）婴儿出生时立即在婴儿病历上盖上婴儿脚印，佩戴婴儿身份识别防水腕带，上面注明婴儿出生时间、性别、体重、父母姓名。

（2）对分娩女婴或残疾婴儿并有弃婴倾向的产妇及家属，要做好认真细致的思想教育工作，并报告科主任和医院领导。

（3）住院期间，产妇或家属未经许可不得擅自抱婴儿离开母婴同室区。

（4）因医疗或护理工作需要，婴儿须与其母亲分离时，医护人员必须和产妇或家属认真做好婴儿的交接工作，严防意外。必须做到：

①工作人员须挂牌上岗。

②抱婴儿或还婴儿时，须在母婴分离情况记录簿上填写清楚抱（还）婴儿的日期、时间，母婴分离原因，并有医护人员和产妇或婴儿父亲双方签名。

（5）出院时必须由母亲在病历上加盖母亲拇指印，登记、双方签字确认后方可离院。产妇死亡或昏迷时可由父亲签字认领,单亲母亲死亡时,可由其有血缘关系的亲属认领。

4.母婴同室安全管理

(1)产科医务人员要树立安全意识,母婴同室区安装防盗门,防盗门钥匙严格交接班。非探视时间不得开放,若有突发事件发生时随时保证能打开大门。

(2)责任护士要向住院孕产妇进行入院宣教,宣教内容:探视陪护制度;母婴同室安全管理制度。宣教后责任护士和孕产妇须签名。

(3)实行当班医护人员查房,清点母婴人数,保证母婴得到安全的医疗和护理服务。

(4)非探视时间一律不予进入母婴同室区探视,进入探视者要进行签名登记,患呼吸道传染病和红眼病等患者严禁探视。获准入探视者必须清洁消毒双手后才可入室,探视时间不超过30min,每次探视只允许1~2人。

(5)需要陪护者由产房护士长根据产妇具体情况发放陪护卡,一卡只允许一人陪护,其余外来人员未经许可一律不得进入母婴同室区,工作人员发现可疑人员要立即报告医院保卫科。

5.终止妊娠制度

(1)进行早期药物流产、人工流产,有医学指征需要终止妊娠时,须向受术者说明可能出现的不良反应及建议,经本人和家属同意并签字。

(2)如为计划生育引产的,按计划生育部门的有关规定执行。

(3)凡属大月份引产的,须持有计划生育部门的证明,经医院领导审核批准后,方可施行引产。同时,要做好有关情况的登记备案工作。

(4)凡引产出来的婴儿,必须认真填写孕周、引产出来的时间、婴儿性别、死(活)婴、处理结果等,并有两名医护人员签名。

(5)严禁进行假结扎、假放环、非法取环,杜绝出具虚假《出生医学证明》《计生手术证明》和《婴儿死亡证明》。

6.胎儿性别鉴定管理制度

(1)认真贯彻执行《中华人民共和国母婴保健法》,各省市制定的《母婴保健管理办法》《禁止选择胎儿性别终止妊娠的规定》中关于禁止对胎儿进行性别鉴定的规定。

(2)对怀疑胎儿可能为伴性遗传病,需要进行性别鉴定的,必须经国家卫生部《产前诊断管理办法》所规定的程序进行,并由所属卫生行政部门指定的医疗保健机构进行鉴定。

(3)B超室常规胎儿B超检查时要严格遵守规定,不能进行胎儿性别检查,而且要对所进行的孕妇检查情况进行专项登记备查。

(4)对违反规定非法进行性别鉴定和引产的单位和个人,要依据《中华人民共和国母婴保健法》和有关法律、法规、规章的规定进行查处，构成犯罪的，依法追究刑事责任。

7.弃婴处理制度

（1）医院内或周边发现弃婴时，必须指定专人看管，并及时报告医院领导，及时报告公安机关登记备案，及时转送社会福利部门收养。

（2）任何单位和个人不得向社会提供弃婴信息，更不得擅自向社会人员提供弃婴。

五、儿科医疗服务

儿科一般是为14岁以下的儿童提供连续、全面的医疗、预防和保健服务的临床科室。儿科科室多，包括门诊、急诊、新生儿病房、普儿科病房。

（一）儿科服务的特点

1.小儿生长发育的规律性

小儿各器官形态与功能是判断其生长发育好坏的尺度，具有一定的规律性，并与成年人有显著的差异，熟悉和掌握这些规律是进行儿科诊疗服务的基础。

2.儿童疾病的特殊性

儿童发病多与年龄阶段、季节和周围环境因素有关，且表现不典型，不会自诉病情，检查时不合作，要求诊断工作细致耐心。儿童无生活处理能力，护理和管理工作量大。

3.预防性和社会性强

儿童的健康状况是整个社会进步的重要标志，预防疾病、保障儿童健康是提高全民素质的百年大计，需要得到社会的支持与协作。

（二）儿科服务的难点

1.专业多，病种复杂

儿科病房所收病人几乎包括所有内科专业，另外，还有本医院接生的新生儿，所以要求医务人员必须全面了解各种疾病的特点及医疗要点，以适应工作需要。

2.护士任务繁重

儿科护士除了完成常规的治疗护理外，还要负责给新生儿喂奶、换尿布、清洗喂奶用具等工作。

3.患儿家长要求高，协同性差

孩子是现代家庭的主体，一旦生病则全家出动，并对护士的技术操作要求高。

（三）儿科医疗服务管理

1.儿科病室的设置

（1）普通儿科病房：应根据儿童的特点配置儿童活动室。

（2）新生儿病室：室内温度适宜，可以随时调节，并有保温箱等设备。

（3）重症监护室：除按一般监护室设置要求外，还应根据小儿的特点设置。

2.服务管理

（1）根据患儿特点，允许一名家属陪伴，特殊原因需要请陪护者要经科主任和护士长同意。

（2）指导患儿以及陪护者自觉遵守医院规章制度，服从治疗和护理，防止掉床摔伤及其他意外发生。

（3）患儿以及陪护者住院期间要保持病区内外清洁卫生、整齐、安静、有秩序。不随地吐痰，不在室内吸烟。

（4）在诊疗时间患儿以及陪护者不得离开病房，不得私自调动病房或搬移床位，不得在病区生火做饭，陪护者应自觉维护并协助护理人员保持病区卫生。

（5）患儿以及陪护者住院期间要听从医护人员指导，病友之间互相关心、互相爱护、互相理解、互相帮助，加强团结。

第四节　麻醉科服务管理

临床麻醉科的基本任务是确保病人在无痛和安全的条件下顺利接受手术治疗，此外还承担急救复苏、疼痛治疗、重症监护等工作。

一、麻醉科服务的特点

（1）麻醉学集中了基础医学、临床医学和多种边缘学科中有关理论和工程技术，形成了自身的理论和技术体系。

（2）为手术病人提供安定、无痛、肌肉松弛的条件；对病人生理功能进行检测、调节和控制，维护围手术期病人的安全，并防治并发症。

（3）参与急救、生命复苏和疼痛治疗等。

二、麻醉科服务管理

（一）职业道德教育和业务技术训练

麻醉专业涉及面广，麻醉工作任务多而紧急，因而对麻醉专业人员的思想品德、专业素质和健康状况要求也较高，所以对麻醉专业人员的职业道德教育和业务技术训练极为重要。

（二）手术病人的麻醉安全制度和技术操作常规

严防麻醉事故（包括责任过失和技术过失招致的事故）发生。

（三）麻醉和抢救用药品及仪器装备

药品（包括限、剧药品）应数量充足，质量可靠，严格管理。供麻醉和急救用的仪器设备必须配备齐全、性能可靠、精密度高，并定时检查，确保性能良好。

（四）术前麻醉准备

包括全面了解病情，了解病人体重，心、肝、肾的功能，参加病人术前讨论，选择合适麻醉方法，确定麻醉药物，做好各种麻醉准备。

（五）严格麻醉工作程序

在手术过程中要严密、及时、准确地观察和记录病人的各项指标，记载手术和麻醉方法、步骤，记载术中变化和处理经过，一般情况下每15min测血压、脉搏、呼吸并记录，记录术中失血、失液数量和补充量，重大手术或重危病人要随时观察各项生理指标的变化情况，防止麻醉意外。

（六）严格执行与病区的交接班制和术后随访制

手术完毕，全麻病人（有复苏室的医院）送复苏室，待病人完全苏醒后，由麻醉人员亲自护送回病房，并向病房值班医师和护士交代术中情况和术后注意事项，待病人再次测量血压、脉搏、呼吸均稳定时方可离开。麻醉人员应在3~4天内进行术后按时随访，观察有无出现麻醉并发症，若发生并发症应协助病房医师认真检查处理。

第五节 手术室服务管理

手术室是为病人提供手术及抢救的场所，是医院的重要技术部门。要求设计合理，设备齐全，护士工作反应灵敏、快捷，工作高效率。手术室要有一套严格合理的规章制度和无菌操作规范。随着外科技术飞速发展，手术室工作日趋现代化。

一、手术室的设计和设备

（一）手术室的设计

手术室一般位于建筑的较高处，与外科病区相连接，还要与血库、监护室、麻醉复苏室等邻近。手术室材料应防火、耐湿、不易着色，且易于清洁，地面、墙壁可以冲洗。三区（即非限制区、半限制区、限制区）划分合理，并有三个通道：工作人员通道、病人出入通道、污物出口通道。

（二）手术室的设备
除了具备一般手术室常规器械外，应有闭路电视、空调、高级电刀和发电设施。

（三）手术间布局
手术间应简洁，物品位置固定，存放有序，最好各间统一、规范。

二、手术室人员编制及手术床位
手术室护士与手术床之比应为2.5∶1，教学医院3∶1。手术床设置为：以手术科50张床位设1台手术床为宜，卫生员0.5∶1为妥。设护士长1~2人。

三、手术室服务管理

（一）健全与落实一般工作制度
手术室是手术科医师、麻醉师及手术室人员共同工作的场所，人员流动量大，为保证工作有序，不但各项操作有规程，而且有一定的工作制度，才能使各科手术顺利完成。

（1）凡进入手术室的工作人员，必须穿戴手术室的鞋帽、衣服及口罩，离开手术室时，应更换外出衣及鞋子。

（2）院外来参观、学习、实习者，须经医教科或护理部批准。

（3）各科择期手术，应在术前一日上午10∶30以前送手术通知单，急诊抢救手术，可先口头通知，后补手术通知单。

（4）手术按手术通知单时间进行，必须准时到位，不得随意更改。特殊情况与护士联系。

（5）术前30min接病人，随带病历，并详细核对病人姓名、性别、年龄、床号、诊断、手术部位及药敏试验、术前用药。病人入室后，巡回护士应复查一遍，注意病人手术部位清洁范围，首饰、假牙、手表不得带入手术室。

（6）严格无菌操作技术，无菌手术和有菌手术应分室进行，特殊感染须进行特殊消毒灭菌处理。

（7）室内保持严肃安静，禁止高声喧哗，手术期间不得聊天、看报等。

（8）严格执行室内卫生清洁及消毒、隔离检测制度，落实医疗安全防范措施。

（9）常备各种急诊手术包及抢救器材，手术器械不得外借，如外借的需医教科批准。

（10）手术室器械应在清洁、干净基础上消毒，各种物品应放在固定位置，贵重器械专人保管，每月清点、维修、保养。麻醉剧毒品标志明显，专人加锁保管，普通药品每天清点并记录，每月检查一次，专人负责。

（11）负责保管和送检手术中采集的标本，请医师及时填写病理标本、送检单，并做好送检登记，督促及时送检。

（二）严格消毒隔离制度

（1）严格划分限制区（无菌区）、半限制区（清洁区）、非限制区（污染区），区间有明显标志，严格遵守三通道原则，手术间按无菌、非无菌、污染手术分室。

（2）认真洗手，每月对手术医师、洗手护士手指培养一次，并记录。

（3）浸泡液及酒精，每日测比重，每周更换容器及消毒液1~2次，并记录。

（4）手术医师和器械护士戴上无菌手套后应严格执行无菌操作规程。

（5）巡回护士尽量减少外出和走动，手术间的门不要随便打开。

（6）接台手术人员在两台手术之间要洗手、消毒手臂及更换无菌手术衣、手套，并用消毒液擦拭物体表面及地面。

（7）做好各类物品的终末消毒。

（8）手术间紫外线要求：功率$\geq 30W/m^3$，灯距地面$<2.5m$，配有紫外线反光罩，辐射强度$>70\mu W/cm^2$。

（9）凡需手术病人术前一律查肝功能、乙肝全套抗原抗体，阳性者按传染病隔离技术要求对待。

（10）一般感染手术术后物品均应浸泡消毒后按常规处理。手术间开窗通风，用消毒液擦拭手术床、推车、物体表面、拖地，用紫外线消毒空气。

（11）特殊感染手术、隔离手术应以就地手术为原则，采用一次性敷料、器械、针筒，门口挂隔离牌。术中能燃烧的物品应全部焚烧。术后器械应浸泡于0.5%过氧乙酸中30min，经2次高压蒸汽灭菌后再处理，包上应贴有红色传染病标志。一切接触患者的用物在手术间内用甲醛加热法熏蒸消毒，$12.5mL/m^3$封闭24h。

（三）入室人员的管理

（1）非本室及非手术人员未经许可不得入内，凡进入者必须更换衣、帽、裤、鞋，不准带私人用物进入工作区。

（2）进修、实习人员须由带教老师带领，不得单独进入手术室。参观人员须经医教科或护理部同意后，更换衣、帽、裤、鞋，戴口罩，并在指定区域活动，不得任意穿行。

（3）工作人员每年体检一次，按规定注射乙肝疫苗，患有传染病者不得入室工作。

（4）手术病人入室前，必须更换清洁衣、裤，戴帽及穿脚套。

（5）进入手术室的推车轮须经消毒后进入半限制区。

（6）工作人员外出必须更换工作衣、帽、裤、鞋。

（7）专用拖鞋每日用消毒液浸泡后，清洗晾干备用，鞋柜用消毒液擦拭，每日1次。

（四）无菌物品的管理

（1）无菌物品应放在无菌室集中管理，室内通风、干燥、环境清洁，无杂物、无蝇无尘，应有纱门纱窗。

（2）无菌物品柜清洁通风应有专人检查，无菌包按顺序排列，标记清楚，无过期物品。

（3）无菌包体积大小合适，容器无破损，大、中型包中间及包布的反折处各放规定的化学试剂1枚。

（4）浸泡器械消毒液量足够，关节打开，每周更换1次，标记清楚，细菌培养每月一次并记录。

（5）乙醇浸泡液测试每日1次，比重保持在0.70～0.75，并有记录、签名。碘酒、乙醇瓶要消毒，每周1～2次。

（6）肥皂水、指刷、消毒毛巾等用物每24h消毒1次。

（五）安全管理

手术室易发生差错事故及护理缺陷的环节很多，一旦发生失误，轻者影响病人治疗，延误手术时间，造成时间与物品的浪费；重者病人致残，甚至死亡。

（1）防止接错病人。接病人时查病区、床号、姓名、性别、住院号、诊断、术前准备、术前用药及过敏情况，如病人术前紧张及应用镇静药后不能正确回答问话，则核对病人手腕带信息。

（2）术前四到位，即急救药品和器械、吸引器、氧气、电凝止血器到位。

（3）手术过程中六查，即接病人时查，病人入手术间查，麻醉前查，消毒皮肤前查，执刀时查，关闭体腔前后查。

（4）严格清点，术中三人三数制度，即主刀、洗手护士、巡回护士手术前后共同清点台上纱布、缝针、刀片及手术器械等用物，并做好记录。

（5）三不交接制度，即洗手护士手术未结束前不交接，巡回护士敷料、器械未点清不交接，值班护士物品短缺不交接。

（6）剧毒药品应上锁并由专人保管。

（7）手术室电器设备应定期检查，术后切断所有电源插头。

（8）值班人员应巡视手术室每个房间，负责氧气、吸引器、水、电、门窗的安全检查及大门安全。如发现意外情况，应立即报告有关部门，并向院部汇报。

（9）科室定期开展医疗安全讨论会，定期开展护理安全教育，对容易发生护理缺陷与差错的工作环节进行分析讨论，提出整改措施。平时形成分级督促制度，把违反操作规程行为与年度考核挂钩。

（10）加强业务学习和三基训练，提高专业业务技能及应急能力，做到术中主动配合。

第六节 供应室服务管理

供应室是医院内各种无菌物品的供应单位，它担负着医疗器材的清洗、包装、消毒和供应工作。

一、供应室工作特点

现代医院供应品种繁多，涉及科室广，使用周转快，每项工作均关系到医疗、教学、科研的质量。如果消毒不彻底会引起全院性的感染，供应物品不完善可影响诊断与治疗，因此，做好供应室工作是十分重要的，也是医院工作不可缺少的组成部分。布局合理、符合供应流程、职责分明、制度完善等要求，是确保供应质量的前提。

二、供应室人员组成

应根据医院规模、性质、任务等，配备护士长、护士、卫生员和消毒员，其中1/2以上的人员应具有护理专业技术职称，消毒员均需经过培训（有上岗证）方可上岗。

三、供应室管理要求

（一）制定和健全供应室的各项管理制度

供应室的主要管理制度有《供应室工作制度》《供应室人员职责》《物品洗涤制度》《包装制度》《物品管理制度》《质量监测制度》《一次性用品管理制度》《消毒供应室医院感染管理制度》。在管理上应严格执行，并定时督促和检查。

（二）业务管理要求

（1）严格区分三类物品（污染物品、清洁物品与无菌物品），并制订清洗、灭菌的工作程序。

（2）各种器械包及治疗包的包装应有操作规程，所有的包布须每次换洗，装配好的各种器械治疗包由专人进行核对。

（3）物资须配备齐全，并应有一定数量的储备，密切配合临床医学、教学、科研等项工作，根据需要，保证供应。

（4）高压灭菌器每锅使用留点温度计测定，每晨空锅BD试监测灭菌物品每月做抽样检查1次，每月热源监测1次。

（5）每日定时下收下送，并听取意见，以便改进工作，提高供应质量。

第二章

急救管理

急救管理学是系统研究在急诊急救领域管理活动中的基本规律和一般方法的科学。急救管理学是适应现代大急救社会化的需要而产生的。它的目的是：研究在现有的条件下，如何通过合理的组织和配置人、财、物等因素，提高医疗救治水平，使其救治功能最大化，确保在公共卫生突发事件和日常急症中患者的生命得到及时、有效的救治，保障人们的生命安全。

现代急救医学自身发展的规律和特征，决定了现代急救管理理论的形成和发展，离不开医院管理学、自然科学、社会科学的不断发展和相互渗透，涉及多方面知识和学科。按照现代医院管理的对象、管理核心、管理过程、管理的目的以及由此而引起的系统原理、人本原理、动态原理、效益原理等基本原理设计内容，结合急诊医学服务体系的迅猛发展，特别是院前急救的逐步普及，具体地应用现代管理的基础理论、基本技术和基本方法。本章简要介绍现代急救医疗与安全管理、院外与院内管理的基础理论知识。

第一节 急救医疗管理

一、急救医学发展概况

随着社会的进步和医学科学的发展，急救医学已成为一门独立的综合性新兴边缘学科，并受到人们高度重视。能否及时、有效地抢救各类急危重症病人，反映了一个国家、一个地区、一所医院的管理水平和医疗技术力量。

世界上许多发达国家都十分重视发展急救医学。据美国统计，在第一、第二次世界大战的死亡率高达8.4%和4.5%，朝鲜战争为2.5%以下。美国于1972年正式承认急救医学是医学领域中的一门学科，1979年又批准急救医学正式列为独立医学学科，并配置了直升机用于院前急救，进行现场和途中救护，使伤病员能迅速安全地转送至医院急诊科进行高级生命支持，以后又建立了设备齐全的ICU（加强监护病房）和CCU（冠心病监护病房），形成完整的急救体系。

我国急救医学起步较晚，但近几年发展迅猛。我国卫生部于1980年10月30日颁发了《关于加强城市急救工作的意见》文件，1984年又颁发了（84）卫医司字第36号文件，明确提出城市综合性医院要建立急诊科。1981年创立了中国急诊医学，1986年12月1日中华医学会正式批准成立"中华医学会急诊医学会"。2002年中国医学管理学会全国急救中心（站）管理分会在青岛正式成立，标志着我国急救医学的管理迈上了新台阶，相继出台了《国家卫生部紧急医疗救援中心（站）管理办法》《院前急救规范条例》，将在全国首次统一院前急救管理及工作流程、急救病历书写基本规范以及院前急救诊疗常规和急救技术操作规范等一系列文件，使急救管理向更科学、更标准化迈进。

急救医学作为一门新兴的临床学科，经过了二十多年的艰辛历程，正进入一个快速发展阶段。参照西方发达国家急救医学已经经历的发展过程可以预示我们将行走的轨迹。但我们在学习先进和成功经验的同时，也要结合我国的具体情况，来促使和推动我国急救事业的不断发展。

二、急救医学范畴

（一）急诊与急救含义

急诊与急救医学是业内长期难以统一的称谓，但两者确有不完全相同的含义，也存在着其内容的交叉与重叠。

从理论上也很难给急诊医学下一个完善的定义，作为一门临床医学专业，其主要任务是评估、处理、治疗和预防不可预测的疾病与创伤，包括对任何人、任何时间、任何地点、任何症状、任何事件，以及病人自己认为患有疾患，进行初始评估、治疗和处置，或某人对他（她）的伤害，需要迅速给予内、外科及精神科的关注。急诊医学涵盖了伤、病现场、转运途中、医院急诊中的诊治医疗和进一步的生命和器官功能支持。其中对危及生命，有严重器官功能损害的患者必须争分夺秒地急救，而众多需要医疗的非重症患者却不需要采取急救。急救医学从另一个角度还包括求救后的急救反应，包括急救人员、车辆、通讯调动准备，现场抢救、转运，医院急诊中的急救，更加突出抢救生命和稳定生命指征的合理有序组织管理过程，以及其中涉及急救技术熟练和有效的使用，也可让掌握一些急救技术的非专业人员或公众参加。

可以认为，急诊医学是对急性发生疾病和创伤的评估、处理、治疗和预防的学科专业体系，核心是救治急症和创伤。急救医学更侧重伤病的现场评估、紧急处理、安全转运的组织实施，核心在于救治过程。可见这所涉及的理论和技术内容方面是交叉重叠的，在医学实践中的不同层面上虽有所不同，但真正地融合于一个完整急诊医疗服务体系的建设发展之中。

所以急救在整个急诊过程中更核心、更紧迫、更重要、更具体、更能决定病人的预后。当一个病人不管什么原因致生命垂危时，从现场急救、途中转运到院内的急诊科，包括"ICU"病房和高级生命支持都体现了救治过程的紧迫性，我们倡导的"生命链"，即早期连接（拨打"120"）、早期心肺复苏、早期除颤、早期高级生命支持，就是这一过程的具体体现。

（二）急救应是"救人治病"

"治病救人"已是全社会耳熟能详的概念，但对急诊来说既是对的，又不确切，不完全切实可行。逻辑往往是反映一种因果关系，如当今我国社会提倡"又好又快"。所以，急诊医学发展理念中需要提的是"救人治病"，要以抢救生命作为第一目标。这里的区别是："治病"先要明确疾病诊断再采取相应的治疗措施。这一逻辑支配医生首先要去弄清临床诊断。但急诊实际工作中患者最突出的问题是急性症状。由于患者的情况差别大且复杂，往往一时很难弄清诊断，如果急症已危及生命，需要的是立即稳定生命体征，解决主要紧迫的救治问题。也因为急症抢救有很强的时间限制，包含要尽可能减少患者及家人院前急救转运、来院医生救治时间的延误。抢救的黄金时间要强调从致伤、发病起计算，抓住这个时间窗，先解决救命的首要问题。要树立先救人观念，只有生命体征稳定，才能赢得深入诊断和针对病因治疗的机会，避免在繁杂的诊断过程中发生死亡的现象。所以说急诊救治应该反映出的是一个医院整体综合医疗水平，折射出一个社会对生命尊重的文明程度。

目前，我国的急诊救治资源还非常有限，突出"救人治病"是体现以生命为本，将有限的资源用在最需要的患者身上，减少有限资源的浪费。应该从制度和流程上规定救命优先的原则，不仅从情理而且从法理上予以规定，要将有限的救治资源使用的前后顺序，明确为先救致命伤病，再是可能发生危险的危重症，再治需解除痛苦而不致命的急症，后是一般急病诊治，最后是要看病来急诊的病人。根据每种分类不同来限制等待时间，并明示来诊患者，使救治资源趋于分配合理、使用有效。

（三）"多能一专"是急诊医师的模式

什么是合格的急诊科医师，他既不是内科医师又不是外科医师，更不是全科医师，他应该是急诊急救的专科医师。而这个"专"应该是在心肺复苏、心衰、中毒、急性冠脉综合征、各种休克抢救治疗、MODS救治、严重多发伤及复合伤抢救治疗方面上成为行家里手和有独到之处。另外在急救设备和技能上如心肺复苏除颤、插管、气管切开、各种穿刺、置管、起搏、呼吸机应用等方面应熟练掌握。

如何让急诊医生路越走越宽？"一专多能"是众所周知的专业理念，而急诊则更需要"多能一专"的专业人才。作为一名年轻的住院医生，经历急诊专科培训，掌握急诊医学的理论和技能，在临床实践中锻炼成为一名合格的急诊医生，意味他（她）能担负急诊的工作，具有一定的教学和科研能力，可称之为多能。但他（她）在成为高年资医生后，应根据个人兴趣和经历，去关注某个专科方面，特别涉及急危重症病情阶段的专科领域，如心脑血管急症、呼吸急症、消化系统急症，以及急诊多发伤、复合伤的救治，也可涉及各种辅助检查和特殊治疗，以至精神心理、灾害救援、法律保护等。"多能一专"将会摆脱原来"通才"或"万金油"的框架，使急诊医生成为急诊医学专业中卓有所长的技术复合型人才。

三、急救医学体系的管理

急救医学是基础医学、临床医学与许多学科相结合的一门综合学科，它随着社会的进步以及医学科学技术的发展，越来越受到人们的重视。急救医学的特点是"急"，其实质是"救"，具体表现为病人发病急、需求急，医务人员抢救处置急。如急而不救，或无能力去救，都将丧失急救本身的意义，因此急救医学体系应由院前急救、医院急诊科和重症监护病房（ICU）三部分组成。急救医疗服务体系（EMSS）是一个在急救中各个环节连接紧密的整体，既有具体的分工又是一个整体，具体地说，院前急救负责现场和途中救护，急诊科和ICU负责院内急救。

（一）院前急救

院前急救的主要任务是日常急救；承担对灾害或公共卫生突发事件医疗救援；担任对参加大型集会或活动健康保障，贵宾来访等救护值班。院前急救不同于院内急救，其特点是在紧急情况下，即使存在现场急救条件差、病史不详、缺乏客观资料、病情各异、环境较恶劣、抢救人员体力消耗大、医疗设备受限、缺乏上级医师指导、时间紧迫等不利因素，也要求院前医师在最短时间内实施紧急医疗救援，保障或维持生命器官的运转与对症治疗，要以救命为主。

院前急救是在现场和途中进行，因此很难用医院各种抢救常规来要求。尽管院前急救是暂时的、应急的，对于一些危重病人来说，如果没有院前急救过程中所争取到的生命体征平稳，院内医师技术再高、设备再好也难以起死回生。因此，院前急救是EMSS最前沿的阵地。我国急救水平与发达国家的差距主要是在院前急救上，主要表现在通讯、运输交通工具、车载设备、院前医师应急技术水平及与院内急救的连接上。大力发展和加强院前急救管理是我们进一步提高整体急救水平的关键所在，EMSS管理中院前急救是前提，是关键。

（二）院内急救

1.急诊科（室）

急诊科（室）是一个综合医院的窗口，通过急诊科的设备和技术服务水平，往往可以反映该医院的综合素质和技术水平。北京急救中心报道一组9411例病例，按照ICD-10编码分类，前10位的疾病为：创伤、头颈损伤、脑梗死、头晕、呼吸道感染、脑出血、心绞痛、心律失常、心肌梗塞及高血压。

我国急诊科模式大致分为三种：

（1）依赖型：急诊科只有专职主任、个别固定的医师和护士，其工作主要依赖各专科医师完成。

（2）支援型：有固定的医师和护士，能完成大部分工作任务，但还需要各专科经常性支援。

（3）自主型：急诊科有独立完成任务的能力，与各科只有会诊和协作关系。目前，多数大型综合医院急诊科在结构上配置有：分诊室、诊断室（内科、外科、儿科）、抢救室、留观室、急诊病房、ICU、急诊手术室、外科无菌处置室、骨科整复室、洗胃室、治疗室及输液室。仪器配置有：除颤仪、床边监护仪、无线遥控监护仪、呼吸机、便携式彩色B超、胃镜、气管镜、血滤机、手术室中央塔（配有氧气、负压、电源插座）、多功能手术床、麻醉机、多功能中心监护仪（包括血压、血氧、体温、呼吸、心电、血流动力学检测）、洗胃机、吸引器等。

理想的急诊科模式应该是急诊病人由急诊科医师和护士独立完成，只有特殊的问题请专科医师来协助完成。有些医院的急诊科除了常规的抢救技术外，还开展了心血管疾病的溶栓治疗，各种介入治疗和外科手术治疗。

2.ICU

重症监护病房（ICU），是收治危及生命的病人，由经过正规培训的专业人员，利用先进的监护仪器和医疗设备，将危重病人集中起来，对其生命体征、心、肺、脑、肾功能及血流动力学指征进行客观地、系统地、连续不断地观察与监测，并不失时机地进行强化治疗和高级生命支持，最终提高危重病人的生存率的一种特殊场所。重症监护是医学领域中非常年轻最具活力的学科之一，也是危重医学的临床基地。ICU建设是医院现代化的一个标志，也是急诊医学发展的需要。

（1）ICU设置：综合ICU应毗邻急诊科、手术室及临床各科室。专科ICU应靠近临床各科或专业病房，以便患者的抢救、会诊和转送。为便于人性化的院内转送最好设地下通道。

平面布局除病室外（各病房备洗手间），还需设护士站、治疗室、医师办公室、仪器存放室、配餐室、消毒室、医护休息室、示教室、接待室、储藏室及洗手间等，且保证排污通畅有效。工作人员、患者及其家属出入分设两个通道，且标记明确。有可视电子自动门与外界分隔，实行封闭式管理。

综合医院ICU的床位数是全院总床位数的2%，多主张8~12张，其中1/4为单间，其余为大病房，用以接纳病情相对稳定，但还需要监护的病人，各床之间以布帘分隔，以保证质量及便于管理。

每位占地面积20m²左右，设吊塔，其内装备中心供氧、负压吸引及空气压缩系统的管道，且三种输出接吸口径标记分明，备好各种接头，配备两路以上电源及多头插座，各有专用保险系统，可托放与中心台联网，且同步显示监测参数的床旁监护仪。安放顶式环形输液轨。ICU配备的床及床头柜要随时迁移并可制动。监护床应具备多功能，可翻身、牵引、功能锻炼和传呼报警，且结实、耐用备护栏。

ICU应设空调或调温设备，设空气层流装置，以达到空气净化和消毒作用。

中心监护站应设在ICU的中心部位，以扇形设计为佳。内设办公设施、病案文档及病人各种相关资料夹。病室面对中心站方向用玻璃拉门隔开，使医务人员既能俯瞰所有病人,又可通过录像、中心监护仪及通讯报警系统及时了解病人的各种信息。

(2) ICU管理

①ICU护士,应由经过ICU正规培训或全日制毕业,工作两年以上具有综合护理能力的各级护理骨干组成,可以辅以进修护士,以保持护理工作的基本水平。病区设护士长一名,负责人员、物资分配和督导协调病房工作。护士数与床位数为3:1。

ICU护士需具有较高的职业道德水平和极端负责的工作精神。具备心电图辨析能力和各种监护、抢救技能,能沉着应对并处理各专科常见疾病,熟知各监测参数及临床意义。工作有序,反应敏捷,并承担进修生培训工作。应敬业爱岗,身体健康,仪表端庄,服务态度良好,团结合作。

②ICU医生,综合ICU应由专职ICU医生或具有一定工作经验,善于钻研的内、外、麻醉科各级医生组成,可辅以进修医生和实习生。设科主任一名,负责科内全面工作,指导修正每日治疗方案,定期查房组织会诊及主持抢救任务。综合ICU收治急危重症,经短期监护、治疗可望好转或治愈。如急性呼吸功能衰竭、急性心肌梗死、肺水肿、急性药物中毒、突发性昏迷、急性肝肾功能衰竭,严重复合伤、复苏和大手术后等患者。而慢性消耗性晚期病人、急性传染病、精神病、脑死亡者,以及无望或各种原因放弃抢救者,均不在ICU收治范围之列。收治ICU者一般监护3~5天,病情复杂者2~4周。患者在ICU治疗期间,应经常与原病房医生联系,协商采纳ICU专业之外的专科意见。

第二节　医疗安全管理

由于受诸多因素的影响,医疗纠纷复杂的程度难以预料,严重地干扰了医疗工作的正常运行,同时对医院的管理工作提出了更高的要求。因此,要加强医疗安全管理,预防医疗纠纷,创建宽松和谐的医疗环境,保障医患双方的合法权益。

随着医院改革的不断深入,医疗水平的提高,患者就医的需求在增长的同时,医疗纠纷也不断地增加,并且呈现出增长速度快、处理难度大的趋势。为维护医院正常工作秩序,及时妥善处理医疗纠纷显得十分重要和迫切。

医疗工作是一项高风险、高技术、不可预测因素多的工作,复杂疑难病例多,而急救病人又处在风口浪尖上,风险极大,死亡率高,医生在处理这些病人的时候,即使责任心再强,也难免出现缺陷,而且目前患者多数认为任何缺点都会给自己造成伤害,而且伤害是100%。轻则形成纠纷,重则对簿公堂。医生的辛勤劳动得不到患者的理解和社会的认可，从而影响了医生勇于承担风险，勇于探索，积极开展新技术、新业务的积极性。因产生了畏惧情绪，通常敢做的手术不做，应该本院完成的治疗转上级医院治疗，使得医疗质量和技术水平无法提高，患者的利益和医院的发展最终都受到影响。为了提高医疗质量，维护患者的利益，医院应加强医疗安全管理，防范医疗纠纷，保障医疗安全。

一、增强法律、法规及服务意识

开展医疗卫生法制教育，认真学习有关医疗法律法规，明确作为一名医务工作者所应承担的法律责任和义务。在诊疗过程中严格按照操作规程执行诊疗护理常规，做好病情宣教，从而加深医患之间的理解，有效地防范医疗纠纷的发生。另外，医务人员除了职业上的特殊性，他们与其他公民的法律地位是相等的，自身的合法权益同样也要受到法律的保护。

二、强化医疗安全意识，严格执行规章制度和技术操作规程

医疗质量的要求，也是道德的要求，医疗服务的对象是"人"。面对这一特殊的服务对象，医疗、护理差错事故直接关系到病人的疾苦和生命安全，一旦出现差错事故，造成的损失是无法挽回的。"精益求精""细致入微""严格查对"必须要贯彻到医疗活动的始终。医护人员要把查对意识和医疗责任结合，使其成为医护人员的基本素质。漏诊、误诊常常是由于诊疗经验不足、技术责任心不强等综合因素造成的。严格执行首诊责任制、三级查房制，使漏诊率下降。临床工作复杂多变，遵守诊疗规范规章制度就在于规范医疗行为，保证医疗工作的顺利进行。

三、加强医务人员的职业道德教育，提高医务人员的整体业务素质

不少医疗纠纷不是由医务人员的诊疗水平、护理质量引起的，而是由于医务人员的服务态度生、冷、硬、顶，不注意说话的语气和方式，对病人家属交代病情不详，对病人及家属提出的问题不耐心解答或不理睬而引起的。另外，回扣、红包以及乱收费等行业不正之风都是社会比较关注的问题，也是医院常抓不懈的任务，医务工作是关系到人民健康的特殊行业，必须加强自身的业务学习，提高服务质量，加强行风教育，树立忠于职守、尽职尽责、病人至上的高尚观念。只有这样才能有效地防止医疗纠纷，也是减少医疗过失、防范医疗纠纷的关键所在。

四、建立科学而严谨的医疗体系

制定医疗事故争议奖惩办法，制定医疗纠纷防范方案，对全院医技科室实行医疗安全查房制度，指定医疗纠纷隐患报告制度及医疗事故争议奖惩办法。

五、妥善处理医疗纠纷

成立专门的机构负责病人的投诉。对发生的医疗纠纷逐一登记，明确答复患者和家

属。做到及时、公平、合理地处理。对失误的医疗事件应诚恳承认,主动承担责任,切勿推诿病人,袒护医务人员。给患者及家属以信任感。按制度对所发生的医疗纠纷进行分析,将产生的原因和存在的问题及时反馈给职能部门和有关科室,内部找出不足,总结经验教训。

医院是一个独立存在于社会并具有特殊社会地位和社会作用的机构,它具有一般社会组织机构所面临的风险,如火灾、失窃、欠账、倒闭等风险,还具有其独有的因医疗纠纷、医疗对象而存在的风险,如医疗纠纷、医疗事故、医疗侵权等。然而,目前由于我国法制不健全和经济发展的水平原因,医疗机构只能独立面对这些风险,甚至必须承担一些本来不属于自己承担的风险。因此,学习医疗风险理论,降低医疗风险措施,对医疗机构管理者来说,就显得尤为重要而紧迫。

第三节 院前急救管理

院前急救规范化管理就是应用标准化、科学化、法制化的管理,针对院前急救的各个环节制订健全急诊医疗服务体系的基本标准、基本服务规范和管理办法,使院前急救科学化、标准化、法制化。

一、标准化管理

协调、优化、效益是标准化管理的基本目标。院前急救的标准化管理,就是要逐步规范院前急救的发展模式,建立统一的工作规范标准;制定急救中心与分中心及网络医院的隶属关系,实现管理、信息、指挥调度、抢救规范、车辆管理、装备供应的标准化,使急救医疗形成完整的管理体系。有了统一的标准,规范急救中心(站)的从业行为,可以避免院前急救过程中的医疗风险,才能为人民群众提供可靠、安全、高效的院前急救服务。

二、科学化管理

科学化管理可以通过网络信息化、数字化建设提高工作效率。实现对各项工作的全程覆盖和监控,有效提高管理水平。院前急救全程信息相当于PDCA循环。系统将调度接警派车、车辆运行维护、急救医疗业务以及财务信息等各方面的动态情况、数据和信息,通过计算机网络系统实现实时收集和系统分析,所有情况一目了然。系统实时监控和快速追查从报警到发车,从发车到现场,从救护到送达医院的每个员工、每项工作的全过程,做到发生问题立即纠正，为领导实施及时、准确、科学的管理提供了现代化的手段，使各项工作的质量管理与监督实现了即时化和科学化。

三、法制化管理

法制化管理是保证院前急救工作顺利开展的重要前提，是保障急救医疗安全的重要保证。只有通过完善急救医疗制度，制定相关法规，依法开展急救医疗服务，以地方立法规范社会急救医疗管理，明确各有关部门、市民的权利和义务，提高对急、危、重伤病员的救治能力，才能真正做到使社会急救医疗法制化、规范化。

四、人才最优化管理

加强人才培养，优化人才结构，造就一大批既懂专业知识又懂现代化管理的高素质人才。合理化配置院前急救专业人员，完善院前急救专业人员的培训机制。应通过多种渠道调整、完善专业人员的结构；同时还应在医学院校中设置急诊医学专业，进行专业化的培养，为院前急救事业输送专业人才。

五、加强监督和评价，逐步完善监督机制

监督包括行政监督和民主监督，评价包括准入性评价、过程评价和结果（效果）评价等，健全的监督机制及与规范管理相匹配的评价指标体系，是监督和评价工作的基础。加强民主监督就是对院前急救这个窗口行业实行群众和社会舆论的双重监督，定期和不定期地进行病人回访和社会满意度调查。

第四节 急诊院内管理

相对于一些发达国家，我国的急诊医学起步较晚。就其他学科而言，急诊也是一个非常年轻的学科。但由于病人的需求、政府的推动及我国医学界同仁的共同努力，我国的急诊医学（尤其是在大城市）发展非常迅速。很多医院的急诊科无论在规模还是业务水平都已经到了相当的程度。

一、急诊工作量

我国在20世纪80年代末以前，对急诊患者有一个基本标准，如发热患者体温必须大于38℃才能到急诊就诊等。但随着改革开放，所有的要求都在不知不觉中自然消失。并且由于急诊实行和门诊一样的收费标准，急诊实际上成了一个24h不关门的门诊。急诊的工作压力越来越大。

据统计，我国日前每年大约有6800万急诊患者，其中约7%（476万）为危重患者。有人对到急诊就诊的患者进行了分析，发现来急诊就诊的患者中有相当一部分人属于非急诊患者。一组16083例急诊病人的分析表明，其中8123例（占总数的50.5%）不属于急诊的范围。

无条件的急诊就诊一方面造成了有限的急诊资源的极大浪费，同时也增加了医患之间的矛盾，最终影响服务质量；另一方面，由于人力物力的有限，影响了对于那些有抢救价值的生命的挽救。如何对急诊病人进行分类救治以及如何减少非急诊患者是急诊医学中存在的一个需要解决的问题。

二、急诊就诊患者的疾病谱

（一）北京地区急诊疾病谱

解放军总医院调查分析了82598例急诊患者的病历。他们把所有的急诊患者分为20大类：损伤和中毒、呼吸系统疾病、消化系统疾病、症状体征和某些不明确情况、循环系统疾病、泌尿生殖系统疾病、传染病和寄生虫、精神疾患、神经系统疾病和感觉器官疾病、皮肤和皮下组织疾病、妊娠分娩和产褥并发症、肌肉骨髓系统和结缔组织疾病、内分泌营养和代谢疾病及免疫疾病、影响健康状态和保健机构接触的某些因素、肿瘤、血液及造血器官的疾病、起因于围产期若干问题、先天异常、肿瘤的形态学、其他。

在本组病例的20大类疾病中，最多的为损伤和中毒，共25612例，占31.10%；其次为呼吸系统疾病，有23809例，占28.18%；消化系统疾病占第三位，有12456例，占15.11%。

北京急救中心报道一组9411例病例，按照ICD-10编码分类，前十位的疾病是：创伤、头颈损伤、脑梗死、头晕、呼吸道感染、脑出血、心绞痛、心律失常、心肌梗塞及高血压。

（二）东北地区急诊疾病谱

李继光等人报道了一组28486例急诊病例，其中外伤11267例，占39.55%；非外伤17219例，占60.45%。占前几位的疾病分别是：消化系统疾病24.14%、呼吸系统疾病18.32%、神经系统疾病18.08%、心血管疾病13.85%。

（三）南方地区的急诊疾病谱

李秀容等人将一组急诊患者16083例按病情分为危急、紧急、一般急诊及非急诊四组。危急组177例中脑血管病65例，占36.72%；心血管病46例，占25.99%；外伤24例，占13.56%；妇产11例，占6.21%；其他31例，占17.25%。

紧急组1511例中脑血管病338例，占22.37%；心血管病204例，占13.5%；外科急腹症326例，占21.58%；外伤249例，占16.48%；妇产79例，占5.23%；其他315例，20.85%。

樊寻梅等人对全国53家大型综合医院调查的结果为：各医院急诊日均162人次，年均6.14万人次。抢救年均1556人次。占急诊前三位的疾病是：心脑血管疾病、创伤、呼吸系统疾病。

中国地域广阔,由于各地区自然条件不同、各医院的侧重点不同,急诊的疾病谱也有着很大的差异。掌握本地区急诊患者的疾病谱对于确定学科建设的方向、急诊医生的知识结构以及应对患者的策略有着重要的意义。

三、急诊患者就诊的时间分布

陈永惠等人对28826例急诊患者的就诊时间进行分析,发现每年的6~9月份为急诊患者的高峰时间。每天从中午到午夜为患者集中就诊的时间。

北京协和医院73865例急诊患者分析,每天有两个就诊高峰,第一个高峰在上午10:00,第二个高峰在20:00。周六日及节假日就诊的患者是平日的1.44倍。

四、综合医院急诊科建设的情况

(一) 急诊科配置

樊寻梅教授等人对平均床位895张的53家大型综合医院急诊科的情况进行了调查。调查的结果为:

1. 急诊科模式

大致分为三种:

(1) 依赖型:急诊科只有专职主任、个别固定的医师和护士,其工作主要依赖各专科医师完成。

(2) 支援型:有固定的医师和护士,能完成大部分工作任务,但还需各专科经常性的支援。

(3) 自主型:急诊科有独立完成任务的能力,与各专科只有会诊和协作关系。

2. 急诊工作人员

60%的急诊科有固定医护人员。

3. 院前急救

23%有院前急救,64%有救护车。

4. 仪器设备及结构

100%有观察床及抢救室,96.12%有EICU,51.8%有手术室,31%有实验室,42%有B超,23%有血气分析,19%有生化分析仪,9.16%有胃镜。所有的急诊科均配备有呼吸机、除颤仪、监护仪、洗胃机及吸痰器。

1999年陕西省卫生厅提出了《我省综合医院急诊科(室)分级管理标准》,2002年,北京急诊医学会应北京市卫生局的要求设计了三级甲等医院急诊科的基本配置。2005年甘肃省卫生厅出台了《甘肃省医院等级评审标准》,这些文件对于推动急诊科的建设起到了积极作用。目前,多数大型综合医院急诊科在结构上配置有:分诊台、诊查室、抢救室、留观室、急诊病房、重症疗区及辅助监护室（EICU）、急诊手术室、外科无菌处置室、外科普通处置室、骨科整复室、洗胃室、治疗室及输液室。整个急诊区域从功能上有划分为A、B、C三大块，分别为抢救区、就诊检查区、监护观察区。仪器配置有：除颤仪、床边监护仪、无线遥测监护仪、呼吸机、便携式彩色B超、胃镜、气管镜、血滤机、手术室中央塔（配有氧气、负压、电源插座等）、多功能手术床、麻醉机、多功能中心监护仪（包括血压、血氧、体温、呼吸、心电、血流动力学检测）、洗胃机、吸引器。

很多急诊科配备了内部的呼叫系统，可进行群呼及对讲。紧急呼叫的声音可覆盖急诊所有的区域，有效地保证了抢救时医务人员到位的及时性。目前北京的三级甲等医院急诊科多数仍属于支援型。一些医院的急诊科在功能分区等方面取得了成功的经验。80%的急诊科有自己独立的收费处及药房，可以为患者提供24h服务。约50%的急诊科除了能够在自己的区域内完成基本的化验和检查外，还有属于自己的CT室、胃镜室、超声检查室，能够完成几乎所有患者所需要的检查项目。

（二）急诊科的功能定位及业务开展

早年在急诊医学刚刚起步的时候，由于认识上的局限和学术带头人都是由专科医生转行而来，一些急诊科的业务有向专科方向发展的趋势。近年来，大家对急诊医学的认识不断提高。急诊业务逐渐走上了正确的道路。对于急诊科的功能定位，大家也逐步达成了以下共识：危及生命和脏器功能急症的紧急抢救；鉴别、分流，以最快的速度完成急症的鉴别诊断，主动向各专科输送病人；一般急症的诊断和治疗；危重症的监护治疗；灾难事件的急救。

急诊科分为依赖型、支援型及自主型是根据参加急诊工作的人员是否属于急诊科来划分的。从业务开展的角度来看，目前急诊科可以分为以下几种类型：

1.内科为主型

急诊科固定的医生为内科医生，主要处理属于内科系统的急症，其他的急症仍需要专科医生来完成。

2.外科为主型

急诊科固定的医生主要完成外科系统常见的急症救治，内科急诊所占比例较小，眼、耳、鼻、喉等疾病仍然需要专科医生来完成。

3.内外科均衡型

急诊科医生能够完成内、外科常见的急症救治，但医生也分为两组。眼、耳、鼻、喉等疾病仍然需要专科医生来完成。

我们常说的急诊实际是指成人急诊，几乎所有的急诊科都不包括儿童急诊，大部分急诊科也不包括妇产科急诊。即使是所谓自主型的急诊科，眼、耳、鼻、喉等急症的处理仍然需要专科医生来完成。

目前在三级甲等医院急诊科的医生普遍掌握了心肺脑复苏技术、心电图机操作及常见异常心电图的阅读、呼吸机的使用、除颤起搏仪及多功能生理监护仪的使用、气管插管技术、气管切开及环甲膜穿刺术、动脉及深静脉穿刺术置管术、静脉切开术、腹穿、胸穿、腰椎穿刺、三腔管应用技术等。

有些医院的急诊科除了常规的抢救技术外，还开展了心脑血管疾病的溶栓治疗以及各种介入治疗等。有些医院还进一步拓展了急诊的功能，把院内除病房以外的诊室、检查室及公共场所的应急急救也纳入了自己的工作范围，并取得了良好的效果。

理想的急诊科模式应该是通科医疗，独立自主，所有工作人员均为急诊科的医生和护士，急诊日常工作和基本的抢救工作均由这些急诊科医生和护士来完成。只有特殊的问题请相应专科来协助解决。但目前由于急诊医生的培养等问题没有得到很好的解决，故要在一段时间内逐步实现急诊理想模式的转变。

虽然目前急诊科医生并不能完全承担所有的急诊任务，但通过急会诊等制度，到大型综合医院急诊科就诊的患者均能够及时得到二级学科范围内的诊疗服务。

五、急诊管理模式

（一）院前急救和医院急诊科的关系

院前急救和医院急诊科的关系大致可以分为四种：

1.兰州模式

由甘肃省紧急医疗救援中心负责全省及兰州地区急救任务，中心有信息调度科、急救科、车管科、医教科等，下设各分站及网络医院，院前急救医疗服务统一指挥，根据所在地区医院的急救半径，派救护车送往较近的医院进行抢救，目前我国大部急救中心采用此种模式，如北京、上海、武汉、西安等。

2.西宁模式

由全省最大的三级甲等医院附设急救中心，急救中心相对独立，设院前急救、急诊门诊、EICU、手术室、介入导管室、急诊外科病房、内科病房及放射检验科等辅助科室。一般急诊就可在该中心解决，医院负责专科及康复后续治疗。

3.重庆模式

急救中心与医院合二为一，各个临床科室一应俱全，有强大专科抢救及康复后续治疗能力，医院有专门机构直接承担院前急救任务，在一定的范围区域内可以做到无缝连接。

4.广州模式

是纯粹的指挥调度系统，急救指挥中心不设急救车辆及院前医生，根据医院所在位置直接派救护车进行现场急救。深圳、珠海都是此模式。

（二）急诊科的工作流程

急诊科基本的工作流程为：一般由年资较高的护士担任，有些医院在分诊时可以完成病人生命体征的测量。挂号，有些医院由分诊的护士完成，有些医院有单独的挂号人员。就诊一般分内科、外科、儿科、五官科等。分流，就诊后三条出路：返回，留观，住院，包括急诊科病房及监护室。近年来，为了在人力和设备资源有限的情况下发挥急诊的抢救作用，很多医院开展了急诊"绿色通道"的工作。所谓的"绿色通道"指两种情况，一种是将危重的病人（如猝死、急性心力衰竭、脑出血、昏迷、严重外伤等）直接送入抢救室进行抢救，而不通过常规的分诊、挂号、就诊交费等程序。这种情况相当于急诊病人的分类救治；第二种是单病种的绿色通道。急诊科和相关的科室合作，在遇到某些特殊疾病（如急性心肌梗死、急性上消化道出血等）时，在紧急抢救的同时呼叫相关科室的医生直接将病人送入病房或手术室、导管室、胃镜室进行专业抢救。

另外，急诊医学危重病医学纵深发展以及急诊和危重病医学的融合也是近年来的一个现象。有些医院将急诊科救治与中心ICU及专科病房救治组成一个完整的医疗体系，把人员配备、组织管理、设备配置等一系列所有问题均放在一个系统内实行统一调配、统一运作，显示了较强的优势。

（三）急诊科和院内其他科的关系

急诊科作为医院接诊、救治急危重症的前沿阵地，其工作的顺利进行需要全院各科室的有力支撑。有人称急诊科为"院中之院"，这是因为急诊科必须要给病人提供24h的服务，并且其服务的范围没有限制。这就使得急诊科不得不做得大而全。但从横的方面来讲，急诊科无法单独满足所有病人、各病种的医疗服务需求，从纵的方面来讲，急诊科在对患者进行抢救处理后需要后续的诊治，故急诊科和全院各科室的关系是密不可分的。急诊科和各科室的关系表现在：

（1）急诊科固定的医务人员相对不足，需要各科室人员的支援。

（2）急诊科缺乏某个专科的医生，需要该科室人员支援。

（3）对一些专科性很强的问题需要各专科的医生会诊，提供技术上的支持。

（4）一些经过急诊处理的患者需要住院进一步诊治。

急诊科虽然是一个临床科室，但从急诊工作的性质及急诊对全院产生的作用来讲，搞好急诊应该作为全院的工作来抓，需要院领导及医院的职能部门给予有力的支持及积极协调。

（四）加强急诊工作的协调

急诊患者出口不畅是多数急诊科存在的一个现实问题。某大型综合医院急诊科一年共接诊患者73865例，其中25650例进入留观室，1334例进入抢救室，两者共占急诊就诊人数的37%，说明超过1/3的急诊病人病情危重，需要住院治疗。但同期仅有1032人被收住院,仅占留观与抢救室病人的3.8%。留观时间1~180天,80%的患者留观超过10天。大量应该住院治疗的患者滞留急诊科,一方面影响了对患者的专科治疗,另一方面急诊科医师必须拿出相当大的力量来处理本来不应属于自己范围内的专科治疗问题,抢救工作受到很大影响。医院有关部门必须制定相应的政策,使急诊病人能够优先住院治疗,优先得到及时的抢救。当然,这个问题的解决也有赖于政策(如从收费或其他政策上限制非急诊患者到急诊就诊等)的改进及社区卫生服务体系的健全和服务水平的提高。另外,急诊在遇到多发伤、复合外伤的抢救、疾病涉及多系统危重病人的抢救等时往往容易发生各科室相互推诿而延误患者救治的问题,这些也都需要医院协调解决。

(五)确定地位,完善功能,规范行为

虽然近年来急诊的地位有所提高,但仍然与当前及今后的发展不相适应。传统的医学是按照系统划分的,但如果按照疾病发生、发展的规律划分,则可以分为三种情况:

(1)需要紧急处理的急危重病。

(2)可以择期处理的慢性病。

(3)病后的康复及各种亚健康状态的恢复。

而第一种情况恰恰是大型综合医院工作的重点,也是今后赖以生存和发展的主要部分。提前认识到这一点具有非常重要的意义。医院应该把急诊作为一个重要的部分去看待,而不应该把它和普通的临床科室等同。

完善急诊功能首先是急诊伤病员抢救的需要。急诊危重伤病员病谱广泛,伤病情多呈重笃、凶险状态,存活与死亡之间的时间宽限度变得狭小,稍一耽搁即失去抢救生命的时机。因此,在积极实施复苏措施的同时把确定性抢救治疗前伸到急诊科进行具有特别重要的意义。

完善急诊功能也是综合医院自身发展的需要。因为大型综合医院的水平体现在对急危重症的就诊上,急诊作为急危重症患者的主要入口应该是综合医院及专科医院,也是医、教、研无法离开的。

在现阶段急诊功能的完善主要在两个方面:

1.加强院前急救—院内急诊—ICU的一体化建设

院前急救—院内急诊—ICU的一体化建设要视当地急救系统的模式而定,但院前急救和院内急诊至少应该加强在信息、业务方面的交流,而且应该把这种交流常规化。

急诊专业向纵深的发展可以根据各医院的具体情况而定,但主体的方向应该是危重病。急诊科面对的是各个系统的危重病人,这些病人到了一定的阶段其病理、生理都向着基本固定的模式发展,所谓殊途同归,都涉及循环、呼吸及其他重要脏器,需要加强医疗。至于急诊科拥有自己的EICU或与中心ICU合并成为一体,要根据自己医院的情况决定。

2.加强急诊外科的建设

从近年来急诊患者病种的走向来看，创伤所占的比例越来越高。我国每年死于创伤的人数不断攀升，在人口死因中占第四位。而在大多数急诊科中，对创伤的救治是一个薄弱环节。创伤患者中年轻人居多，其健康和生命对于家庭和社会都很重要，抢救的价值很大。因此大力发展急诊外科是当务之急。这不仅是社会的需要，也是医院发展的需要。

急诊医生能够处理所有的急症是一种非常理想的状态，但根据我国的现状，在今后的5年内能够做到二级学科内不分科比较现实。即急诊医生可分为内科急诊医生、外科急诊医生及能够处理眼、耳、鼻、喉急症的急诊医生三大部分。以兰州市为例，全市十几家三级医院中，能开展创伤及急诊手术的也只有3家。

另外，急诊工作的流程还不尽合理，很多抢救工作没有形成规范，随意性较强。制定合理的工作流程、规范的工作制度、简单易行的操作常规是急诊在今后要做的重要事情。

急诊的科研相对于其临床来说，发展比较落后。其原因主要是科研的底子薄，许多急诊科没有形成科研的方向。同时，工作繁忙、人员紧张也是影响科研的一个因素。

急诊的科研应包括两个部分，即专业和管理。相对于其他的学科，急诊在管理方面的研究显得较为重要。其体系的建设、工作的规范、流程的合理化等都需要深入的研究。

应该说我国的急诊事业在短期内已经有了很大的发展，急诊界的人士为此付出了很大的努力。但我们与发达国家相比，在某些方面仍然存在着一些差距。我们要不断汲取先进的理念和经验，结合我国的具体实际健全急诊医疗体系，使我国急诊医学专业的发展达到队伍专业化、装备现代化、管理制度化、技术标准化、信息网络化、急救普及化、水平国际化，为国民的健康做出应有的贡献。

第五节　突发公共事件卫生应急管理

一、卫生应急指挥中心

各级行政部门是突发公共事件应急管理工作的最高行政领导机构，在其领导下组成应急指挥机构，负责突发事件的应急管理工作。突发事件卫生应急管理是突发事件应急管理的主要组成，具体办事机构是指各级卫生应急指挥中心（应急办），负责本行政区域内各类突发事件卫生应急救援的指挥和决策，卫生应急指挥中心的职责及主要任务包括：

（1）接受政府的领导，协调与政府其他救援部门的关系。

（2）统一指挥、调动本行政区域内的卫生资源，进行紧急医疗救援，包括预警报告、应急反应、防疫流调、现场处置和医疗救治工作。

（3）对紧急医疗救援中心、疾病预防控制中心实行组织监管；组织制定应急救援预案和相关的政策、法规，对其各种应急预案的可操作性进行监督考核。

（4）组织模拟大型突发事件卫生应急演练。

（5）组织突发事件紧急救援各级指挥人员的培训，提高他们在突发事件中的应急指挥能力；组织应急救治队伍的培训，提高在突发事件中的紧急救援能力。

（6）进行应急信息管理，包括信息库、信息网络平台建设，同时与本行政区域内其他救援系统、部门的互联和信息资源共享。

（7）对突发事件进行日常预警检测和科学决策。

二、突发公共事件卫生应急管理指挥系统

突发公共事件卫生应急管理指挥主要是通过突发公共事件医疗救治信息系统这一指挥管理平台实现，医疗救治信息系统是突发事件卫生应急管理指挥系统进行科学决策、正确指挥的基础。突发公共事件医疗救治信息系统通过国家公用数据网纵向连接省、市、县，横向以各级卫生行政部门、救援中心、医疗机构、疾病控制机构、采供血机构、卫生监督机构连接；系统的主要功能是医疗资源管理、救治活动的组织和实时控制，实现医疗救治实施单位与卫生管理、疾病控制、采供血机构、卫生监督等相关部门的数据传输、数据汇总和分析功能，实现对各级医疗救治信息收集、整理、分析和利用，完成应急救治人员调度、医疗资源管理、病情统计分析、应急培训、医学情报检索、日常管理、信息发布等。

（一）突发公共事件医疗救治信息系统的组成

系统主要包括应用子系统、数据库和接口标准三项内容。

1.医疗救治数据中心应用子系统

包括：应急医疗资源管理、应急救治专家库管理、病情统计分析、应急响应与培训、综合统计查询、信息发布子系统。其功能为对数据汇总、分析、上报，使卫生行政部门实时掌握突发公共事件相关情况、医疗资源的使用和后备情况，为统筹协调医疗资源、统一指挥调度提供决策依据。

2.数据库系统

包括：医疗资源数据库、病情与救治活动资料数据库、应急救治专家数据库、医疗救治地理信息数据库。

3.接口标准

包括：医院信息系统接口标准、血液中心系统接口标准、急救中心（分站）系统接口标准、疾病控制中心接口标准、卫生监督机构接口标准、卫生行政部门接口标准。

（二）突发公共事件医疗救治信息系统的应急医疗资源管理

系统的医疗资源信息管理模块收集救援中心（站）、医疗机构、专科配置和专业技术人员构成、主要设施设备、应急卫生救治队伍等动态信息资源。这些资源数据信息是实现医疗救治活动组织与管理的工作基础，使之实现掌握辖区内医疗资源的现状与分布，为医疗资源的调配提供决策依据。

（1）系统定期接收下级医疗救治数据中心或医疗卫生机构上报的医疗资源统计数据，上报期限可根据各类医疗资源的情况分别设置（如日报、月报、年报等），并可根据疫情或重大公共事件的情况对上报周期做临时调整。

（2）系统可按时间、资源类型、资源状态、地点等多种组合条件对医疗资源状况进行统计查询，如某类医疗设备的数量、使用率等。

（3）可查询辖区内应急救治队伍情况。

（三）突发公共事件医疗救治信息系统的应急救治专家库管理

应急救治专家库保存有辖区内应急救治专家信息，在紧急情况下，使用该数据库中的信息，通过各种自动和手工通讯方式，立即与相应的救治专家建立通讯联系。

（四）突发公共事件医疗救治信息系统的病情救治统计分析管理

对本辖区在医疗救治活动中各医疗单位实时上报的病情数据和救护统计数据，按行政区划自动分类汇总、统计，形成各类统计表。对自动汇总的数据可按事先规定好的报警条件，产生预警信息，提示有关人员及时处置。

（1）收集医疗救治机构报送的医疗救治活动情况数据。

（2）对于本行政区域医疗救治活动中出现的问题及时统计分析，对于救治活动中发现的问题，及时上报上级有关部门。

（3）可对病情按疾病分类、严重程度、地理分布、时间分布、人员分类等进行统计。

（五）突发公共事件医疗救治信息系统的应急响应与培训管理

（1）调配医疗救治资源：发生突发公共事件时，针对不同类型突发公共事件，应急指挥中心根据医疗救治信息资源情况，调动区域内紧急救援中心、传染病医院、其他医疗卫生机构和应急卫生救治队伍，组织实施医疗救治工作。

（2）信息交流与共享：医疗救治机构通过医疗救治数据中心交换数据，及时获取应对突发事件的相关信息，有针对性地开展医疗救治准备工作。

（3）突发事件救治快速培训：面对新发疾病，保证医疗救治人员最快地获取预防控制手段、疾病诊断标准和医疗救治方法，防止院内感染和采取正确处置措施。

（4）网络通信：紧急救援中心与卫生管理部门、医疗救治专家和疾病控制部门的信息通信网络。在紧急情况下，能将必要信息以最快的速度报告上级主管部门，传送到全部相关人员，使各级医务人员提高警惕，提前做好应对准备。

（六）突发公共事件医疗救治信息系统的统计分析

通过对医疗救治信息的历史数据的统计分析，帮助分析人员认识各类疾病的发病特点及分布规律，通过对医院、医疗设施、医务人员、医疗物资保障工作等情况的分析，对今后的医疗救治工作进行预测；辅助分析病情的发展动态和医疗救治活动规律；对医疗救治活动数据进行分析，寻找最佳救治方案；对医疗资源的现状及疾病发病情况进行评估，发现问题，找出薄弱点，为领导决策提供参考依据。主要包括：

（1）医疗救治能力分析：系统可按疾病类型、严重程度、地区、时间、职业、影响人数、影响范围、死亡人数、造成的经济损失、应急响应情况、救治情况等方面对突发事件的历史数据进行统计分析，分析各类事件的发生、发展特点等，帮助有关人员查找疾病监测工作的漏洞、加强救治措施、完善应急处理方案、减少发病率和死亡率。通过对比分析治疗手段和死亡率、治愈率等指标，辅助有关人员确定有效的治疗方案。

（2）疾病发展趋势分析：系统可按统计的疾病发病情况、地区、人员情况、时间等方面信息分析疾病发展趋势。

（3）各类疾病发病率、死亡率、病死率分析。

（4）突发公共卫生事件的统计分析。

（5）新发和不明原因疾病病因分析。

（6）诊断实验的评价分析。

（7）临床治疗疗效的评价分析。

（七）突发公共事件医疗救治信息系统的信息发布

应急指挥中心利用信息系统提供的网站可发布病情预警信息、病情发展情况、救治方法、培训资料等信息；各级部门之间利用本系统提供的信息发布功能，发送防治信息、病情通报和系统公告等信息。

第六节 突发公共事件紧急医疗救援

一、紧急医疗救援中心

紧急医疗救援中心接受应急指挥中心的领导，是各级行政区域应急指挥中心组织实施紧急医疗救援的主体力量。紧急医疗救援组织管理的原则是：平战结合、应急为主、分级救援。紧急医疗救援中心应有现代化的通讯指挥系统、卫星定位系统、电子地图系统、信息网络平台系统等，指挥调度本行政区域内急救网络资源，完成日常院外急救和对危重患者在医疗监护下的转送任务。重大突发事件时，接受卫生应急指挥中心领导，并经授权，分级启动应急预案，组织、指挥、调动和协调院前医疗救援队伍和辖区内各级各类医疗机构的急救资源，参加现场紧急医疗救援。紧急医疗救援中心的主要职能包括：

（1）负责"120"调度、指挥。

（2）负责日常院前医疗急救及长途监护转治。

（3）承担卫生应急指挥中心授权下的突发公共事件应急医疗救援及指挥调度。

（4）负责医疗急救网络建设及业务指导，负责院前急救医疗管理及服务质量的督导。

（5）承担急救中心（站）、网络医院急救人员的业务培训。

（6）承担大型社会活动院前医疗保障和政府指令性医疗保障任务。

（7）承担对公众及特殊人群急救知识宣传普及和培训。

（8）承担急救医学的科研及教学任务。

二、急救网络组织管理

紧急医疗救援网络主要包括院前和院内两个部分，紧急救援网络是以院前急救网络为基础，即平时通过急救网络开展院前急救医疗服务，以及对急危重患者的监护转运和救治。突发事件时，启动预案，紧急救援网络成员单位将成为救援体系的一部分投入紧急医疗救援之中，作为应急救援队伍参加事故现场的紧急救援。

（一）院前急救网络

院前急救网络由急救分中心和急救站点构建而成，负责处理意外伤害事故、自然灾害、恐怖事件、传染病、急性中毒等方面的紧急医疗救援及医疗支持和转运任务。

（二）急救网络组织管理

急救网络组织的管理主要以"120"急救调度指挥系统为平台，进行急救网络组织管理，制定急救医疗网络建设规划，整合院前急救网络资源，实现科学调度，快速反应。

三、紧急医疗救援救治队伍管理

紧急医疗救援救治队伍建设与管理。

四、紧急医疗救援的现场救援管理

现场救援的管理是紧急救援的核心部分，包括呼救信息的管理与判断、指挥与调度、救援队伍的梯队与出动、现场的指挥、现场救援的组织、现场的救治与合理分流转送、信息收集与反馈、救援物资的供应等。

现场救援管理的原则：第一，就地、就近、安全、高效的原则，充分利用现有医疗资源，通过"120"调度指挥中心、调度急救中心、分中心、急救站（网络医院）的医疗急救资源，有效配合，尽可能在短的时间内开展医疗救援，达到快速高效救援的目的；第二，迅速启动相关预案，根据预案中各组的任务职责、工作程序、诊断与治疗常规、技术操作规范开展救援工作；第三，医疗救援管理的权利集中，职责明确原则，保证救援工作有序、高效进行。

（一）呼救信息的管理与判断

当突发事件发生时，通过"120"或"110"呼救，调度人员尽快了解突发事件发生的详细地址、大概伤情，"120"调度中心在接到突发事件与意外伤害事故紧急求救信息后，需要调度人员对呼救信息进行分析与判断，以初步决定是否要逐级上报并启动应急预案。

（二）指挥与调度救援力量

"120"调度人员一经分析与判断后，值班组长即由日常院前急救的调度人员转换为救援初始阶段的指挥员，下达救援指令，派出少量就近的救护车组作为第一梯队赶赴现场，第一梯队到达现场后，将现场的情况及时向"120"指挥中心反馈，同时中心根据伤亡情况迅速组织第二梯队，启动救援队伍，第二梯队的人员组成主要由救援中心的人员、车辆组成；第二梯队的医学救援人员在到达现场后，应对救援现场进行评估，主要包括：伤患数目、伤害种类、特殊医疗需求、危害物质种类及可能造成的伤害等，以便及时根据现场的需要调集医疗资源；并将现场的情况真实、准确、客观、全面地向指挥中心反馈。

（三）现场指挥

先遣第一梯队的指挥是由"120"指挥调度人员根据梯队内医务人员的年资、技术职称来指派。第二梯队到达后，由中心级领导或院前急救部的领导接任现场指挥，上级卫生行政领导到达现场后，接替现场指挥权；紧急救援中心主任或院前急救部主任则负责现场的院前救治工作，并将伤亡情况向上级汇报并接受指令。

现场指挥由一个总指挥及若干名工作人员组成，总指挥一般是卫生行政部门领导，其主要职责包括：

（1）与突发事件应急总指挥及其他应急部门之间进行联系和协作。

（2）指挥现场救援的各医疗机构及医务人员。

（3）和卫生行政部门及医疗机构保持联系，协调伤患人员的现场救治与分流转送。

（四）现场救援

1.现场检伤分类

现场急救处理的原则是先救治危重伤、重伤，然后是轻伤，提高现场救治成功率的关键是检伤分类，其目的是区分伤患救治的轻重缓急，在救治医疗资源有限的条件下，使危重而有救治希望的伤患得到优先处理，使有限的急救医疗资源最大限度地利用，提高伤患救治的成活率。

检伤分类是医务人员或经专门训练的急救人员通过看、问、听及简单的体格检查将危重病员筛选出来，争取在最短时间内准确估计伤情，使其得到及时有效的救治。检伤分类时精力主要用在伤情评估上，一般只对极紧急的情况进行简单处理，如解除呼吸道的堵塞、对大出血进行紧急止血等。检伤分类时，首先确定伤情垂危但有存活希望的伤者，没有存活希望的伤患要坚决放弃，只做简单而可以稳定伤患生命但不消耗人力的急救操作，不能在一个人身上花费太多时间，而且要不断进行再检伤、再分类。

（1）检伤分类的标准及标志：现场伤患根据危害生命的程度及优先救治的顺序分为四类，伤患的分类以标志醒目的卡片表示，通常采用红、黄、蓝（绿）、黑四色系统。

①红色：极危险，第一优先伤情威胁生命且已休克，如立即送医院抢救存活的概率很高。包括：呼吸停止或呼吸道阻塞、被目击的心脏停止、动脉破裂、稳定性的颈部受伤、严重的头部受伤且意识昏迷、开放性胸部或腹部损伤等。这些伤患需要立即给予生命支持，并在1h内紧急运送到医院治疗。

②黄色：危险，第二优先生命体征稳定的严重损伤，有潜在危险，但尚未休克。包括：背部损伤、中度的流血、严重烫伤、开放性或多发骨折、稳定的腹部损伤、眼部损伤等。这些伤患应急救后优先运送，使他们在4~6h内得到治疗。

③蓝（绿）色：轻伤，第三优先不会立即危及生命，可以延后救治。包括：小型的挫伤或软组织损伤、小型或单纯性骨折、肌肉扭伤等。

④黑色：已死亡的伤患包括：心脏停搏超过20min（冷水溺水或极度低体温者除外）、躯干分离、高处坠落且具有多处的受伤与骨折、没有呼吸、内脏外脱等。

（2）检伤分级：检伤分级的目的是将有限的医疗资源用在最需要的伤患身上，目前国际上大致分为：

①T1：危及生命，需立即治疗。

②T2：非危及生命伤，但需医疗处理，可延后治疗。

③T3：轻微伤，无须医院处理。

④T4：送达时已死亡。

各以颜色来区别：T1以红色表示、T2为黄色、T3为绿色，T4为黑色。

（3）检伤分类的方法：检伤分类是一个以伤病员的迫切需要或从迅速医疗中最大获益可能性作为依据，根据伤情进行分类的过程。理想的检伤分类系统应该具有简单、无须特别的诊断、可稳定伤患及易教易学的特点。常用的检伤分类方法有：START、SAVE等。

①START方法：适用于比较小的范围内有很大量的伤患（例如大车祸、火灾等），是一般紧急医疗救援中最常使用的检伤分类方法。START分类主要是根据通气状况、循环状况及意识状况对伤患进行评估，用此法评估每一个伤患的时间不超过60s，其检伤的流程如下：

第一步：通气状况：死亡：评估下一位伤患；呼吸次数大于30次/min：立即处理（第

一优先）；呼吸次数小于30次/min：延时处理，评估下一项。

第二步：循环状况：颜色恢复大于2s：立即处理（第一优先）；颜色恢复小于2s：延迟处理，评估下一项。

第三步：意识状况：不能听指令：立即处理（第一优先）；能听指令：延迟处理，评估下一位伤患。

START分类的简要标准见下表：

START分类的简要标准

	蓝（绿）	黄	红	黑
心跳	有	有	无	无
呼吸	<30次/min	<30次/min	>30次/min	无
反应	可走	能听令	不能听令	不能听令

②SAVE使用在伤患很多、分布范围很广、资源严重不足，且时间很长的严重灾害中。它主要将伤患分为三类，即：病患不管怎么治疗都不太可能存活；不管有没有治疗病患都会存活；有治疗就会存活，没有治疗就会死亡三种情况。再根据分类来配置医疗资源。这种检伤方式主要适用于重大灾害（如地震等）、后送资源很有限且许多病患被迫留在灾区的情形。

（4）心理问题的检伤分类。

①正常反应：表现为不安、寒战、恶心、呕吐，可执行简单命令。

②外伤性抑郁：呆站或呆坐的状态。如同"正常反应"，可参与简单的救助活动。

③惊吓：丧失判断力，有可能引发"群体恐惧心理"，最好采取隔离措施。

④过度反应：表现为讲恐惧故事，说不适当的幽默、到处乱窜等过分反应，需要尽快与现场隔离。

⑤转换反应：出现听力障碍、视力障碍、癔症性昏迷、麻痹等躯体症状，需要立即治疗。

2.现场救治

（1）现场救治的原则。突发事件现场救治首先要强调整体观念。为抢救尽量多的伤患，医疗应急救援应以整体救治效率为原则，实施全面救治与重点救治相结合的救援模式。"快"是救治伤患的首要要求，但在快的同时也要抢救得法，强调反应时间与救治效率相结合，通过实施从现场到医院的每一个环节中检伤，确保重伤患的救治。要采取及时有效的急救措施和技术，最大限度地减少伤病员的疾苦，降低致残率，减少死亡率，为医院抢救打好基础。现场医学救援的主要内容有：救出生存者、检伤分类、现场医疗服务、设立现场急救区、转运伤患、对心理问题的处理及健康需求评估等。现场救治的原则主要有：

①临时组织现场救护小组。快速组织现场救护小组，统一指挥，加强现场救治，这是保证抢救成功的关键措施之一。

②坚持先救命后治伤，先重伤后轻伤的原则。该原则在现场抢救工作中常被忽略或受到干扰，被轻伤患喊叫所迷惑，而危重伤患的抢救常被延误。遇到心跳呼吸停止又有骨折的伤患，要"先复后固"，应首先口对口人工呼吸和胸外按压进行心肺复苏，直至心跳呼吸恢复后，再固定骨折。遇有大出血又有创伤时，要"先止后包"，首先立即用指压、止血带等手段止血，然后再消毒包扎伤口。

③先抢后救，抢中有救。尽快脱离危险现场，确保现场抢救环境安全，避免次生灾害发生。

④先分类再后送。以往的教训告知我们，对于大出血、严重撕裂伤、内脏损伤、颅脑重伤伤患，未经检伤分类或任何医疗急救处置就直接后送，往往会造成不应有的死亡。

⑤医护人员以救为主，其他人员以抢为主，各负其责，相互配合，以免延误抢救时机。

（2）现场医疗救治的功能分区。

①医疗救治功能分区：

检伤分类区：将从现场搜救来的伤患集中在该区域，由负责检伤分类的医务人员对伤患进行分类鉴别。

重症抢救区：经过检伤分类后，需要紧急抢救的伤患送到重症抢救区进行初步抢救，使生命垂危者经过抢救基本生命体征平稳后再送，以保证生命安全。

轻症等候区：经过检伤分类后，不危及生命的轻伤患在此区域等待进一步的治伤或转运。

候转区：经过抢救的重症伤患或其他需要后送的伤患在此区等待。

太平区：已死亡人员集中的区域，等待殡葬及防疫处理。

②医疗救助区设置的基本要求：医疗救助区要设在现场环境安全的区域内；离事故现场不能太远，在走路范围内（50~100m）；医疗救助区要交通便利，方便伤患转送；区域内有清晰的无线电通信信号；医疗救助区最好设在建筑物或帐篷内，一般要求可同时聚集25位病患，>2.6m²/病患；检伤分类站>8.3m²；基本型AMP（高级医疗抢救区）>65m²；标准型AMP治疗区>130m²；转送等待区>26m²。

③医疗救助区的标识。各个区域要设置明显的标志，用醒目的彩旗显示救护区的位置，在混乱的现场显得十分重要，这样便于从检伤分类区域抬出的伤患能够准确地送到相应的救护组，也便于转运伤患。

重症抢救区：插红色彩旗显示。

轻症等候区：插黄色彩旗显示。

候转区：插绿色彩旗显示。
太平区：插黑色旗显示。

3.伤患的后送转运

能否将伤患快速安全地运送至医院，是评价一个急救系统是否完善的重要标志之一。发生重大灾害事故时，伤患的护送工作极为重要。它可疏散大批伤患，使其获得及时有效的救治。伤患经现场分类、救治之后，视伤情、病情的严重程度，立即转送到相关医院。

救护车到达后与现场救护人员一道及时将挂有绿、黄标志的轻、中型伤患分批搬上救护车，由医护人员随车运送。危重伤患的后送应该在具有监护条件和伤病情相对稳定的情况下进行。为提高应急转运在医疗救援中的效率和机动力，应急转运的原则是"救命第一"，按病情采取"直接转送，先救后送，边救边送，边送边联络"的办法，先就地、就近进行抢救，再转送相对较远的医院，最大限度地减低转运途中急危重症伤患的死亡率。

（1）后送伤患的优先级。

①第一优先：胸部损伤；任何影响到呼吸道的损伤；休克等。

②第二优先：稳定后的休克伤患；腹部钝伤；大面积烫伤；头部外伤且意识不清等。

③第三优先：脊椎损伤；眼睛受伤；手部损伤；严重的复杂性骨折或肌肉的损伤等。

④第四优先：小骨折或软组织损伤。

⑤第五优先：可以走动的伤患。

（2）后送伤患的指征。

①应该后送的伤患：后送途中没有生命危险者；手术后伤情已稳定者；应当实施的紧急医疗处置已完成者；伤病情变化已经处置者；骨折已固定者；体温在38.5℃以下者。

②暂缓后送的患者：休克症状未纠正，病情不稳定者；颅脑损伤疑有颅内高压，有发生脑疝可能者，颈髓损伤有呼吸功能障碍者；胸、腹部术后病情不稳定者；骨折固定不确定或未经妥善处理者；大出血、严重撕裂伤、内脏损伤、颅脑重伤、开放性或多开性骨折、严重挤压伤、窒息性气胸、颈部伤者，伤情特别危重、无法后送者。

（3）转送前的准备。

①评估伤患状况的稳定性。

②评估转运监护抢救设备的安全性。

③确认全部管路在正确位置。

④确认固定器有效。

⑤伤票有且粘贴牢固、位置明显。

⑥后送医院已被正确通知，并做好接受伤患的准备。

⑦有适合的转运车辆及护送医护人员。

（4）转送伤患的工具。

①转送工具包括：挪、应急器材、运输工具，如救护车、救护直升机、卫生列车、医疗船等。普通的运输工具可以协助轻伤患的转送。在突发事件中，尤其针对危重伤患，直升机是最理想的运输工具之一。

②转送途中应注意的问题：

第一，搬运中应选择合适的搬运方法和搬运工具，以免加重病情、增加伤患痛苦。

第二，运送途中应严密观察伤患的生命体征；头侧向一边，预防误吸；保持气道及输液的通畅。

第三，用监护救护车运送危重伤患时，还应进行呼吸、心电、血压、脉搏、血氧饱和度等监测，在运送的同时随时开展抢救工作。

第四，在转送的同时，及时与指挥中心保持联系，报告伤患转运救治情况，了解院内接收伤患的准备情况。

第五，要保持道路通畅，由警车或救护车鸣声开道，力争在最短时间内到达目的医院，提高安全转运的成功率。

第七节　急救医疗应急队伍建设

一、急救医疗应急队伍建设原则

急救医疗应急队伍建设应遵循平战结合、防治结合、中西医结合、统一管理的原则进行。

（一）平战结合

根据我国国情，急救医疗应急队伍同时肩负各类大型突发事件伤病员的现场应急医疗救援和日常医疗服务职责，队伍建设要兼顾平战两种需要，寓应急能力于日常工作中，在日常工作状态下能随时转入应急状态。

（二）防治结合

急救医疗应急队伍不仅应具备平战两种需要的应急医疗救援能力，还需要针对不同类型灾难、事故，如何预防其发生以及如何尽可能避免和减轻灾难、事故对人身的伤害开展工作，应该把防和治同等重视。

（三）中西医结合

我国的传统医学在突发性、群体性伤病预防和救治中具有其独特的作用，应该作为急救医疗应急队伍中不可或缺的组成部分，中西医科学有机地结合应用，将会在应急医疗救援工作中发挥出重要的作用。

（四）统一管理

急救医疗应急队伍的建设，应在一定区域范围由卫生行政部门属地化组建和管理，有利于应急需要时统一调配、可靠保障。

二、急救医疗应急队伍构成

急救医疗应急队伍由设置院前急救专业的专门机构人员队伍和包括创伤各相关专业、中毒、烧伤、传染病、生化、核辐射伤等专业的医疗机构有关专业人员以及专家团队构成。

（一）专门机构人员队伍

按照我国现行体制，各省、市紧急医疗救援中心为政府建立的急救医疗专门机构，负责属地日常院前急救医疗服务、急救人员培训、急救网络建设及其业务指导工作，并作为应对突发事件实施紧急医疗救援时政府卫生行政部门相关信息收集、下达指挥调度指令的平台，承担实施紧急医疗救援院前急救主力军任务。其所属的医务、调度、驾驶、后勤保障人员必然成为急救医疗应急队伍的专业和主要力量。

（二）参与机构人员队伍

以属地政府所辖或大型企业二、三级医疗机构的优势专业为基础，组建若干具有各类专业特色的医疗应急人员队伍，省级、地市级具备不同的人员数量规模。

（三）专家队伍

地方卫生行政部门建立由属地政府所辖或大型企业二、三级医疗机构的各类优势专业专家组成的专家队伍，实行动态管理，应急需要时随时调用。

三、急救医疗应急队伍的职责与能力

急救医疗应急队伍应具备以下几方面的基本职责与能力。

（一）急救医疗应急队伍的基本职责

（1）各类大型突发事件中承担伤病员的现场应急医疗救治和监护转运职责。

（2）日常医疗服务的同时，针对不同类型灾难、事故，开展预防其发生以及如何尽可能规避和减轻灾难、事故对人身伤害的自救互救宣教职责。

（二）急救医疗应急队伍应具备的能力

（1）熟练掌握基础生命支持和高级生命支持的知识和技能。

（2）熟练掌握各种急救基本操作技能。

（3）熟练掌握本专业急救技能。

（4）熟练掌握和使用抢救生命的各种仪器设备。

（5）对各种人身伤害，具有较丰富的基本知识和较强的自身安全防护能力。

四、急救医疗应急队伍培训

为了保障急救医疗应急队伍的实战应急能力，队伍中各类人员的专业素质和技能必须进行规范、系统的培训。

（一）专门机构人员的培训

1.管理人员培训内容

（1）灾难、重大伤亡、生物、化学、放射等突发事件的预案、准备及管理。

（2）危机管理、评估（包括外部、内部突发事件）。

①灾害与社会的关系——了解灾害。

②特定灾害危险——频率、强度、程度、传播、持续时间、攻击速度、季节性。

③社会及自身单位的脆弱性——了解自己。

④造成重大伤亡的可能性。

⑤预防、减少脆弱性的措施，应急能力准备。

⑥危机鉴别、评估、分析、处理、监督。

⑦减少危机的措施。

（3）需求（受害者、资源）分析、反应、决策能力。

（4）危机通信。突发事件中有线和无线通信的建立。

（5）信息收集、分析和发布（报告）标准、程序。

（6）管理、协调本单位资源（人力、物资）。

（7）协调其他相关部门。紧急情况下从其他单位调集器材、车辆等。

（8）医学、流行病、环境、生物、化学、毒物、恐怖袭击等知识。

（9）工作人员卫生与安全。

（10）公共卫生法律、法规、规章。

（11）突发事件精神、心理卫生。

（12）公众教育。

（13）突发事件公共信息：与其他相关部门的信息共享，常规数据交流，信息交流流程。

（14）合作各方的公共词汇。

（15）发言人与媒体关系，工作途径，沟通态度、能力，新闻发布会准备，回答问题技巧。

2.调度人员培训内容

（1）接警：标准受理和处置程序。

①设计、使用标准的电话受理问答指南（标准化表格或计算机程序），确定患者的

首要问题，达到迅速判断、核实信息、派遣的目的。

②受理程序的操作技术，输入计算机辅助调度系统的打字速度。

③沟通技巧、规范接警、应答用语、速度等。除普通话外，还应培训最常用的语言，如广东话、英语、日语、韩语等，以应对港澳和大部分国家游客的报警。

（2）急救人员抵达前的电话指导，在2005版《心肺复苏和心血管病急救指南》中提出，调度员应该接受适当的培训，对打电话者提供急救人员抵达前的心肺复苏电话指导，增加对这种患者进行目击者心肺复苏的可能性。EMS系统的质量改进项目应该包括定期总结调度员心肺复苏电话指导。

①各种急症的医疗知识和救治技能。

②标准指导指南、方案。

③通信系统结构与应用。

④计算机系统应用。

⑤各种通信器材的使用及紧急情况下的故障维修和替代通信手段。

⑥与救护车、管理人员、上级管理部门、其他救援机构（警察、消防等）的联系程序。

⑦协助救护车抵达前通知医院接收病人和传送必要的病情信息或图片。

⑧根据事件情况和医院救治能力派遣车辆和确认转运目的地，通知医院做好接收准备。

⑨熟悉各下属急救站的车辆配备情况，发生重大伤亡事件时，协调相邻急救站互相支援。

⑩熟悉各网络医院的资源状况和救治能力：急诊手术床位、日常手术床位的应急准备能力、专业接受能力（烧伤、创伤、脑卒中、溶栓、化学性损伤、生物性损伤、放射性损伤等）。

⑪熟悉本地区的地理情况、交通情况（道路、备用道路）等。

⑫受理记录的统计和分析。

⑬根据接警情况分析潜在的危机。

⑭紧急情况下安全进出能力。

⑮各类伤害和灾害对自身安全的评估。

⑯个人防护能力，野外自身生存能力。

⑰突发事件管理。

⑱灾难医学概况。

⑲突发事件应急预案。

⑳在预案中的角色、定位、责任。

㉑突发事件救援中的每项工作程序、标准以及相关的制度。

㉒安全解救病人的常规、简易技能。
㉓破拆能力等。
3.急救人员培训内容
（1）医疗救治技能。
①患者快速评估、分检、标记。
②各种急救基本操作技能，如心肺复苏、心电除颤、气管插管、骨折创伤、烧伤、颅脑损伤、气道异物、接生、中毒、静脉给药输液等处置，化学、生物、核辐射等伤害的处理等。
③流行病学，传染病控制、程序。
④识别、自身防护（隔离措施）、救治、追踪。
⑤病例确认、分析、报告。
⑥与CDC工作人员的合作。
（2）相关卫生知识。
①环境卫生。水、卫生设施、临时住所。
②营养卫生。水、食品安全。
（3）医疗相关法规及医学伦理学、心理卫生、精神卫生。
①医护人员的急救行为规范、决策权限等。
②医护人员之间的心理、情感支持。
③医护人员与患者和家属之间的心理、情感支持，解释、说明病情及安慰家属的能力。
（4）各种急救医疗器械、设备的使用及现场故障处理。
①心电图机、监护仪、除颤器、呼吸机、洗胃机等仪器。
②气管插管、复苏面罩等器材。
（5）医疗垃圾处理。
（6）树立组织的正面形象。
（7）在工作环境处理人的精神压力。
（8）紧急情况下驾驶汽车的能力和资质。
（9）病历记录：标准化，简捷。
（10）通信、信息。
①复杂和困难情况下的通信。
②通知接收医院，报告拟抵达患者的大致病情，以便医院做好准备。
③传送心电图等信息。

4.驾驶人员培训内容

（1）基础急救技能，以配合医护人员抢救病人。

（2）驾驶技能，特别是复杂道路条件的驾驶技能。

（3）交通法规。

（4）车辆维修技能。

（5）突发事件时，驾驶员的责任。不离开车辆，时刻准备撤离。

5.后勤保障人员培训内容

（1）灾难管理概况，特别是对后勤的要求。

（2）计划、采购、运输、库存、追踪、报告。

①储备标准，分类管理。

②供应商信息，应急物资的储备位置。

③大型突发事件时协调、动员各方面供应资源。

④分发管理、程序。

⑤对捐赠物资的管理、接收、分类、分发、追踪。

⑥各类设备、器材维护保养。

⑦通信器材管理。

⑧车辆管理。

⑨医疗器械管理。

⑩药品储备，有效期核查。

（3）过期药品、医疗器械的处理，医疗垃圾处理。

（4）大型突发事件时，前方现场工作人员的餐饮、帐篷、医疗器械、服务等支持；必要时对患者的餐饮等提供生活支持。

6.其他

特殊领域急救师、航空医学支持或随警察执行任务的高级急救师，接受一定范围的额外技能培训，适应危险环境，以提供特殊的现场急救与护理。

（二）参与机构人员的培训

（1）所有人员参加BLS培训，所有基础和高级医护人员应该能够进行高质量的心肺复苏、气囊面罩通气、心电除颤等处理。

（2）常用各类急救仪器、器材使用。

（3）特色专业如辐射、化学、生化武器造成伤害的处理。

（4）公共卫生知识培训。

（三）专家队伍的培训

（1）BLS、ALS培训。

（2）自身所从事特色专业的高级知识、技能培训。
（3）公共卫生知识培训。

第八节　急救医疗应急队伍管理

按照急救医疗应急队伍各相关专业特性，进行分类、分梯队编制，制定相应的管理制度和工作标准。应急需要时接受属地卫生行政部门应急指挥中心统一指挥调度。

一、专门机构人员队伍

各级紧急医疗救援中心作为紧急医疗救援专门机构，所属的管理、医务、调度、驾驶、后勤保障等人员管理应符合以下要求：

（1）全体人员按岗位编制后，纳入属地上级卫生行政主管部门应急指挥中心信息库。
（2）制定严格的岗位责任、工作标准、奖惩制度。
（3）全体人员必须熟知突发事件应急预案程序，以及个人在预案中所处的角色、定位、责任。
（4）全体人员必须熟知各类突发事件救援中的各项工作程序、标准以及相关的特殊规定。
（5）各类人员必须熟练掌握岗位技术、技能，定期参加复训。
（6）全体人员每年进行预案演习。
（7）不定期为全体人员开设心理课程班，进行心理辅导。
（8）积极参加国内外相关专业学术、培训、救援交流，更新专业知识和理念。

二、参与机构人员队伍

参与医疗机构人员队伍，特别是特色专业如生物性损伤救援、化学性损伤救援、核辐射性损伤救援、爆炸与烧伤救援等队伍管理应符合以下要求：

（1）所有人员应实行军事化编制管理，个人信息及编制纳入属地上级卫生行政主管部门应急指挥中心信息库。
（2）每年进行定期专业训练、预案演练、技能考核。
（3）全体人员必须熟知突发事件应急预案程序，以及个人在预案中所处的角色、定位、责任。
（4）全体人员必须熟知突发事件救援中的各项工作程序、标准以及相关的特殊规定。

（5）各类专业人员必须熟练掌握岗位技术、技能。

（6）定期进行人员更新和补充，以保障救援队伍的整体力量和水平。

（7）积极参加国内外相关专业学术、培训、救援交流，更新专业知识和理念。

三、专家队伍

急救医疗应急专家队伍应按照不同专业分类编制建立专家库，个人信息纳入属地上级卫生行政主管部门应急指挥中心信息库。专家库实行动态管理，定期进行人员更新和补充，应急需要时按所需专业要求随时集中调用。

第三章

医院人力资源管理

医院人力资源是医院发展中最重要、最富有活力的资源，医院服务质量的高低直接取决于医院各类人员的专业知识和技能水平。只有拥有一批掌握医药科学知识与技能和创新能力的专业技术人员和管理人员，合理配置并充分开发和利用，才能提高医院服务质量并在竞争中赢得胜利。因此，加强医院人力资源管理是医院服务管理的首要任务。

第一节　医院人力资源管理概述

一、医院人力资源管理的概念

（一）资源、人力资源和医院人力资源

1.资源和人力资源

"资源"一词原意为"资财的来源"，作为经济学术语，泛指社会财富的源泉，即为了创造财富而投入生产活动的一切要素，包括人力、物力、财力、信息和时间等。

人力资源是指一定社会区域内的人口总体所具有的劳动能力的总和，具体来说，就是指能够作为生产要素投入经济活动中，可以利用并能够推动社会和经济发展的具有智力和体力劳动能力的人口的总称。从数量上，是指一个国家（地区）或组织拥有的有劳动能力的人口的数量；从质量上，是指一国（地区）或组织拥有劳动能力的人口的身体素质、文化素质、思想道德素质以及专业劳动技能水平的统一。

2.医院人力资源及其特征

医院人力资源，是指医院中直接或间接从事医疗服务工作，拥有一定的学历和技术职称，具有某一方面专长的专业技术人员、管理人员和后勤人员。医院人力资源作为医院服务工作中最活跃、最具能动作用、最主要的要素，与其他要素相比，具有以下特征。

（1）能动性：医院人力资源具有主观能动性，其能够根据外部的可能性和自身的条件、愿望，有目的地确定自己的职业方向，并根据这一方向，通过积极地学习和教育活动增长知识和能力，并能够有意识地利用外部资源实现为患者健康服务的目标。

（2）时效性：医院人力资源的形成、开发和利用都受到时间的限制。从个体看，作为医院人力资源的自然人，从事劳动的自然时间被限定在其生命周期的中间部分，且不同年龄段（青年、壮年、老年）的人，劳动能力亦不相同；从社会角度看，医院人力资源不能长期储存而不用，否则，就会荒废、退化，失去其价值和使用价值。因此，医院人力资源管理必须使医院人力资源保持动态平衡。

（3）两重性：医院人力资源既是投入的产出，又是创造效益的关键。比较而言，医院人力资源投入的成本很高，利用的条件也较高，但其所创造的社会效益和经济效益也非常高，具有极高的增值性。从医院发展角度而言，必须重视医院人力资源的投入与开发。

（4）再生性：一方面，一代代医院人力资源相互接续和交替，使医院人力资源得以延续；另一方面，每一个医院服务人员在工作中消耗的体力与脑力也会恢复与再生，医院人力资源的能力和水平就是在不断使用过程中逐步提高的。

（5）连续性：医院人力资源的开发过程具有连续性，只有不断地、持续地开发医院服务人力资源，使之持续地增值，才能不断改进和提高医院服务质量和水平。

（6）密集性：包括劳动力密集和知识密集两方面。一方面，医院中为患者提供服务的是一个人力群体，有很多人同时为一位病人服务；另一方面，医院服务人员都拥有高学历，掌握专业知识，体现了知识密集型的特征。这就要求医院服务管理者有更加高效的管理方法和领导艺术。

（二）人力资源管理和医院人力资源管理

1.人力资源管理

人力资源管理是指组织运用各种科学方法对员工进行有效管理和使用的思想和行为，即通过对组织的人力资源进行合理的培训、组织与调配，对人力、物力、财力等要素经常保持最佳配置，并对员工的思想、心理和行为进行恰当的诱导、调整和协调，充分发挥和调动人的主观能动性、积极性和创造性，达到人尽其才，才尽其用，事得其人，人事相宜，以实现组织目标。宏观上，是指一个国家或地区总体的人力资源开发与管理，包括人力资源形成及前期的人口规划、教育规划、职业定向指导、职业技术教育培训、人力资源的部门与地区间配置、就业与调配、流动管理、劳动保护管理、劳动保险及社会保障管理等；微观上，是指企业、事业单位等组织的人力资源的开发与管理，包括人力资源的规划、人力资源的开发、工作分析、对人员的配置、绩效管理与测评、激励和利用等。

2.医院人力资源管理

医院人力资源管理，是指医院对医院人力资源进行合理配置和计划、组织、控制，使医院人力资源的潜能都能得到开发和利用，不断提高工作效率，以最大限度地满足患者对医院服务的客观需要和保证医院的可持续发展。

二、医院人力资源管理的内容和任务

医院人力资源管理的具体内容和工作任务主要有以下几个方面。

（一）制定医院人力资源规划

通过对医院人力资源的现状评估和未来供给和需求的预测，制订医院服务人力资源开发与管理的政策与措施，保证医院人力资源管理活动与医院的发展战略方向保持一致。

（二）岗位设置与工作分析

根据医院服务工作的要求，设置相应的岗位，并对各个岗位进行考察和分析，确定各个岗位的职责和权限范围、工作内容与要求、任职人员的资格要求和权利等。

（三）合理配置人员

根据医院服务工作岗位的要求，招聘、选拔、调配、聘用一定数量和质量的人员，充实到医院服务各工作岗位之中。

（四）人力资源开发

通过各种方式和途径，有计划地加强对现有医院服务人员的培训，不断提高其专业知识与技能水平，进一步挖掘其潜能。

（五）绩效测评与激励

对每一位员工的工作表现和工作成果进行定期测评，及时做出信息反馈，根据绩效测评的结果奖优罚劣，提高和改善医院服务人员的工作效率和质量。

（六）薪酬福利与劳动安全保障

根据员工工作绩效的高低和优劣，给予不同的报酬和奖励，同时采取措施保障医院服务人员的安全和健康，减少和预防事故与职业性危害的发生。

（七）促进员工个人职业发展

鼓励、关心员工的个人发展，帮助其制订个人发展计划，并与医院发展计划相协调，使其个人的价值与追求得以实现，激发其工作的积极性和创造性。

上述内容与任务相互衔接与配合，构成医院人力资源管理工作的全过程。

三、医院人力资源管理的特征

（一）综合性与专业性

人力资源管理综合性很强，涉及哲学、社会学、经济学、管理学、心理学、行为科学等多学科的理论与方法，须全方面考虑政治、经济、社会、文化、心理多种外部因素和内部员工素质、设施条件、规章制度等多种因素。而医院人力资源管理还需要掌握和运用医药科学的知识与方法，遵循其规律，结合其特点，才能做好医院人力资源开发与管理工作。

（二）继承性与创新性

医院人力资源管理的理论与实践，首先要继承人类历史上优秀的管理理论成果，如人力资源管理的哲学思想、西方科学管理思想和现代管理思想等，同时，更需结合医院服务和医院人力资源的特点在医院人力资源管理的实践中，在政策、组织机制和激励机制等方面不断创新，探寻适合于医院人力资源开发与管理的理论与方法，提高医院人力资源管理的水平。

（三）全面性与重点性

医院人力资源管理覆盖医院人力资源活动的各个方面和阶段，并且关注每一位员工的成长，发挥每一位员工的最大效能，在此基础上，医院人力资源管理应根据医院服务工作的特点和需要，医院人力资源管理的重点环节包括岗位设置与人员配备、绩效管理与测评、人员的开发与利用等，并关注高层次的技术人才和管理人员的成长，以带动医院工作的全面提升和医院服务质量的提高。

四、医院人力资源管理的基本原理

经过长期的人力资源开发与管理实践，逐步形成了人力资源开发与管理的基本原理，其也同样适用于医院人力资源管理，对医院人力资源管理的制度建设和实践活动具有指导意义，主要有以下几个方面。

（一）分类管理原理

分类是管理活动的基础，如分类不准确，管理活动的目标难以实现。按照不同的标准，人力资源管理可以有不同的分类。医院服务人力资源管理，可以依据管理对象和管理岗位的不同特点与需要，建立管理人员、专业技术人员、工勤人员不同的分类管理体制。

（二）系统优化原理

系统优化原理是指人力资源系统经过组织、协调、运行、控制，使系统的整体功能必须大于系统内多要素功能的代数和，即有 $1+1>2$ 的效果。而系统内各要素必须和谐合作，使整体能力达到最强。医院人力资源管理应遵循此原理，重视整体效应，建立良好的内部结构，使医院人力资源效能得到最大限度发挥。

（三）能级对应原理

能级对应原理是指在人力资源开发与管理中，应根据人的能力安排与之相匹配的工作岗位与职位，使人尽其才。由于医院服务工作的职能和工作岗位难易程度不同，责任大小不一，所需资格条件存在差异，而医院服务人员的知识与技能水平有高低之分，因此，必须坚持能级对应的原则，将医院人力资源和工作岗位需求科学合理地结合起来，实现人适其职，事得其人，人事相宜。

（四）反馈控制原理

在人力资源开发与管理过程中，各个环节、要素或变量形成前后相接、因果相关的反馈回路，其中任何一个环节、要素或变量的变化都会引起其他环节、要素或变量的变化，最终又会反作用于该环节、要素或变量，使之进一步变化，即反馈控制原理。反馈控制分为正反馈和负反馈，正反馈是指一个反馈环中任意一个变量的变化最终导致该变量原变化趋势加强，负反馈是指一个反馈环中任意一个变量的变化最终导致该变量原变化趋势减弱并渐趋稳定。以医院人力资源培训与医院经济效益的正反馈关系为例，如果一个医院注重人力资源开发，大力投资员工培训，就会提高医院服务人员的素质与知识、技能水平，提高医院服务能力与治疗，进而医院的经济效益也会提高，最终又会有更多的资金用于员工的人力资源开发，形成良性循环。

（五）互补增值原理

医院人力资源系统中的个体存在多样性、差异性，每一个个体都有自身的长处和不足，互补增值原理的核心就是在用人所长的基础上，发挥每个个体的优势，扬长避短，尽可能使医院人力资源在知识与技能、年龄与性别、气质与个性等多方面形成互补，发挥出最佳的群体效能。

（六）弹性冗余原理

弹性冗余原理是指在人力资源开发与管理过程中必须留有余地，保持弹性，不能使人员超负荷和带病工作。但需要注意"冗余"要有一个"度"，超过这个"度"，弹性就失去意义。医院服务工作对人员的身心消耗极大，其劳动强度、劳动时间、劳动定额都要有一定的"度"。任何超过这种"度"的管理，都会使员工心力交瘁、疲惫不堪、精神萎靡，造成医院服务人力资源的巨大损失。

（七）激励强化原理

激励强化原理就是通过科学的方式和手段，激发人们的内在潜力，充分调动人员积极性和创造性，使之自觉地为实现目标而努力。激励的动力包括物质动力、精神动力和信息动力，但须注意，激励应以表扬等正面激励为主，批评等负面激励为辅；以精神激励为主，物质激励为辅；以远期激励为主，近期激励为辅。

（八）竞争强化原理

竞争强化原理是指通过各种有组织的非对抗性的良性竞争，培养和激发人们的进取心、毅力和创新精神，使之全面施展才华，达到为组织发展做出更大贡献的目的。但竞争必须坚持公开、公平，使用合法的竞争手段，以组织发展作为重要目标，竞争结果应予以体现，真正建立起能者上庸者下的用人机制。

（九）文化凝聚原理

人力资源开发与管理的一个重要任务是提高组织的凝聚力，吸引人才并留住人才，增强组织竞争力。组织凝聚力首先是物质条件，如工资、奖金、福利、待遇等，是组织凝聚力的基础，没有这些就无法满足员工的生存、安全等物质需要；而精神条件，如组织目标、组织道德、组织精神、组织风气、组织哲学、组织制度、组织形象等，却是组织凝聚力的根本，缺少了它们就无法满足员工社交、尊重、自我实现、超越自我等精神需要。即一个组织的凝聚力，归根结底不是取决于外在的物质条件，而是取决于内在的共同价值观。建立良好的医院服务人员群体价值观，建设优良的医院文化来凝聚员工，医院人力资源开发与管理会取得事半功倍的高效益。

第二节 医院人力资源规划和人员招聘

一、医院人力资源规划

（一）医院人力资源规划概念

医院服务人力资源规划是指医院为实现医院服务的社会目标和经济目标，根据医院现有医院服务人力资源状况及未来医院发展对人力资源需求的预测，制订医院服务人力资源的配备计划，确保未来医院人力资源需求的一系列活动，包括医院人力资源需求和供给预测，人力资源计划的制订、实施和效果的评估几个阶段。

医院人力资源规划是医院整体规划的重要组成部分，是医院人力资源管理活动的起点和人力资源其他管理活动的依据，直接影响着医院人力资源管理的水平与效率，其核心就是不断满足医院服务对人才的需要，并实现医院服务人力资源的最佳配置，确保医院人力资源管理有序地开展。

按照不同的标准，可以将医院人力资源规划划分为不同的类型，按时间跨度，分为短期（年度）、中期（5年）和长期（10年）3种；按内容不同，分为总体规划和具体规划，总体规划是指在计划期内医院人力资源发展的总目标，具体计划是总体规划的分解，包括职务计划、人员配置计划、人员供给计划、教育培训计划、职务发展计划和工作激励计划等。

（二）医院人力资源规划的内容

医院人力资源规划，是医院人力资源各项具体管理活动的依据，主要包括以下几个方面的内容。

（1）制定规划的指导思想，即医院人力资源发展的基本思路与发展目标。

（2）医院人力资源现状分析，即医院现有医院人力资源拥有量及其结构等基本数据。

（3）人力资源补充和配备计划，即医院不同科室所需人力资源的数据及招聘、选拔、流动的计划。

（4）人力资源培养及结构调整计划，即全员培训及重点培训计划、学科带头人的培养计划以及各层次人才比例及各专业人才比例的调整目标及具体步骤、方法等。

（5）绩效测评与薪酬激励计划，即医院服务人力资源的绩效管理与测评的目标与方法、薪酬管理和激励计划等。

（6）员工职业发展计划，即员工职业成长和发展计划。

(三)医院服务人力资源规划的制定原则

1.科学预测

医院人力资源规划应以科学预测为前提,保证规划符合医院实际。

2.动态平衡

医院工作总在不断发展和变化,其所处的环境也在不断发展变化,人才规划应根据实际情况及时进行调整以保证人力资源平衡发展。

3.全面协调

医院人力资源规划必须与医院发展的总体规划协调与衔接,统筹兼顾的同时,突出重点(包括重点科室、重点专业、重点培养对象),保证医院人力资源规划的准确性和有效性。

4.共同发展

医院人力资源规划要使医院及其员工共同发展,在医院获得发展的同时,员工个人的自我价值也能够实现。

二、医院人员的招聘与选拔

(一)人员招聘的概念

医院服务人员的招聘与选拔是医院服务人力资源扩展的主要途径,是指根据医院服务工作需要和人力资源规划确定的所需人力资源的数量和质量要求,按照一定程序吸收人力资源的过程。

人员招聘一般包括招募、选拔、录用、评估4个阶段。招募是招聘的前期准备工作,是指医院为了吸引更多的人前来应聘而进行的活动,主要包括招聘计划的制订、招聘信息的发布、应聘者提出申请等活动;选拔是员工招聘的中心环节,是医院通过资格审查、初选、面试、笔试等考核手段,从应聘者中选拔出与待聘职位最合适的人选;录用是员工招聘的结果,是指医院根据人力资源规划,合理配置新吸收的人力资源,力求做到"人事和谐",包括员工的初始安置、试用、正式录用等;招聘评估,则是医院人力资源管理部门协同上级主管部门对整个员工招聘活动的效益进行评估,包括招聘计划的完成情况、招聘的成本核算等。

通过对医院人员的招聘,可以满足医院服务扩大规模、改进技术、引进设备等多方面发展的要求,加速医院服务人力资源合理流动,优化人力资源的配置,激发其潜能,提高医院的社会效益和经济效益,进而扩大医院的社会影响,使医院在激烈的竞争中立于不败之地。

(二)人员招聘的渠道与来源

人力资源的供给分为内部供给和外部供给,医院员工招聘的来源与渠道也分为内部招聘和外部招聘两种。

内部招聘，亦称内部选拔，是指医院的岗位空缺时从医院内部选拔胜任岗位要求的人员充实到岗位上去。一般来说，当医院的职位出现空缺时，应优先考虑由医院内部员工来补充。因为内部选拔的员工对工作岗位及医院环境熟悉，医院人力资源管理部门对员工比较了解，可准确判断其是否胜任新的工作岗位，并可节省招聘和培训成本；同时，作为激励因素，内部选拔优先的原则，可使员工看到个人职业发展的希望，提高其进取心和工作热情。但由于可供内部选拔的人员有限，且容易形成"近亲繁殖"，有时激励作用的效应是反向的，即没有被提拔人员的积极性会受到打击，这是内部选拔的局限性所在。内部选拔一般可通过布告招标选拔和档案信息查询选拔进行，布告招标时应注意尽可能使所有可能应聘的员工知晓，并详细说明岗位条件及职责要求；通过档案信息查询选拔时则必须保证每位员工信息的全面而准确。

外部招聘，即从医院外部吸收新的人员充实到工作岗位上去。当内部补充机制不能满足医院发展需要时，就必须从外部招聘新的员工。外部招聘有广泛的来源，并能招聘到较高水准的人才，可以避免"近亲繁殖"的缺陷，能够为医院带来新的思想和知识，有助于医院的创新和改革，有利于增加医院内部的竞争和活力，避免因内部招聘不公平而造成的矛盾。但由于医院对于应聘者的实际情况不可能完全了解，存在着一定的用人风险。

内部选拔和外部招聘各有自己的优势和局限，因此，在实际工作中，医院服务人员应从内部选拔和外部招聘相结合途径进行。

（三）人员招聘的方法

对应聘人员的招聘与选拔的方法与过程包括初选、面试、笔试、综合测试、身体能力测试几个环节。

1.初选

即医院员工招聘者把应聘者的应聘申请与招聘要求进行对照，通过对证明材料及履历资料审查，确定其是否具备面试资格，将明显不符合要求的人员淘汰。初选数量应大于招聘计划数量，一般初选人数应不低于招聘人数的3倍，这样才能确保人力资源的充分利用。

2.面试

即面对面与应征者交流，考察其心理行为特征，并由此判断应征者是否符合要求。面试可较充分了解应聘者的知识水平、业务能力、外貌气质、个人修养、求职动机等；应聘者也可以通过面试全面地展示自己，并充分地了解医院的现状和发展前途，也可以向医院提出要求或建议。

3.笔试

是通过笔答的方式测量应聘者的基础知识、专业知识、管理知识、综合分析能力和文字表达能力的方式。由于笔试的试题的含量大而范围广，对知识、技能的测评信度和效度都较高，同时考试时间短、成本低、可大规模进行，测评效率较高。此外，对于被试者而言，由于心理压力较小，易发挥出水平，成绩比较客观。但笔试的缺点在于无法考察应聘者的工作态度、品德修养以及组织管理能力、口头表达能力和操作技能等，因此，必须与其他测评方法结合使用。

4.综合测试

即利用各种量表或工作情景模拟等形式，对应聘者的智能（智力、技能、专业知识）和心理（个性、职业倾向性、价值观念、情商）进行测试，包括智力测试、能力测试、心理测试和工作样本测试等。医院员工招聘过程中的综合测试使用较多的是心理运动能力测试、医务技能测试、情感智力（情商）测试等。心理运动测试是指对应聘者的动作灵活性和协调性进行测评，一般包括机械动作能力、手指灵活性、协调能力的测试等；医务技能测试是结合待聘职位的工作要求，让应聘者现场操作，通过对其工作过程的观察和工作效果对其进行评价；情感智力测试是指通过谈话、情景模拟、观察等方法测评应聘者的情感智力，包括对应聘者自我意识、情绪调节控制、认识他人的情绪、人际交往等方面素质的测试。

5.身体能力测试

即体检。医院服务岗位不仅需要任职者具备专业知识与技能，还需要具备良好的体能，且不能患有传染性疾病，身体能力测试可以保证员工在体力上能够胜任所招聘的岗位。

三、人员的聘用

人员聘用是指在面试、笔试、综合测试和身体能力测试的基础上，与测试合格的人员签订合同、吸纳入院的过程，包括试用和正式录用两个阶段。

多数情况下，医院可对拟聘用人员首先试用。双方应首先签订试用合同，对试用期员工与医院的权利与义务以及对违反合同行为的处置办法进行明确的约定，包括试用职位、试用期限、试用期报酬、试用期绩效目标、试用期员工与医院的权利与义务、正式录用的条件等内容。试用期限一般不超过3个月，特殊情况的可适当延长，但最长不得超过6个月。但如果试用人员是大中专应届毕业生，试用期可延长至12个月。试用期包括在聘用合同期限内。试用期间，医院人力资源管理者和试用期员工的上级主管人员依照试用合同对试用期员工给予指导，并对其工作过程和工作效果进行考察，作为是否正式录用的依据。

试用期结束后，医院人力资源管理者和试用期员工上级主管人员对试用员工试用期工作进行考核，并对考核合格者签订正式聘用合同，录用为医院正式员工。正式聘用合同应由医院法定代表人或其委托人与受聘人员以书面形式订立。正式聘用合同应包含聘用合同期限、岗位及职责要求、岗位纪律、岗位工作条件、工资待遇、聘用合同变更和终止的条件、违反聘用合同的责任等内容。聘用合同分为短期、中长期和以完成一定工作为期限的合同。医院可根据工作需要和员工实际情况签订不同期限的合同。但对于在本单位工作已满25年或者在本单位连续工作已满10年且年龄距国家规定的退休年龄已不足10年的人员，提出订立聘用至退休的合同的，医院应当与其订立。医院与受聘人员签订聘用合同时，不得收取任何形式的抵押金、抵押物或其他财物。

第三节　医院的岗位设置和人员配备

一、医院的岗位设置和分类

（一）医院的岗位设置

1.设置原则

（1）按需设岗、因事设岗原则：应根据医院的性质、服务功能、规模、学科分类，确定必需的岗位。科学合理的岗位设置，应以精简、经济、高效为目标，把岗位数限制在有效完成工作任务所需的最低数额之内，切忌盲目求全，滥设岗位，造成人浮于事的现象。

（2）合理结构的原则：为了充分发挥整体效应，医院服务岗位的设置应符合一定的结构比例，形成一种合理匹配层次。一般来说，优良结构比例应呈上小下大的梯形结构，才能充分发挥各级各类人员的作用，形成最佳的聚合力。

2.设置的程序与方法

（1）分析医院的服务功能：分析医院是综合性医院还是专科性医院，是主要提供医疗服务还是主要提供社区卫生服务，是否同时承担教学、科研任务等。

（2）按服务功能确定需要设立的部门：根据医院的服务功能设立临床诊疗部门、医技辅助诊疗部门、预防保健部门、后勤保障部门、行政管理部门。如有教学、科研任务设立相应的教学、科研部门。

（3）按各部门的学科构成与管理职能设立岗位：根据综合性医院或专科性医院的性质差别，设立相应的临床诊疗岗位、护理岗位、药剂岗位、辅助诊疗岗位、后勤保障岗位和行政岗位等。

（4）明确岗位的人员数量与结构要求：在综合考虑医院的主要功能、任务的轻重、医院的发展规划、医院的学科特色、该岗位工作性质、工作难易程度、工作条件等因素的基础上，明确各工作岗位的人员需求量和人员要求，主要承担医疗功能的医院应将较多的人力投入诊疗岗位；主要承担社区卫生服务的医院，应将较多人力投入预防保健工作岗位；优势学科的各个岗位可投入较多的人力；工作难度高的岗位应投入较多的高级人员。

（5）明确岗位责任制：岗位建立后，应确立各岗位的权限、责任、具体工作内容和要求。不同岗位之间应相辅相成，做到既不互相包含，又不互相冲突，权责分明。

（6）建立各级各类人员的管理制度：在明确岗位责任制的基础上建立岗位工作常规或守则，规范各岗位人员的管理。

（二）医院岗位分类

岗位分类又叫职位分类，是指将所有的工作岗位按其业务性质分为若干职位种类（亦称职组、职系），将每一职位种类按责任大小、工作难易、受教育程度及技术要求高低分为若干职位等级（亦称职级、职等），并对每一级别每一职位给予准确的定义和描述，然后制定成岗位说明书，以此作为对聘用人员的管理依据。

医院服务岗位根据工作性质可分为卫生技术人员、工程技术人员、行政管理人员、工勤人员职位种类。其中卫生技术人员是医院人力资源的主体，它又可根据具体的工作内容分为医疗、护理、药剂、医技等进一步分为下一级职位种类。各职位种类的岗位按照责任的大小、工作的难易以及对员工的受教育程度和工作经验的要求又可分为初级、中级、高级等职位等级，如医疗人员有住院医师、主治医师、副主任医师、主任医师等职位等级。

二、医院人员配备

（一）医院服务人员配备的概念和原则

医院服务人员配备，是指应用现代医院的组织管理理论，确定医院服务人员合理配置的原则和方法，根据不同医院的任务和规模，确定医院服务各级各类人员的数量、质量及其构成比例。

合理地确定医院服务人员配备不仅是医院服务管理工作中最基本的工作之一，也是关系医院生存与发展的关键。合理的人员配备能够使医院各类人员形成一个合理而有效的人力资源群体，从而发挥医院的系统功能，使医院实现既有专科重点又有全面发展的综合平衡，保证医院的医疗、教学、科研、预防保健等各项工作的协调发展和医院服务各项任务的顺利完成，取得最佳的社会效益和经济效益。

医院服务人员配备应遵循以下原则。

1.功能需要原则

即应按各级医院服务的功能、对象、承担的任务和规模的实际需要配备医院服务人员。

2.因事设人原则

即根据医院服务功能需要的岗位及其对人员的要求进行人员配备。

3.能级对应原则

即医院服务人员的配备应人事相宜，量才使用，按人员的能力安排适宜的岗位，每位员工的能力、资历、思想品质都应与其担任的职级、职责相称。

4.合理比例原则

即应按照一定层次和一定比例配备医院服务的各级各类人员，在数量上和质量上合理配置，实现合理的比例关系和人员结构。

5.精简高效原则

即必须根据医院服务的目标或任务恰当地配备人员。如果人员配备过多，则会造成人浮于事和医院运行成本的增加；反之，如果人员配备过少，则会因人力不足影响医院服务职能的发挥和医院服务目标的实现。

6.动态发展原则

即应根据医院内部要素和外部环境的变化配备医院服务人员，不断进行调整，减少人员流动的阻碍，使人员配备不断满足发展变化的医院服务工作的要求。

（二）医院服务人员的组成

根据我国医院的组织机构、体制、任务、职能分工以及医院现代化的要求，我国医院服务人员由卫生技术人员、工程技术人员、科研人员、行政管理人员、工勤人员5部分组成。

1.卫生技术人员

包括医疗预防人员、药剂人员、护理人员、康复人员和其他技术人员，是医院服务和完成医疗任务的基本力量。

2.工程技术人员

包括医疗设备工程、电子生物医学工程、电子计算机、激光、机器工程、计量检测、建筑工程、水暖电气、制冷、空调及净化处理工程等方面的技术人员，其主要任务是对医院建筑、装备、设施进行规划、选择、维护、监视和研制，以保证医院各种现代化设备与设施的正常运行。

3.科研人员

主要是在医院中从事科学研究的人员，随着医院服务的发展，科研工作越来越受到医院重视，科研工作人员在医院服务人员中的比例也越来越大。

4.行政管理人员

即医院的管理者和职能处室的工作人员。

5.工勤人员

以医院后勤工作为主，工种繁多，包括厨师、电工、木工、铁工、水暖工和机修工等，除此之外，医院中的检验员、消毒员、药剂员、妇幼保健员等4类工勤人员，也列入技工范围，根据实际需要设置。

（三）医院人力资源配备程序

1.确定医院服务人员配备标准比例

医院服务人员编制比例标准是医院确定人员编制总额、制定人员编制方案的基本依据，由编制员额与核编参数组成，以病床数、门诊、急诊人次数作为核编参数，并构成一定比例关系。附卫生部〔1978〕卫医字〔1689〕号文《关于县及县以上综合性医院组织编制原则（试行）》（草案）中规定医院病床与人员编制比例标准，见表3-1。

表3-1 医院病床与人员编制比例标准

病床数范（床）	计算基数核编参数（床）	单位参数编制员额常数（人）核编参数（床）	单位参数编制员额常数（人）	核编总数（人）
80～150	100	1	1.3～1.4	130～160
151～251	200	1	1.3～1.4	250～280
251～351	300	1	1.4～1.5	420～450
351～450	400	1	1.4～1.5	560～600
>450	500	1	1.6～1.7	800～850

2.核定医院服务人员配备总额

上级审定医院病床数后，根据医院人员编制比例标准，计算出医院人员编制总额，见表3-1。计算公式如下：

$$M = [Y \times b + \frac{b - b_{下}}{b_{上} - b_{下}} \times (Y_{上} - Y_{下}) \times b] + a_1 + a_2 \cdots a_n$$

式中，M为核定医院编制总额；b为核定医院病床数；$b_{上}$为规定该等级病床数上限；规定该等级病床数下限；Y为单位参数编制员额常数平均值；$Y_{上}$为规定该等级单位参数编制员额常数上限；$Y_{下}$为规定该等级单位参数编制员额常数下限；a_1、$a_2\cdots$为医院其他附加编制（如教学编制、科研编制、超门急诊应增编制等）。

综合医院病床数与门诊量之比按1:3计算，不符合1:3时，按每增减门诊100人次，增减5%～7人；病床较少的医院，相近的科室可以合并，卫生技术人员可以兼任；综合医院承担的医药科研和教学任务所需人员，可在总编数内增5%～7%，医学院校附属医院和教学医院另增12%～15%；新仪器、新设备，如心电、脑电、超声、各种窥镜、同位素、激光等工作人员按3%～5%配备；担当院外任务，如组织医疗队下基层、出国医疗队以及外出体检、会诊、抢救等临时任务所抽调的脱产人员，按10%配备。

3.制订各类人员配备方案

医院服务人员编制总额核定后，首先应对医院各级各类人员的编制比例和医院所属组织机构中的人员比例给予确定，然后根据比例核定医院各级各类人员和各组织机构中各级各类人员编制员额数。附《关于县及县以上综合性医院组织编制原则（试行）》（草案）中规定的综合医院编制表（表3-2）和医院各类人员编制比例（表3-3）。

表3-2 综合医院编制表

适用范围（床）	计算基数（床）	床位与工作人员比	工作人员总数	医师	护理人员	药剂人员	检验人员	放射人员	其他	小计	行政卫勤人员
30～150	100	1∶1.30～1∶1.40	130～140	23～24	46～49	7～8	4～5	4	7～8	91～93	39～42
151～250	200	1∶1.30～1∶1.40	250～280	45～49	91～97	15～16	8～9	8～9	15～16	182～196	78～84
251～350	300	1∶1.30～1∶1.50	420～450	24～30	149～160	24～25	14	13～14	24～26	298～320	122～130
351～450	400	1∶1.40～1∶1.50	560～600	101～108	201～216	32～35	19	18～19	32～35	403～432	157～168
451～	500	1∶1.60～1∶1.70	800～850	144～153	288～306	46～49	27～28	25～27	46～49	576～612	224～238

表3-3 医院各类人员编制标准

类别	比例（%）
行政、工勤人员	28～30
行政	8～10
工勤	18～20
卫技人员	70～72
中、西医师	18
护理	36
药剂	5.7
放射	3.1
检验	3.2
其他	5.7

在医师编制中，主任医师、副主任医师、主治医师、住院医师一般可以按1∶2∶4∶8的比例配备。其他护理、药剂、放射、检验等人员数与病床数的比例可参照1978年卫生部颁布的《关于县及县以上综合性医院组织编制原则（试行）》（草案）中的有关规定。

4.配备方案申报、批复程序

（1）新建医院：新建医院的人员配备申报应由医院上级主管部门写出专题报告，包括新建医院理由、条件、规模、级别、人员编制总额、人员比例、内部主要组织机构设置及人员编配、人员来源及具体实施方案等内容，并编制医院人员编制表，逐级上报至具有审批权限的主管部门。

（2）增编医院：由于增加医疗任务、增加病床、新建科室、添置新设施等原因需增编人员时，由需增编医院写出专题报告，然后向上级主管部门报告，包括增编理由、人员类别及增员额数、人员来源等。

（3）行文批复：主管部门收到报告后，经审定报告的合法性和合理性，并按有关规定和审批权限批复。

（四）医院服务人力资源配备方法

1.按照国家规定的标准配备

即按照卫生部《关于县及县以上综合性医院组织编制原则（试行）》（草案）中确定的人员配备标准比例及人员配备编制标准，计算和确定医院服务人员配备总额与各级各类服务人员数额，制订医院服务人员编制方案。

2.按工作量计算人员配备

（1）相关基本概念。

①机动数，指因正常缺勤而在一般医院服务人员配备人数基础上另增加的人数。正常缺勤包括休假、产假、外出学习、病假等，每年正常缺勤为120天左右，约占全年天数的30%，故机动数一般应掌握在应编人数的25%左右，可视情况调整。

②标准床位使用率，是在正常状态下医院床位使用率，一般最高值为93%。

③每日有效工作时间，指每日医院服务人员从事医疗服务的有效工作时间，不包括政治学习、业务学习等活动，一般每日有效工作时间为6h。

（2）计算方法。

①医师配备计算。

公式Ⅰ：门诊医师计算公式

$$应编门诊医师数 = \frac{日均诊治人数}{每名医师日均诊治人次数} + 机动数$$

各级医院门诊日均工作量见表3-4。

表3-4 各级医院门诊医师日均工作量表

医院类别	外科	皮肤科	眼科	耳鼻喉科	中医科	小儿科	传染科	妇产科	内科	结核科	口腔科	精神科
一级医院	48	48	48	48	48	48	36	30	42	42	24	36
二级医院	36	30	30	30	30	30	30	30	30	30	18	-
三级医院	36	30	30	30	30	30	30	30	30	30	18	-

一级、二级、三级医院系指国家卫生部关于《综合医院分级管理》中所确定的医院级别。

公式Ⅱ：住院医师计算公式

$$应编住院医师数 = \frac{编制床位数 \times 标准床位使用率}{每名医师分管床位数} + 机动数$$

上列公式中，机动数按25%计算，我国标准床位使用率为93%，下同。

举例：某医院内科日均门诊量为300人次，住院部病床为50张。已测知每小时每名内科医师可平均诊查6个病人，每日实际有效工作时间为6h；每名住院内科医师分管5张病床，求该医院内科应配备门诊医师和住院医师数。

该医院内科门诊应配备医师约11名、住院医师12名。

②护理人员配备计算。

公式Ⅰ：门诊护理人员计算公式

$$应编门诊护理人数 = \frac{日均门诊人次数}{每名护理人员日均护理人次数} + 机动数$$

公式Ⅱ：住院护理人员计算公式

$$应编住院护理人员数 = [\frac{编制床位数 \times 标准床位使用率}{每名日班护理分管床位数} + \frac{编制床位数 \times 标准床位使用率}{每名大夜班护理人员分管床位数}] + 机动数$$

③医技科室人员配备计算

公式Ⅰ：门诊医技人员计算公式

$$应编门诊医技人员数 = \frac{日均门诊人次数 \times 每人次门诊平均检查件数}{每名医技人员日均检查件数} + 机动数$$

公式Ⅱ：住院医技人员计算公式

$$应编住院医技人员数 = \frac{编制床位数 \times 标准床位使用率 \times 每名住院病人日均检查件数}{每名医技人员日均检查件数} + 机动数$$

④工程技术人员配备计算

$$应编工程技术人员数 = \frac{现有仪器设备总台数}{每名工程技术人员分管仪器设备台数} + 机动数$$

3.按工作单位计算人员配备

（1）工时测定方法。工时测定法是研究工作量和消耗时间之间内在联系的方法，也是确定劳动量的基本方法之一，包括以下内容。

①工时测定，即对完成某项医院服务工作全过程的每一环节所必须进行的程序和动作所耗费时间的测定。

②工时单位，是指完成某项医院服务工作所消耗的平均时间，一般以分计算。

③工时单位值，即每人每小时完成的工时单位，以工时单位/人×小时数来表示，最佳工时单位值为45个工时单位，即每人每小时有效劳动时间为45min为较为理想的劳动效率。

④工时测定程序，包括确定具有代表性的被测定者，分解测定工作的步骤与环节，反复测定每一步骤与环节的工时、测定平均工时值等几个步骤。

⑤工时单位计算公式：

$$T_e = \frac{a + 4m + b}{6}$$

式中，T_e 为标准工时单位，a为完成操作所需最短时间，m为完成操作的平均时间，b为完成操作所需最长时间。

不过在许多情况下，由于工时的测定烦琐，把医院各工种每项业务活动都进行直接测定不太可能，因此，可以利用国家规定的标准工时表或其他医院已测定的工时数据，结合本院的实际情况加以推算。如在多数综合医院工作的每个住院医师，每日诊治每个住院病人所耗工时大体为30～40min；每个医师诊治每个门诊病人所耗时间，综合医院各科平均为12min等。我国综合性医院门诊医师工时标准，见表3-5。

表3-5 综合性医院门诊医师工时标准

科别	工时标准（min）
外科、皮肤科	8.59
内科、妇产科、计划生育科、眼科、五官科、传染科、结核科	10
小儿、中医科	12
口腔科	20
平均	12

（2）计算方法

①医师配备计算

公式Ⅰ：门诊医师计算公式

$$应编门诊医师数 = \frac{每名门诊病人平均所需诊疗工时 \times 日均门诊人次数}{每名门诊医师日均有效工时} + 机动数$$

公式Ⅱ：住院医师计算公式

$$应编门诊医师数 = \frac{编制床位数 \times 标准床位使用率 \times 每名住院病人日均诊疗所需工时}{每名住院医师日均有效工时} + 机动数$$

举例：某医院内科门诊日平均门诊量为300人次，编制床位为50张。门诊医师诊治每名病人平均需要10工时单位，住院医师诊治每名病人需要35工时单位，每名医师日有效工时为360工时单位，求该院内科应配备的门诊医师和住院医师数。

该医院内科应配备门诊医师11名、住院医师6名。

②护理人员配备计算

公式Ⅰ：门诊护理人员计算公式

$$应编门诊护理人员数 = \frac{日均诊治人数 \times 每名门诊病人平均所需护理工时}{每名护理人员日均有效工时} + 工时数$$

公式Ⅱ：住院护理人员计算公式

$$应编住院护理人员数 = \frac{编制床位数 \times 标准床位使用率 \times 每名住院病人日均所需护理工时}{每名护理人员日均有效工时} + 机动数$$

或：

$$应编住院护理人员数 = \frac{各级护理住院病人数 \times 床位使用率 \times 各级护理平均所需时间}{每名护理人员日均有效工时} + 机动数$$

举例：某科病房编制床位数为50张，已测知每名住院病人平均每日需护理工时平均为138min，求该科病房应配备护理人员数。

$$应编护理人员数 = \frac{50 \times 93\% \times 138（分）}{360} + \frac{50 \times 93\% \times 138（分）}{360} \times 25\% \approx 17.8 + 4.5 = 22.3（人）$$

该科病房应配备护理人员23人。

③医技科室人员配备计算

公式Ⅰ：门诊医技人员计算公式

$$应编门诊医技人员数 = \frac{日均门诊人次数 \times 每人次门诊诊查件数 \times 平均每件检查所需工时}{每名技术人员日均有效工时} + 机动数$$

公式Ⅱ：住院医技人员计算公式

$$应编住院医技人员数 = \frac{编制床位数 \times 标准成为使用率 \times 每名住院病人平均检查件数 \times 平均每件检查所需工时}{每名技术人员日均有效工时} + 机动数$$

举例：某医院编制病床300张，日均门诊1000人次，平均约40%的门诊病人需做1件检验，门诊每件检验需5工时单位，住院病人日均做检验1件，每件检验需工时10工时单位，已测知每名检验人员日均有效工时为360工时单位，求该院检验科应配备检验人员数？其中门诊检验人员和住院检验人员各多少人？

$$应编门诊检验人员数 = \frac{1000 \times 40\% \times 1 \times 5}{360} + \frac{1000 \times 40\% \times 1 \times 5}{360} \times 25\% \approx 5.6 + 1.4 = 7（名）$$

$$应编住院检验人员数 = \frac{300 \times 93\% \times 1 \times 10}{360} + \frac{300 \times 93\% \times 1 \times 10}{360} \times 25\% \approx 7.8 + 1.9 = 9.7（名）$$

该医院检验科应编配检验人员17名，其中门诊检验人员7名，住院检查人员10名。

④工程技术人员配备计算

$$应编工程技术人员数 = \frac{仪器设备总台数 \times 每台仪器设备位数所需工时}{每名工程技术人员日均有效工时} + 机动数$$

4.按结构比例计算人员配备

按结构比例计算人员配备，即按照每类医院服务人员中各级职务人员的比例计算人员配备数量，仅以医师配备计算为例：

（1）某科某级职务。

$$应编住院医师人员数 = \frac{编制床位数 \times 标准床位使用率 \times 住院医师日均诊治每名病人所需工时}{每名住院医师日均有效工时} \times 该级医师职务的系数 + 机动数$$

式中的系数是指住院医师数与各级医师比例，如主任医师、副主任医师、主治医师、住院医师分别为1∶2∶4∶8。上面的公式也就可以写为：

（2）某科某级职务。

$$某医院应编工人员数 = \frac{地域人口总数}{每工作人员的服务人口数} + 机动数$$

式中，每名工作人员服务人口数按有关规定及本地区实际情况而定。

第四节　医院人力资源绩效管理和测评

一、医院人力资源绩效管理和测评的概念

（一）绩效

绩效也称业绩、效绩、成效等，反映的是人们从事某一种活动所产生的成绩和效果，以及在工作过程中所表现出的符合企业发展的文化和价值观以及有利于企业战略目标实现的行为，它是医院员工个人素质和医院工作环境共同作用的结果。一般来说，绩效可分为3个层次，即组织绩效、部门绩效和员工个人绩效。

医院人力资源绩效属于员工个人绩效，即医院员工的工作行为、工作态度及工作效果的总和，是医院员工个人素质和医院工作环境共同作用的结果。医院员工个人绩效的高低主要取决于4个方面的因素：

（1）员工的知识，即员工所掌握医药科学及相关学科的知识及掌握的程度。

（2）员工的能力，即员工所具备的完成医院服务工作的能力。

（3）员工的工作动机，即员工所受到的激励程度。

（4）机会，即员工和工作之间的匹配性以及其他医院外部资源的支持。

这4个方面的因素缺一不可。

（二）绩效管理

绩效管理是管理者确保员工的工作活动以及其产出能够与组织的目标保持一致的过程，包括确定和沟通对员工的期望，提供给员工绩效的反馈，改进员工的绩效，指导解决绩效问题，以及为薪酬决策提供有关的信息等。

医院人力资源绩效管理，就是以医院人力资源管理的目标并参考一定的标准为依据，对医院服务人员在一定时期工作行为、工作态度和工作效果进行考察、评定、反馈、奖励以及相关培训活动，发现问题，提出改进措施，以实现医院服务管理的总体目标。

（三）绩效测评

绩效测评，是指运用科学规范的管理学、财务学、数理统计等方法，对组织在一定时期内的经营状况与效益、员工业绩进行定性和定量的考核、分析，并做出综合评价的过程。

医院人力资源绩效测评，则是指医院人力资源管理部门和员工主管部门依照一定的标准，采用科学规范的方法对医院服务员工的工作行为、工作态度和工作效果进行考核、

评估并得出评价的过程。

应特别注意的是，绩效测评并不等同于绩效管理，绩效管理是与绩效有关的管理活动的全过程；绩效测评只是绩效管理中的一个关键步骤。测评是管理的手段而不是管理的目的。如果只注重绩效测评，而忽略绩效管理的其他环节，就会偏离绩效管理要促进绩效改进与提高的真正目的。

二、医院人力资源绩效管理和测评的作用

医院人力资源绩效管理与测评的作用体现在以下几个方面。

（1）它有利于医院服务人员了解其工作实际，促使其改进工作。工作绩效评价可以为医院服务人员提供反馈信息，帮助其认识自己的优势和不足，发现自己的潜在能力并在实际工作中改进工作绩效。

（2）可以为员工的培训开发指明方向。一方面，通过绩效测评，可以对优秀的员工加以合理任用；另一方面，也可及时发现员工工作存在的不足，对其进行培训，以弥补不足。绩效管理与测评不但可以发现医院人力资源培训与开发的需要和内容并据此制定培训与开发的措施和计划，还可以检验实施培训与开发计划的效果。

（3）帮助医院甄别员工绩效的差异，为医院的奖惩系统提供依据，从而确定员工的奖金和晋升机会。医院服务人员绩效水平是医院的薪酬决策的重要依据，只有实行客观公正的绩效评价体系，不同岗位上的员工的工作成绩才能得到合理的比较，奖金的分配也才能得到真正的激励。

（4）有利于建立医院人力资源绩效档案材料，为医院制定未来医院服务人力资源决策提供依据。医院只有在全面掌握员工的有关工作状况的情况下，才能制定出适合医院的人力资源管理政策。而绩效测评提供的结果可以用来为提升优秀员工、辞退不合格的员工、工资调整提供理由，为员工培训确定内容、为员工的调动确定方向并确定再招聘员工时应该重点考察的知识、能力、技能和其他品质等。

总之，医院人力资源绩效管理与测评工作有利于人们发现医院服务中存在的问题，工作评价的结果可以被用来确定医院服务人员和团队的工作情况与组织目标之间的关系，以及提高组织的效率和改进员工的工作。因此，绩效管理既是一个过程的结束，也是一个新阶段的开始。

三、医院人力资源绩效管理和测评的原则

（一）全面性原则

即从全方位对医院服务人员的工作绩效进行管理与测评，从方式上，应包括医院服务人员的直接上级、同事、下级、服务对象（患者及其家属）评价和自我评价；从内容上，应包括对员工德、能、勤、绩等方面的综合性评价。

（二）制度化原则

即应建立规范、系统的医院人力资源绩效管理与测评制度，并使医院服务人员充分了解和自觉参与到绩效管理与测评之中。

（三）能级层次原则

即应根据医院服务职位、职称的高低与岗位职责的不同来设计医院服务人力资源绩效管理与测评的标准、指标体系和评分体系，并根据岗位与层次的不同突出不同的管理与测评的重点。

（四）客观公正原则

即医院人力资源绩效管理与测评应避免掺入主观性或感情色彩，做到实事求是。管理与测评的标准应当一致，能适用于一切同类型员工，一视同仁，不能区别对待或经常变动，管理与测评的标准与过程应公开透明。

（五）效率原则

即管理与测评的成本应尽量小于不实施测评所带的损失，并尽量节省时间成本。

（六）反馈原则

即管理与测评的结果一定要反馈给被测评者本人，并应用于员工的奖惩、晋升等，充分体现测评的严肃性，树立测评的权威性，使之真正发挥作用。

四、医院人力资源绩效测评的基本方法

（一）书面描述法

书面描述法，是指测评者以语言描述形式评价一个员工的优势和不足、过去的绩效和潜能，并提出改进建议的一种绩效测评方法。

（二）量表法

量表法，是一种最古老也最常用的绩效测评方法，即先列出一系列员工绩效因素，如工作的数量与质量、职务知识、合作性、忠诚度、出勤、诚实和首创精神等，然后，考评者逐一针对表中的每一项，按增量尺度划分等级，对员工进行评分，用量表形式表达出来。评分的尺度通常采用5分制，如对职务知识这一因素的评分可以是1分（对职务职责的了解很差）至5分（对职务的各方面有充分的了解）。

（三）关键事件法

关键事件法，即管理者为每一位员工保持"绩效考评日记"或"绩效记录"，由考察人或知情人随时记载，但所记载的事件既有"好"事也有"坏"事；所记载的必须是较为突出的、与工作绩效直接相关的事件，而不是一般的、不相关的事件；所记载的应该是具体的事件与行为本身，而不是对某种品质的判断，只是素材的积累。以这些具体事实为根据，经归纳、整理，得出测评结论。

(四)行为锚定等级法

行为锚定等级法也称行为定位评分法,是近年来日益得到重视的一种绩效测评方法,它综合了关键事件法和量表法的主要成分,由测评者按序数值尺度对所有典型行为进行评分度量,并建立一个锚定评分表,以此为标准对员工的实际表现进行测评、给分。评分项目是某人从事某项职务的具体行为事例,而不是一般的个人特质描述。为住院医师建立的行为锚定等级评价法中"关心病人"指标的评价标准实例,指标定义:积极接触住院病人,发现他们的需求并真诚地对他们的需要做出反应。见表3-6。

表3-6 行为锚定等级评价的范例

最好	较好	好	较差	最差
当病人面有难色时上前询问对方是否有不适需要帮助	为病人提供一些关于预防疾病、治疗疾病建议	发现病人时上前打招呼	友好地对待病人,与他们讨论病情,但是随后不能跟踪解决相关问题	批评病人,不能解决自己遇到的问题

(五)比较法

比较法,是一种相对的衡量方法,即将一个员工的工作绩效与一个或多个他人进行比较的方法,最常用的3种形式是个体排序法、分组排序法和配对比较法。个体排序法要求测评者将员工按从高到低的顺序加以排列;分组排序法要求测评者按特定的分组将员工编入诸如"前1/3""次1/3"之类的次序中;而在配对比较法下,每个员工都逐一与其他员工配对比较,评出其中的"优者"和"劣者",在所有的配对比较完成后,将每位员工得到的"优者"数累计起来,就可以排列出一个总的顺序。

(六)目标管理法

目标管理法,是对管理人员和专门职业人员进行绩效评估的首选方法,管理者或测评者将员工的工作结果与事先设定的标准相比较得出评价结果。

(七)三百六十度反馈法

三百六十度反馈法,即利用从上级、员工本人、同事和客户(患者及其家属)得来的反馈意见进行绩效测评的方法。这种测评方法使用了与管理者有互动关系的所有人员的反馈信息。这一方法虽能帮助被测评者认清自己的长处和短处,但它不适用于对报酬、提升或辞退的决策。

上述测评方法各有优势和不足,需要管理者根据实际情况选择使用。这些方法的比较,见表3-7。

表3-7 绩效测评方法比较

方法	优点	缺点
书面描述法	便捷易行,不拘一格印象,准确性欠佳	没有比较分析和量化数据,带有评价者的主观
量表法	提供定量的数据,时间耗费较少	不能提供工作行为评价方面的详细描述
关键事件法	事例丰富,以行为为依据,员工易于理解、接受	烦琐、耗时,无法量化
行为锚定等级法	侧重于具体而可衡量的工作行为,可信度高	耗时,使用难度大,受测评者主观影响

方法	优点	缺点
比较法	将员工与其他人比较	员工数量大时，操作不便
目标管理法	较为公平，便于沟通，侧重于目标	耗时，缺乏行为指导，易出现过于注重短期目标
三百六十度反馈法	全面	耗时，使用有局限

五、医院人力资源绩效测评的实施

（一）人力资源绩效测评准备

1.制订计划

为了保证绩效测评顺利进行，必须事先制订计划，包括明确测评的目的和对象、测评内容、测评时间和方法等。

测评目的不同，测评对象不同。例如，为职称晋升而进行的测评，对象是专业技术人员；为选拔后备领导干部而进行的测评，在有限的范围内进行；而评选先进、决定提薪奖励的测评应在全体员工中进行。

测评目的和对象不同，测评内容及重点不同。例如，发放奖金应以工作绩效为主，因为发放奖金就是为了奖励员工改进绩效，着眼点是当前的行为；而提升职务，则既要测评成绩，更要注意其品德及能力，着眼点是发展潜力。

测评目的、对象和内容不同的，测评的时间也不一样。例如，思想觉悟及工作能力的测评间隔期应长一些，一般是一年一次；工作态度及业绩则变化较快，间隔期应短些，以便随时调整管理措施。

测评的方法与测评的内容是相互关联的，若为了评选先进，测评应通过相互比较，择优推举；若目的是为了培训，测评则要以职务或者岗位标准为尺度，找出差距。

2.技术准备

绩效测评是一项技术性很强的工作，其技术准备包括拟订、审核考评标准，选择或设计测评方法，培训测评人员等内容。

（1）测评标准的准备：绩效测评必须有标准，以作为分析评价员工的尺度。一般分为绝对标准和相对标准。绝对标准是客观的，不以被考核者为转移，因此，可以对每个员工单独进行评定，确定合格与否，如顾客满意率要达到85%以上、文化程度要达到大学本科等；相对标准，在不同的被测评群体中往往有差别，而且无法对每一个人单独做出"行"还是"不行"的评判。如在评选先进时，规定的员工可评为各级先进，采取相互比较的方法，此时每个人既是被比较的对象，又是比较的尺度。

测评标准的准备，主要是指绝对标准的准备，包括绩效标准、行为标准以及任职资格标准，有的组织将其称为职务规范或岗位规范。

（2）选择或设计测评方法：根据测评目的确定需要哪些信息，从何处获取这些信息，采用何种方法收集这些信息。

（3）培训测评人员：为了保证测评质量，对测评人员进行培训，使他们掌握测评原则，熟悉测评标准，掌握测评方法以及克服常见偏差等。

3.收集资料信息

对人员的测评必须持严肃认真的态度。因为，测评结果常常决定一个人在组织中的地位和前途。所以，要求作为测评基础的信息必须真实、可靠、有效。

（二）人力资源绩效测评实施

1.确定测评的实施者与参与者

无论采用哪一种绩效测评方法，都必须选择员工的绩效信息来源或确定绩效测评者。一般来说，绩效测评的执行者与参与者应当满足的条件如下：

（1）了解被测评岗位的性质、工作内容、要求以及测评标准与相关规定、政策。

（2）熟悉被测评者本人测评周期内的工作表现，最好有直接的近距离密切观察其工作的机会。

（3）绩效信息来源必须公正、客观，不具偏见。医院服务人力资源绩效测评的执行者一般为医院人力资源管理部门，其参与者包括员工所在部门的上级、同事、下属以及员工本人，也包括医院以外的专家和社会相关人群（患者、患者家属等），以保证从不同的角度对员工进行评估。

2.进行分析评价

这一阶段的主要任务是对员工个人的德、能、勤、绩等做出综合性的评价，是一个由定性到定量再到定性的过程，其过程为：

（1）对员工每一个评价项目如工作质量、出勤、协作精神等评定等级。

（2）对员工的评价项目进行量化，即赋予不同评价等级以不同数值。

（3）对同一项目不同考核结果的综合，即同一项目由若干人对某一员工同时进行考核，但得出的结果不一定相同。为综合这些考核意见，可采用算术平均法或者加权平均法。

（4）对不同项目的考核结果加以综合，即要将工作成绩、工作态度及能力综合起来，这里必须确定各个项目分配权数。确定各测评项目权值主要根据考核的主要目的、阶层及具体职务。

（三）人力资源绩效测评的内容

绩效测评的内容包括德、能、勤、绩4个方面。

（1）德就是指员工的工作态度和职业道德。主要包括员工的敬业精神、责任心以及思想觉悟和相应的法律道德意识。德的标准不是抽象的，而是随着时代、行业、层次的不同而有所变化的。

（2）能就是指员工从事工作的能力，具体包括体能、学识、智能和专业技能等内容。

（3）勤就是指员工在工作中的勤奋和敬业精神，即员工的工作积极性、主动性、纪律性和出勤率等，表现为在工作中能否投入全部的体力、智力和精力。

（4）绩就是指员工的工作效率及效果，主要包括员工完成工作的数量、质量、成本费用以及为组织做出的其他贡献，包括岗位上取得的绩效和岗位之外取得的绩效。

（四）结果反馈与绩效改进

绩效管理与测评的最后环节也是绩效管理目的所在，就是将测评结果及时准确地反馈给被测评的员工，让各个岗位上的医院服务人员了解其工作绩效是否达到预期目标。绩效测评反馈的最佳方式是绩效反馈面谈，即管理者与被测评的员工面对面地交流，管理者既要强调被测评的员工的积极方面，也应就如何改进员工工作中的不足进行讨论。面谈应特别注意技巧与艺术，做到对事不对人，反馈应具体，保持与员工的双向沟通。

通过绩效测评反馈，找出员工绩效与目标之间、员工与员工之间的差距，并进一步分析产生差距的内因与外因，在此基础上为改进和提高员工绩效采取相应措施。通常针对员工因内因引起的低效，可采取再培训、惩戒、辞退等措施；针对外因引起的低效，则应努力改善环境与条件，变革医院的相关规定、制度等。

第五节　医院人力资源开发和利用

一、医院人力资源的培训和开发

（一）医院人力资源培训与开发的含义

医院人力资源的培训与开发是指医院通过各种方式使医院服务人员具备完成现在或将来工作所需要的知识、技能并改变他们的工作态度，改善其工作业绩，并最终实现医院整体绩效提升的一种计划性和连续性的活动。

准确理解医院人力资源培训与开发的含义，应把握以下要点。

（1）培训与开发的目的是要改善员工的工作业绩并提升组织的整体绩效，这是医院进行培训与开发的初衷和根本原因，也是衡量培训与开发效果的标准。

（2）培训与开发的对象是医院的全体员工。这并不意味着每次培训的对象都必须是全体员工，而是说应当将全体员工都纳入培训体系中来，不能将某些员工排斥在培训体系之外。

（3）培训与开发的主体是医院，即培训开发应当由医院来实施，这是医院的责任和义务。

（4）培训与开发的内容应当与员工的工作有关，并将与医院服务工作有关的各种内容都包括进来，如知识、技能、态度、组织的战略规划以及组织的规章制度等。

一般来说，培训与开发在定义上不加以区分，但二者也有区别。员工培训是指组织有计划地实施有助于员工学习与工作相关能力提高的活动，包括知识、技能和对工作绩效起关键作用的行为；人力资源开发就是组织通过培训及其他工作改进员工能力水平和组织绩效的一种有计划的、连续的工作。培训是人力资源开发的主要手段，但不是唯一手段。培训侧重于近期目标，其目的是使培训对象获得目前工作所需的知识和能力，重心是提高员工当前的工作绩效，如培训一名新医师如何写病历，培训管理人员如何进行工作组织等；而开发的目的比培训要广，其目的是要使开发对象掌握目前和未来工作所需的知识和能力，它着眼于更长期的目标。随着培训的战略地位的凸显，员工的培训越来越重要，培训与开发的界限已日益模糊，两者都在注重员工与组织当前和未来的发展需要。

（二）医院人力资源培训的作用

医院人力资源培训是医院人力资源开发的基础性工作，也是医院在医疗服务市场的激烈竞争中赖以生存、发展的基础，其意义与作用主要体现在以下4个方面。

（1）培训与开发是医院服务人才培养的重要途径。通过培训，能使医院服务人员了解所在岗位的要求，并通过学习和提高自身各方面的职业素养和专业技术水平，达到任职资格的要求，从而不断提高个人和组织的绩效。

（2）培训与开发有助于调动医院服务人才的积极性和创造性。通过培训，不断传授医院服务人员新的知识和技能，使其适应或接受具有挑战性的工作和任务，实现自我价值。这不仅使医院服务人才在物质上得到满足，而且使其获得精神上的成就感，激发出更深刻、持久的工作动力。

（3）培训与开发有利于营造优秀的医院文化。优秀的医院文化可以增强医院服务人员对医院的认同感，有助于协调员工与医院发展目标的趋向一致，从而实现员工和医院的共同发展。一方面，通过对员工进行医院文化的培训，可以营造优秀的医院文化；另一方面，通过培训与开发活动的进行，也会营造一种学习的、积极的医院氛围，这正是优秀的医院文化不可缺少的因素。

（4）培训与开发有利于医院获得竞争优势。通过培训，能够增加医院服务人员对本医院和竞争对手及其文化的了解，理解如何与他人合作，学会在群体中进行有效的工作；能够确保其不断掌握新知识、新技能，来持续提高员工的能力；能够通过控制培训与开发的成本效率对医院人力资源核心竞争力有所贡献。因此，医院要想在激烈竞争中立于不败之地，就必须重视医院服务人力资源的培训与开发。

（三）医院人力资源培训的原则

为了达到预期的目标，医院人力资源培训与开发应遵循以下原则。

1.理论与实践相结合

即医院人力资源培训与开发应当从时间需要出发，切忌概念化、一般化，在深入学习和研究医药专业知识的同时，要强化临床实践，注重理论与实践的结合，围绕为患者服务和临床服务确定培训内容。

2.全员培训与重点培养相结合

即在有计划、有步骤地对在职所有各级各类人员进行全员培训，提高全体医院服务人员绩效水平的同时，必须以对医院未来发展有更大影响力的管理和专业技术骨干为重点培训对象，提高培训的针对性。

3.中长期培训与短期培训相结合

即医院人力资源开发培训的计划应区分不同时期，使医院人力资源远期目标与近期目标有机结合，既满足医院近期工作有序进行的需要，又要保证医院发展长远目标的实现。

4.基础培训与前沿培训相结合

即对于医院服务初、中级人员的培训应以基础知识、理论与技能为主要内容，由浅入深、循序渐进；对于高级人员的培训重点应放在医药科技领域的前沿知识与动态。

（四）医院人力资源培训的类型与内容

1.医院人力资源培训的类型

根据不同的标准，医院人力资源培训与开发可以分为不同的类型。

（1）按照培训的对象，可分为决策人员培训、管理人员培训、技术人员培训等。培训对象不同，决定了对其进行培训的内容、方式、时间也不同。如对决策人员培训，重点应放在宏观理论、战略制定等方面；若培训对象是技术人员，则内容多偏重于专业技术的更新和最新技术的跟踪。

（2）按照培训的内容，可分为知识培训、技能培训和态度培训。知识培训也称为知识学习或认知能力的学习，要求员工学习各种有用知识并运用知识进行脑力活动，促进工作改善；技能培训包括对员工的运动技能和智力技能的培训；态度培训主要涉及对员工的价值观、职业道德、认知、情感、行为规范、人际关系、工作满意度、组织承诺、不同主体的利益关系的处理以及个人行为活动方式选择等内容和项目的教育与培训。

（3）按照培训的性质，可分为适应性培训和提高性培训。适应性培训主要针对新员工，目的是使其尽快熟悉和适应工作环境和工作岗位；提高性培训主要针对在职员工，目的在于进一步提高其工作能力及其与工作岗位的结合程度。

（4）按照培训与岗位的关系，可分为岗前培训、在岗培训及离岗培训。岗前培训是指新录用人员上岗前的培训，内容涉及医院基本情况的介绍、岗位规范的学习以及从业要求等；在岗培训又称不脱产培训，即边工作边学习；离岗培训又称脱产培训，包括外派进修学习、参加脱产学习培训班、保留公职参加学历教育、挂职锻炼等。

（5）按照培训时间，可分为长期培训、中期培训和短期培训。长期培训一般指一年以上的脱产培训，多用于专业性、系统性的培训，如学历教育等；中期培训是指半年以上一年以内的脱产培训，主要用于专科教育、补课教育等；短期培训是指半年以下的脱产培训，主要用于岗位培训。

（6）按照培训形式，可分为学历教育、岗位培训和专业证书培训。学历教育是指受教育者能够获得国家承认的学历的教育；岗位培训是指对已经走上各种岗位及需要转换工作岗位的人员，根据工作任务和岗位要求进行的培训活动；专业证书制度是指医院根据工作岗位的需要，对在岗位上工作的人员，为使其达到上岗任职所要求的专业知识水平，有目的地进行专业知识教育的教育证书制度。专业证书只是已达到岗位所要求的层次专业知识水平的证明，只在本行业的工作范围内适用。

（7）按照培训与开发层次，可分为高级培训、中级培训和初级培训。初级培训侧重于一般性的知识和技术方法；中级培训可适当增加有关理论课程；高级培训则应侧重于学习新理论、新观念、新方法。培训级别越高，所采用的组织形式越趋小型化、短期化。

2.医院服务人力资源培训的内容

医院人力资源培训的内容包括政治理论、专业知识与技能、科学文化知识3个方面。

（1）政治理论：人员培训的重要任务之一，就是要进行政治理论的教育，主要是教育医院服务人员要运用马克思主义的立场、观点和方法来观察、认识和处理现实问题，提高解决各种实际问题的能力。

（2）专业知识与技能：专业知识与技能是从事本职工作所必需的能力，各级各类医院服务人员都要不断地丰富和更新自己的专业知识和技能，提高自身的工作质量和工作效率，更好地提高服务水平。

（3）科学文化知识：科学文化知识是关于自然、社会和思维的一般知识的总称。科学文化知识是学习专业知识的工具，是专业发展的基础，只有拥有广博的基础知识，才有可能在学术上、能力上不断创新和提高。

（五）医院人力资源培训的方法

1.讲授法

即由教师将需要掌握的培训内容传授给受训者。这种方法成本低，节省时间，有利于系统讲解和接受知识，易于掌握和控制培训进度，专题学术讲座、学术会议基本上都属于讲授法。但这种方法的信息交流主要是单向的，且针对性不强，缺少实践和反馈环节。因此，运用这种方法应注意增加互动，调动受训者的积极性。

2.临床实践

即让受训员工在实际工作岗位或真实工作环境中，亲身操作、体验，掌握工作所需的知识、技能，又可分为实习、工作轮换和特别任务法等几种。如医院培训中的基本操作技能演练与竞赛，即属此种。

3.案例研讨法

是指围绕一定的培训目的，把实际工作中的真实情景加以典型化处理，并用一定的视听媒介如文字、录音、录像等描述出来，让受训者进行分析，学会诊断和解决问题以及决策，案例分析往往采用个人思考、小组讨论和集体讨论相结合的形式，既能锻炼受训者的个人分析能力，又可以训练团队合作能力。医院中的临床病例讨论、死亡病例讨论、疑难病例讨论等大都属于此种方法。

4.导师制

即在青年医师培养中为其配备专门的导师进行一对一的适时、有效的指导，并对青年医师的学习和受训进行督促和评价，这是一种有计划、有重点的人才培养方式。

5.进修、研修

即选拔医院专业技术人员到上一级医院或其他医疗、科研、教学等单位进修、研修或作为访问学者参与课题研究，或出国学习先进的技术。

6.攻读学历

即医院专业技术人员重回学校学习系统的理论知识，获取更高的学历。

7.网络教育

即通过开发内部网络，将各种学习资料、信息放在网上形成网上课堂，或通过远程教育，实现人员异地交互沟通学习培训。

8.头脑风暴法

这是一种用于激发创造性思维能力的方法，简称BS法，其原理是围绕特定问题，通过众人的思维"共振"，让参与者在轻松愉快的氛围中尽情发挥无拘无束的想象，畅所欲言，并相互启发，引发灵感、联想和创意，从而诱导出大量设想和方案。

（六）医院人力资源培训的评价

培训评价就是依据培训目标，运用科学的评价方法，检测培训效果。没有评价的培训不能算作完整的培训，因为，培训者无从知道培训效果，更不知道培训是否达到了预定目标。通过对培训进行评价，决定是否应在组织内继续进行该项培训及如何对培训进行改进。因此，培训评价应该贯穿培训全过程，甚至延伸到培训结束后的若干时间段。

员工培训评价包括培训者评价、培训本身评价和培训效果评价。其中，最重要、最常见的是培训效果的评价。

1.培训者评价

培训者评价不仅能了解培训者培训工作的效果，更为重要的是帮助培训者改进培训工作，提高培训水平。对培训者的主要考察内容包括培训者的培训时间效益、调动员工的学习积极性的有效程度、培训效果等相关内容。评价方法常用的是员工评价和自我评价两种，其中以员工评价运用最为广泛。

2.培训本身评价

培训本身评价的内容包括对培训工作进行过程中的准备工作、管理工作、后勤工作等方面的评价。评价方法一般有培训者或培训管理人员进行自我评价、闭卷考试评价、员工评价、技能竞赛、外聘专家评价等方法。

3.培训效果评价

培训开发效果是指员工将培训过程中所学到的知识、技能运用于工作的程度。培训有无成效即员工接受培训后素质的提高是否达到预期目标，是衡量培训工作的唯一尺度。

对培训效果的评价要考虑评价的时效性。有些培训的效果是即时性的，培训效果在培训中或在培训结束后就会表现出来，则采取即时性评价说明培训的效果；而有些培训的效果要通过一段时间才能表现出来，如对管理人员进行的综合管理能力的培训，在这种情况下，就必须对受训者进行长期或跟踪性评价。

对培训行为和结果进行评价的一种主要方法是回任工作考核。回任工作考核是指对培训结束后受训者回任工作的评价。学习的目的在于应用，回任后的工作表现是检验培训效果的最直接的证据。回任工作考核的主要内容包括思想上有无进步，对组织文化的认同感有无增加，工作态度和作风有无改变，业务能力有无提高，工作效率有无增进等。最后综合起来判断培训目标是否达到。回任工作考核的方法有多种，主要有问卷调查、实地考察和回任小结等。

二、医院人力资源的激励

如何调动医护人员的积极性是医院人力资源利用的一个核心问题。调动医护人员的工作积极性，最主要的方法就是激励机制。激励是管理中常用的一种方法和技术，它采用多种方法把人的潜能充分调动和发挥出来。激励机制是指采用某种手段和工具，激发、鼓励、维持人的动机，调动人的积极性、主动性和创造性，使其有动力朝期望的目标前进并做出一定成绩的机制，这是人力资源管理的重要内容，是否建立起科学有效的激励机制，影响到医院的长远发展。医院服务人力资源管理中引入和应用激励机制应注意以下几个方面。

（一）实事求是

激励应体现实事求是、按劳分配的原则，应奖励真正为医院发展做出贡献的人，重成绩、重贡献，以扎扎实实的成绩作为奖励的依据，这样才能提高激励的效果。医院服务人力资源管理者在制定激励措施时，应充分考虑到医务人员对自己为医院发展"贡献"和"报酬"的相对值的衡量与对比。如果"贡献"差别很大，医院服务人员得到的物质待遇却基本相同，就会失去激励作用。

（二）物质激励与精神激励相结合

要调动医务人员的积极性，既要运用好物质激励，又要注意精神激励，这是激励因素的两个不同的方面，医院管理者应该善于把物质激励和精神激励紧密地结合在一起，正确处理物质激励与精神激励的关系。物质激励是基础手段，既不能以物质激励代替精神激励，也不能以精神激励代替物质激励。精神激励是高级手段，其辅以物质手段，可以更加有效地发挥激励作用。

（三）及时适当

对取得成绩的医务人员实施激励要注意时效性，以使他们及时得到鼓励和鞭策。同时，适宜的激励措施能充分调动广大医务人员的积极性，使他们自觉主动地投入医务工作中来，调动广大科技人员的积极性和创造性，推动医院的科技进步，奠定医院科技发展的基础。

（四）重点在于目标而不在于手段

激励是管理者或管理组织根据组织的目标和管理对象的需要，采取一定的激励措施，来激发职工积极实施组织目标的行为过程。但各项激励措施都是手段，激励的目的是调动员工自主工作的积极性，去实现组织的目标。而简单地认为激励的目的就是使员工多得奖金，多得实惠，只在创造更多的激励物上想办法，很少关注激励所激发的自主工作的积极性与组织目标的实现程度，不但可能助长医院部分人员"一切向钱看"的不良倾向，而且一旦这种激励物不递增或减少，这种表面上的"积极性"就会随之减弱或消失，甚至产生某些对立情绪或行为，激励效果无从体现。

三、医院人力资源的职业发展

员工职业发展是指组织为员工创造必要的条件，使员工能够通过组织获得较大的职业成就的一种人力资源管理工作。员工职业发展不仅仅是员工个人的要求，也是企业发展的要求。一个医院能否为员工的职业发展创造条件，使员工通过在医院的工作而获得被认可的职业成就，是该医院能否具有充足活力和强大凝聚力的一个基本条件。

医院应从以下几个方面开展有助于职工职业生涯发展的工作。

首先，确定不同员工、不同职业生涯期的职业发展管理任务，如员工进入医院阶段、早期职业阶段、中期职业阶段和后期职业阶段等不同时期的职业管理问题，见表3-8。

表3-8 医院在员工不同职业发展阶段的任务

阶段	医院的任务
进入医院阶段	上岗培训，评价新员工，接纳和进一步整合新员工
早期职业阶段	适应新工作的挑战，发现员工的才能和兴趣，进行职业指导，培养员工的忠诚度
中期职业阶段	帮助员工度过转型阶段，解决实际问题，对员工进行激励，有针对性地进行职业指导
后期职业阶段	鼓励、帮助员工发挥余热，做好退休安排

其次，对员工进行有效的职业指导，即帮助员工对自己的行为心理特征进行了解，提供有关现有职业机会和职业特点的信息，帮助个人选择和获得适合的工作以及跟踪其职业生涯，了解其工作和适应情况并帮助他在职业上持续发展。

最后，为员工职业发展开辟必要的通道，即帮助员工制定和实施自己的职业生涯规划，确定职业发展目标，为个人职业发展尽力提供条件，设置职业通路，一方面为员工设置职业通道，即医院应为员工个人发展提供机遇，这是员工实现自己职业理想和达到职业生涯目标的制度性路径；另一方面为员工疏通职业通道，即医院应为员工排除职业通路上的障碍，创造有利于其发展的良好环境。

第四章

医院医疗风险管理

2010年5月6日，原告李某因左胫腓骨骨折到被告处治疗，被告给原告行带锁髓内针固定术后，2010年7月26日经医院确认治愈出院。原告出院后4个月，到被告处拍片复查，X线检查报告，带锁髓内针断裂，胫骨畸形愈合。原告称，被告使用质量不合格产品为原告实施手术，致原告胫骨畸形，给原告造成损害，应承担赔偿责任。经查，被告是在非正规厂家购买的带锁髓内针，经过质量监督管理部门的鉴定，该产品质量不合格。被告辩称，本案不是医疗损害赔偿，是产品质量损害赔偿，医院不应当承担赔偿责任，产品销售者和生产者应该作为本案被告承担对原告的赔偿责任。

风险通常是指某种损失发生的可能性。医疗风险包括医疗损害责任、医疗事故、并发症、医疗意外、医院感染、医院危机等。如何降低医院风险是确保医疗安全、提高医疗质量的前提。

第一节　医院医疗风险管理概述

一、医疗风险的概念

医疗风险是指医患双方在医疗过程中发生的风险，即医患双方在医疗过程中遭受损失的可能性。这种损失可以是患者遭受的伤害，也可以是医务人员遭受的伤害，以及医院为此所付出的代价和医院市场份额的丢失。

医疗风险包括医疗损害责任、医疗事故、并发症、医疗意外、医院感染等。

医疗损害责任是指医疗机构及医务人员在医疗过程中因过失，或者在法律规定的情况下无论有无过失，造成患者人身损害或者其他损害，应当承担的以损害赔偿为主要方式的侵权责任。

医疗事故是由医务人员过失而导致病人人身伤害的事故。医疗事故是对医患双方危害最大的医疗风险，是最严重的医疗不安全问题。医疗事故不仅对患者人身造成伤害，而且会严重损害医院及医务人员的声誉，使医院及医务人员遭受损失。

并发症是在诊疗护理过程中，病人发生了能够预见但却不能避免和防范的不良后果。例如，患者手术部位的组织器官有严重粘连、脏器先天畸形、解剖学上的变异或组织层次的严重不清等。手术中无法识别正常的组织及器官而造成损伤，导致不良后果属于外科手术治疗并发症。并发症的发生与医务人员是否存在过失无直接的因果关系。由于并发症能够预见，所以事先医务人员会对病人及其家属说明，病人和家属应有一定的心理准备。当并发症发生时，病人和家属通常会主动配合医务人员采取有力措施，尽最大努力减轻病人所遭受的不良后果。但是，如果医务人员事先没有向病人及其家属说明，事后又解释不够，加之挽救措施不力，病人出现了死亡、残废、组织器官损伤导致功能障碍等严重不良后果时，医疗纠纷就很难避免。

医疗意外是指在诊疗护理过程中，由于无法抗拒的原因，导致病人出现难以预料和防范的不良后果。医疗意外的发生是病人自身体质特殊和疾病本身异常结合在一起突然发生的，不是医务人员过失所致，也不是医学所能预见和避免的。例如，内科最常见的医疗意外是注射药物所引起的过敏。有些药物的注射，虽按照操作规程进行皮肤过敏试验，但个别阴性者注射后仍会发生过敏反应。还有的药物在药典中并未规定做皮肤试验，但由于人特异性体质而发生了过敏反应，严重者造成病人死亡。医疗意外发生后，由于病人及其家属对突然发生的不良后果难以接受，也不能理解，因此可能会误认为是医务人员存在医疗过失或者把医务人员正确的治疗措施当作诱发医疗意外的根源。这类医疗纠纷在无医疗过失纠纷中占较大比例。

医院感染是指病人在入院时尚未发生、也不处于潜伏期而在住进医院或其他卫生保健机构后发生的感染。可以说，医院感染与医院的建立相依并存，同时也随着医学科学技术的进步与发展而不断改变自身的特点。

二、医疗风险的成因

（一）医学技术及人体本身方面

1. 人体的复杂和医疗技术本身的局限性

人体是相当复杂的系统，同时由于人是生命体，对活的机体的研究受到诸多的限制，到目前为止，医学科学尚有许多领域未取得真正的理论突破，仍然处于经验科学阶段，因此，医疗意外等医疗风险是不可避免的。比如，在艾滋病的窗口期，由于血液中没有产生病毒抗体，现有的医学技术不能检测出血液中是否感染了艾滋病病毒，艾滋病感染者如在此时献血，则会被认为是合格的血。因此，输血的病人被感染艾滋病等疾病的风险是不能避免的。

2. 疾病的严重性和病情的复杂性

由于疾病的复杂与严重程度，现有的医疗技术不能达到满意的治疗效果或不能挽救病人的生命，或由于病情或病人体质特殊而导致病人死亡或残废等意外情况发生。比如患有心肌梗死病人可能会因与疾病有直接关系的心律失常而死亡。

3. 诊断和治疗措施可能产生并发症

由于医学科学技术的发展，检查和治疗的手段越来越多，同时并发症的内在风险也在增加，比如内脏器官组织活检可能产生出血。统计数据表明，肝脏活组织检查出血率为0.15%，其中有的需要进行手术止血。我们应当认识到，即使在最好的医院、由最富经验的医生进行检查或治疗，其并发症的风险也很难避免。

（二）医疗管理方面

1. 诊疗常规不健全或不完善

诊疗常规是对医务人员工作行为的科学规范，它不仅可以保证医疗质量，而且还起到规避风险的作用。诊疗常规的缺乏会导致诊疗工作的盲目性和随意性，从而增加医疗风险。

2. 医疗过程有漏洞或存在制度缺陷

由于医务人员之间存在临床实践经验和技术水平的差异，客观上会造成对某些疾病诊治水平的差异。特别是手术科室等治疗或检查手段比较复杂、风险较大的科室，如果没有相应的医务人员（主刀或主操作）个人准入资格审定或者在医疗过程中没有严格执行三级医师负责制，势必会增加诊治的风险。同样，用于患者治疗的药物、卫生材料和器械等也必须履行严格的审批手续，方能进入医院用于患者身上，否则也会增加医疗的风险。

3. 仪器和设备出现故障

医疗设备应有专人负责，定期检查和维护并做好记录，使其始终处于正常运行状态，尤其是抢救设备，如呼吸机、除颤器、麻醉机、体外循环机、喉镜、吸痰器等如果出现故障，可能导致抢救失败、病人死亡。实验设备故障可导致检查报告有误，错误的报告会误导临床医师的判断，最终导致不良后果。医院计算机系统如果未建立可靠的后备系统也可能导致事故发生。

（三）医务人员个人方面

医务人员个人过失可导致医疗差错或事故发生。医务人员个人过失主要是医务人员因疏忽大意或过于自信等而违背了医疗卫生法律法规、诊疗护理规范和常规，从而导致工作失误。

（四）患者方面

病人如果在诊治过程中采取不合作的态度或不健康的生活方式会增加医疗过程中的风险。在诊治过程中，医务人员可能需要病人遵照医嘱配合诊治，需要病人改变一些不良的生活方式，需要病人在饮食上配合治疗等，如果病人没有按照医嘱执行就可能产生一定的风险。比如急性胰腺炎的患者在行动和饮食方面要遵照医嘱要求，如禁食、卧床等，如果患者不遵照医嘱，则可能发生急性腹膜炎，也将影响治疗效果。

三、医疗风险的防范

医疗质量设计、控制与持续的改进等质量管理活动是降低医疗风险基本的、重要的措施。此外，在医疗服务工作中，以下几个方面将有利于降低和规避医疗风险。

（一）正确对待医疗风险和利益的关系

临床医生在决定进行某项检查或治疗时，必须明确其所存在的风险，对新的治疗方法或检查手段必须查阅文献资料，根据已发表的研究成果、专业经验，了解该方法的潜在风险和病人所获得的可能利益，并进行评估。当利益大于风险时，建议病人接纳风险，接受治疗或检查。反之则不主张病人进行这种风险大的检查或治疗。此外，还要充分认识在检查和治疗过程中存在的人为和系统风险及病人的行为和个体差异所带来的风险。充分认识各种风险的目的在于尽量降低风险、提高效益。比如严格掌握适应证和禁忌证、在检查或治疗过程中严格遵守操作规程、教育病人配合诊治等。

（二）注重提高医务人员的综合素质

因为医务人员是医疗活动的主体，是降低医疗风险的基本要素。他们综合素质的提高、医疗行为的规范及全员参与意识，对降低医疗风险、提高医疗质量具有举足轻重的作用。医院应开展经常性的专业培训和职业道德教育，使医务人员的医疗技术和医德始终保持较高水平。医生的技术水平及修养提高后，一些并发症可以避免、许多危急病情能够安全过渡、许多复杂问题能及时妥善处理。因此医院应当树立良好的学风，树立比学术、比医德修养的风气。

发挥资深医学专家的督导作用，有利于提高医生的技术水平，降低医疗风险的发生。专家督导的主要工作是对三级医师查房进行现场指导、考核及对急危重病人救治指导。专家督导成员应每天到急诊科和病房巡视查看，对急危重病人的诊疗给予指导。

（三）建立健全各项规章制度和各种医疗常规

岗位责任制、首诊负责制、三级医师负责制、查房制度、术前术后讨论制度、疑难危重病例讨论制度、会诊制度、抢救制度、查对制度、预防及控制感染有关制度、住院医师规范化培训制度、外科手术准入制度、奖惩制度及各种医疗技术操作常规等是防范医疗风险所必需的。但是，规章制度和技术操作常规不是一成不变的，随着医学科学技术的发展和医院管理水平的提高，其内容要不断发展和更新，特别是新开展的和侵入性的医疗护理技术操作，在无行业规范的情况下，医院应统一标准、制订规范，并在以后的实践中不断总结完善。

（四）正确处理规避风险和治病救人的关系

在越来越频繁的医疗纠纷面前，医生的职业压力越来越大，医务人员采取"自卫性医疗行为"则在情理之中，但是避免风险不是只收治轻病人，不做疑难手术。级别高的大医院有责任、有能力为病人提供高风险、高技术水平的医疗服务，解决病人的疑难重症问题。医务人员规避风险应重在提高医疗技术水平和保持高度的责任感、强化行业自律意识方面。另外，防止过度自卫性医疗行为需要健全合乎人性的医疗风险保障制度，如实行医生职业保险制度是必要的，它可以给医生一个相对宽松的工作氛围，使其在充分准备的情况下大胆工作、大胆手术，解除后顾之忧。否则医生可能会采取避险措施，工作束手束脚，比如风险大的手术能不做的就不做，实在推不掉的则采取姑息性切除。

这不仅使病人的利益受损，也不利于医学科学技术的发展。

（五）对病人进行风险教育

由于人体的复杂、医疗技术手段的限制和个体的差异，很多疾病的治疗并不能达到治愈的效果，治疗的成功与否也会因人而异。一些医学手段在诊治疾病的同时也会对人体带来一定程度的伤害，比如化疗和放疗作为治疗癌症的方法，在杀伤癌细胞的同时对人体正常组织细胞也造成伤害，甚至导致病人死亡；介入治疗作为一种创伤小、见效快的治疗手段仍然有感染、出血等并发症的存在。因此，不仅医务人员要充分认识医学的复杂和诊治过程中的各种风险，而且也需要病人或其家属充分了解，以便使病人配合诊治，最大限度地降低医疗风险。

（六）发挥风险管理组织的作用

风险管理组织是指风险管理委员会（办公室）或医疗质量管理等部门。医院风险管理委员会可由院长、医务处（科）长、感染处（科）长、护理部主任、重点临床科主任和专职的主任、科员组成。风险管理委员会除了接待投诉、处理事故与纠纷以外，重要的职责是统筹和监督医疗风险活动，研究如何降低医疗风险、化解医疗风险。风险管理人员要对医疗风险的原因和发生过程进行研究，重点关注管理体制、医疗流程、操作规范、质量查评等方面有无缺陷漏洞，医疗规范是否标准，流程是否复杂易致操作失误，医务人员技术及综合素质是否得到培训、提高及是否遵守规章制度等，及时发现问题并投入力量解决问题，制订有成效的规范和标准来规避风险、降低风险。即风险管理组织工作重点是发现并改正系统错误，尽可能给医务人员提供必要的支持，从根本上降低医疗风险，而不是强调个人处罚。

第二节　医患纠纷管理

一、医患关系的概念及类型

（一）医患关系的概念

医患关系的概念也可分为广义的医患关系和狭义的医患关系。狭义的医患关系指医师与患者之间因疾病的诊疗而形成的关系。广义的医患关系指以医生为主的群体一方和以患者为中心的群体为另一方在医疗服务过程中形成的关系。"医"即医方：医疗机构或单位、医师、护理人员、医疗技术人员和管理人员。"患"即患方：患者、患者近亲属、监护人及所在单位。

（二）医患关系的类型

目前，被医学界广泛认同的医患关系模式是1956年美国学者萨斯和荷伦德在《内科学成就》发表的《医患关系的基本模式》中按医患互动、医生与患者的地位、主动性大小将医患关系划分的三种基本类型。

1.主动—被动型

是传统的医患关系模式，普遍存在于医学实践中。其特征是医生对患者单向作用"为患者做什么"。医疗中，医生完全把握了医疗的主动权、决策权，即怎样医疗，全由医生说了算，病人无任何自己的意志参与医疗，医生是绝对权威。这种模式的优点是能充分发挥医生纯技术的优势；缺点是彻底否定了患者的个人意志，可能会影响疗效并为医患纠纷埋下隐患。所以，这种模式一般适用于急症重伤、麻醉等意识丧失情况下的抢救医疗。这一模式和父母与婴儿的关系比较相似。

2.指导—合作型

应属于医学实践中医患关系的基础模型。这种模式中，医生仍占有主导地位，而患者能有条件、有限度地表达自己的意志，但必须接受医生的解释并执行医生的治疗方案，患者"被要求与医生合作"。它的特征是"告诉患者做什么"。该模式的进步意义是显而易见的，它因为有互动的成分，能较好地发挥医患双方的积极性，提高疗效、减少差错，有利于建立信任合作的医患关系。但它的不足是医患双方的权利的不平等性仍较大。这种医患关系类似父母与青少年（子女）的关系。它一般常见于急性病或垂危病但头脑清醒的患者的就医过程。

3.共同参与型

是前两种医患关系基础上发展而来的医生以平等的观念和言行方式听取并尊重患者的想法，医患双方共同制订并积极实施医疗方案。它的特征是"帮助患者自疗"。这种医患关系就如成年人之间的相互关系，有助于医患双方的理解沟通、提高疗效、改善关系。这种模式适用于慢性病患者，而且更适用于有一定医学知识的患者。

（三）医患关系的内容

医患关系的内容是指医患双方各自具有的权利和义务，从挂号起医患关系即已确立，围绕医疗服务展开。

1.医师在执业活动中享有的权利

（1）在注册的执业范围内，进行医学诊查、疾病调查、医学处置、出具相应的医学证明文件，选择合理的医疗、预防、保健方案。

（2）按照国务院卫生行政部门规定的标准，获得与本人执业活动相当的医疗设备基本条件。

（3）从事医学研究、学术交流，参加专业学术团体。

（4）参加专业培训，接受继续医学教育。

（5）在执业活动中，人格尊严、人身安全不受侵犯。

（6）获取工资报酬和津贴，享受国家规定的福利待遇。

（7）对所在机构的医疗、预防、保健工作和卫生行政部门的工作提出意见和建议，依法参与所在机构的民主管理。

2.医师在执业活动中履行的义务

（1）遵守法律、法规，遵守技术操作规范。

（2）树立敬业精神，遵守职业道德，履行医师职责，尽职尽责为患者服务。

（3）关心、爱护、尊重患者，保护患者的隐私。

（4）努力钻研业务，更新知识，提高专业技术水平。

（5）宣传卫生保健知识，对患者进行健康教育。

3.患者的权利

是指患者患病后应享有的合法、合理的权利与利益。因此，患者的权利既适合法律所赋予的内容，也包含作为患者角色后医护道德或伦理所赋予的内容。根据中国的国情，患者的权利应包括：

（1）因病免除一定社会责任与义务的权利。患者在患病后可以根据疾病的性质、病情发展的进程等，要求免除或部分免除其在患病前的社会角色所承担的社会责任。

（2）享受平等医疗待遇的权利。任何人患病后，不论其社会地位、教育程度、经济状况等有多大的差异，他们所享受的医疗、护理、保健和康复的权利应该是平等的，医护人员应为患者提供平等的医疗和护理服务。

（3）隐私保密的权利。对在患者治疗、护理过程中所涉及的患者个人的隐私和生理缺陷等，患者有权要求医护人员为其保密。

（4）知情和同意的权利。患者有权利了解有关自己疾病的所有信息，包括疾病的性质、严重程度、治疗和护理措施、预后等。对一些实验性治疗，患者有权知道其作用及可能产生的结果，并有权决定接受或拒绝。

（5）自由选择权利。患者有权根据医疗条件或自己的经济条件选择医院、医护人员、医疗及护理方案。

（6）监督自己的医疗及护理权益实现的权利。患者有权监督医院对自己所实施的医疗护理工作，如果患者的正当要求没有得到满足，或由于医护人员的过失造成患者身心的损害，患者有权向医院提出质问或依法提出上诉。

4.患者的义务

是指患者应尽的责任。义务与权利是相对应的。患者在享有权利的同时，也应履行下列义务：

（1）自我保健的义务。作为患者，有责任改变自己不良的生活习惯，发挥自身在预防疾病和增进健康中的能动作用，掌握自身健康的主动权。

（2）及时寻求和接受医疗和护理帮助的义务。患者生病后，有义务及时寻求专业性帮助，并积极配合各种治疗和护理活动，如糖尿病患者应根据病情控制饮食等。疾病好转出院后，也应按要求定时复诊，尽早恢复健康，避免疾病复发。如果患者不服从医护人员所提供的治疗护理计划，其后果将由患者本人承担。

（3）自觉遵守医院规章制度和提出改进意见的义务。遵守医院的规章制度是保证良好的治疗环境所必需的。

（4）按时、按数缴纳医疗费用的义务。这是医院正常医疗秩序得以维持的必要保证。

（5）尊重医疗保健人员的义务。医护人员在工作中如果出现失误，患者及家属可以按正常途径提出或上诉，但决不允许出现患者打骂医护工作者、侵犯其人身安全的行为。

（6）支持医学科学发展的义务。患者有义务用自己的实际行动支持医疗护理工作的发展，如新药、新技术的使用，以及死后捐献遗体或部分器官组织。

二、医患纠纷的含义

在医疗过程中或结束后，患方可能会因医疗服务过程或其结果不满意，致使医患双方产生意见分歧。医患纠纷的概念也可分为广义的医患纠纷和狭义的医患纠纷。

广义的医患纠纷可以定义为医患双方所发生的任何争议。如患者对诊疗效果不满意或对非技术服务不满意而与医院之间发生争议、当事人双方对是否构成医疗事故发生争议或对构成医疗事故后的民事赔偿发生争议、医院因拖欠医疗费或医务人员受伤害而与患者之间发生争议等。

狭义的医患纠纷即通常所说的医疗纠纷，它是指医患双方对诊疗护理过程中发生的不良后果及其产生原因认识不一致而发生的争议。一般而言，凡是病人或其家属对诊疗护理工作不满，认为医务人员在诊疗工作中有失误，使患者出现的伤残或死亡，以及诊治延期或痛苦增多等情况负有责任，与医方发生争执，都属于医疗纠纷。

三、医患纠纷的主要原因

（一）医院方面的原因

医院方面的原因主要包括意料之外的服务失败、医患沟通问题和医务人员的不良行为。

1.意料之外的工作失误

意料之外的工作失误主要有以下两种情况：

（1）不可接受的医疗服务。未达到规范标准的服务即为不可接受的医疗服务。患者最不能接受的医疗服务就是发生医疗事故。医务人员工作不及时，致使患者等待时间长，如住院患者特别是新入院患者，医生没有做到及时查房或急诊患者没有得到及时的处置等都是患者所不能接受的服务。

（2）不可获得的医疗服务。即正常情况下能够提供的医疗服务当前不能提供。如诊治设备出现了故障致使患者不能如期检查或治疗。

在医疗工作中，医疗服务失败和工作失误并不一定引发纠纷，能否引发纠纷其关键有时在于院方对问题如何处理。特别是当患者的医疗转归不理想时，则很容易产生纠纷。

2.医患沟通问题

医护人员与病人或病人家属之间的沟通不足或医护人员的沟通技巧欠缺，使病人或其家属对疾病的发展过程和检查的风险认识不足，当出现并发症、医疗意外等情况，则可使患者或其亲属误认为诊治有问题。

3.医务人员的不良行为

（1）医务人员违背了医患双方的权利和义务。患者在不知情的情况下接受了风险大的诊治措施或科研试验，当并发症等伤害发生后，纠纷极有可能发生。

（2）服务态度不好。现代医学模式要求医务人员不仅要为患者提供高水平的技术服务，还要给予患者更多的人文关怀。虽然医方具有诊治指导权，但医患之间在人格上是平等的，医务人员不礼貌、不尊重，甚至粗暴侮辱的态度和言行可能引发纠纷。

（3）医德及修养欠佳。少数医务人员受利益驱动，为患者开大处方、多收费、收红包，甚至索要财物且工作又不尽职尽责，还有个别医务人员言语不当，发表一些对其他医院或医生不负责任的言论等，都可能引发纠纷。

（二）患者方面的原因

（1）患者缺乏对医学知识的客观了解和认识，对医生的期望值过高，当病人诊治后没有达到预期的效果时，患者不能接受事实。还有的患者及家属对于并发症、医疗意外等不能理解，亦可引发纠纷。

（2）患者知识水平的增长和法律意识的增强使患者的投诉增多。

（3）病人的心理因素也会使其对医护人员产生误会。比如突然丧失亲人的打击，可使亲属意识紊乱或麻木，情绪抑郁、愤怒或极不理智，家属在这种时候很难理解或接纳医护人员的解释，对医护人员的误会进一步加深。

（4）患方的不良动机也可能造成纠纷。极少数患者及家属为了达到某种个人利益（如为了逃避或减免医疗费），试图通过制造纠纷来达到个人目的。

四、医患纠纷的防范

（一）医生要适当把握医患关系的类型

在医患关系的三种类型中，采取哪一种医患关系取决于疾病的类型或疾病的不同发展阶段。如对于一位休克的病人，不可能让病人参与什么意见，甚至没有时间与家属商讨救治措施，医生必须紧急实施抢救措施，只能采取主动-被动型的医患关系。对于多数慢性病人，由于长期患病，对疾病本身及其诊治已有所了解，而且慢性病的防治常涉及生活习惯、生活方式的改变和调整，相互参与地决定适宜的防治措施显得十分必要。但病人毕竟不是医生，他还需要医生给他检查、给他开处方，给予科学指导，需要护士的治疗和护理，因此，共同参与的医患关系会使病人感到满意。对多数急性病患者则应多采取指导-合作型的医患关系，因为急性病患者多对所患疾病了解很少，他们要依靠医生的诊断和治疗，往往比较忠实地接受和执行医生的意见，如果采取上述的两种医患关系模式，病人是不会接受的，也必定不满意。

（二）明确医患双方所具有的权利和义务

明确医患双方的权利和义务，有利于医患之间相互理解和沟通，建立和谐的医患关系。如果医患双方都能明确并理解各自的权利和义务，也就能做到尊重对方的权利，履行自己应尽的义务，并能实事求是地、客观地对待医疗后果，从而缓解医患关系，减少或避免医患纠纷。

（三）加强医患沟通

医务人员与病人保持有效的沟通应作为医疗程序中一项重要的工作。医院应建立相应的制度，如病情交代和解释制度，让病人和家属理解医生的治疗措施和治疗过程中可能出现的并发症。为了帮助病人做出决定，医生要提供有关的信息，保证病人是自愿做出决定的。病人向医生了解有关病情和诊治等情况，医生也必须耐心解释。比如医生在手术前应该向家属交代与手术有关的问题，手术指征、手术有什么风险。家属的术前签字绝不是走形式，而是真正意义上接受手术治疗。

由于病人的背景不同、疾病和诊治的复杂程度不同，医患沟通经常不是一项简单的事情，有时医护人员的言语不当也会给工作带来麻烦。对医护人员进行沟通技巧的培训是必要的，通过培训使医护人员在与病人的接触中掌握交谈的方式、方法、说话的内容。沟通的目的要有利于治疗、有利于病人的康复，医护人员与患者沟通的前提是要有爱心，态度和蔼，对已经遭受疾病折磨的病人应用礼貌性、安慰性和通俗性的语言与病人沟通，使病人得到安全感、信任感，有时由于家属的要求不能向患者本人交代真实病情，就需要使用保密性的语言进行沟通，这种沟通的技巧尤其需要培训。

（四）改善服务态度，提高医德修养

在多数情况下，良好的医患关系主要方面的责任在医务人员，因为病人是"求医"者，通常是尊重医生的，愿意有一种好的医患关系。如果医务人员给予患者更多的关心和体贴，则患者也会给予医生更多的信赖和理解，从而建立良好的医患关系。无理取闹、破坏正常医患关系的人只是极少数。

（五）处理好投诉，做好医疗服务补救工作

任何医院都不可避免地存在病人不满意的现象，即在医疗服务过程中，意料之外的工作失误是难免的，当工作失误时能否防止将不利的情形变得更糟，能否防止将投诉和抱怨转为医疗纠纷，其关键在于如何处理投诉、做好服务的补救工作。

1.正确对待患者的投诉

通常情况下，既然患者来投诉，说明医院工作中或多或少有失误或不尽如人意的地方，接待投诉的人员不仅要抱有平和的心态处理患者的投诉，而且对于患者的投诉和抱怨行为应该予以理解。应当把不满意视为是医院改进工作、提高服务质量的契机。

2.把握投诉处理和补救的策略与技巧

（1）赔礼道歉服务：补救中首先要做的就是赔礼道歉，无论医务人员有无错误，至少医务人员在与患者的沟通方面出现了问题。必要的解释、沟通、调解、补偿可在道歉之后进行。实际上医患双方都有一个共同的目的，即治好病。没有人愿意增添额外的烦恼。多数投诉的患者并不是期望得到经济补偿，更多的是希望讨个说法或寻求心理的平衡。因此，投诉处理人员真诚的态度可能会化解矛盾。

（2）快速解决问题：一旦出现患者投诉，快速解决问题是明智之举，至少表示有迅速解决的诚意。倘若拖延、回避或推卸责任只会进一步激怒投诉者，使事情复杂化、严重化。

（3）做个好的倾听者：大部分情况下，投诉的患者需要忠实的听者，喋喋不休的解释会使投诉者情绪更差。更要避免与患方争执，即使患方是错误的，因为患者投诉时往往有情绪，与其争辩只会使患者更加情绪化，导致事情恶化。

（4）积极运用肢体语言沟通：在倾听患者抱怨的同时，积极运用肢体语言沟通，如身体的前倾，注视对方，使对方感到受到重视；点头表示肯定和支持等。这些都是真诚鼓励投诉者表达自己的真实想法的手段，有利于问题的解决，还可以避免言多必失。

第三节 医疗侵权法律制度

一、医疗损害责任的概念及构成要件

《中华人民共和国侵权责任法》（以下简称《侵权责任法》）第五十四条明确规定："患者在诊疗活动中受到损害，医疗机构及其医务人员有过错的，由医疗机构承担赔偿责任。"

医疗损害责任，又可称为医疗侵权损害责任，是指医疗机构及医务人员在医疗过程

中因过失，或者在法律规定的情况下无论有无过失，造成患者人身损害或者其他损害，应当承担的以损害赔偿为主要方式的侵权责任。

医疗侵权损害责任的构成需要符合以下四方面的要素：违法行为，损害后果，因果关系，主观过错。只有在这四方面要素同时具备的情况下，医疗侵权责任才能成立，才需要由医疗机构承担赔偿责任。

1.医疗机构及其医务人员在诊疗活动中存在违法行为

医疗机构及其医务人员在诊疗活动中存在违法行为是构成医疗损害责任的必备条件，也是医疗损害责任成立必不可少的要件之一。这一要件包括三方面的要素，即主体必须是医疗机构及其医务人员，必须发生在诊疗活动中，必须存在违法行为。

2.必须对患者造成了损害后果

医疗损害责任构成中的患者受到损害要件，是医疗机构及其医务人员在诊疗活动中，造成患者的人身损害事实和财产损害事实及精神损害事实。"无损害则无责任"，只有在损害后果发生的情况下，才考虑医疗机构及其医务人员是否有过错，是否要由医疗机构承担医疗侵权责任。损害后果必须是法律明确规定的后果，必须是侵害了患者受法律保护的合法权利。主要包括侵害患者的生命权、健康权、财产权，在一定情况下还会侵害患者的隐私权、监护权等权利。

3.医疗机构其医务人员的违法行为和患者的损害后果之间存在因果关系

医疗侵权责任构成的因果关系要件指的是违法诊疗行为作为原因，患者所受损害事实作为结果，在它们之间存在的前者引起后者，后者被前者所引起的客观联系。

4.医疗机构及其医务人员主观上存在过错

构成医疗侵权责任，医疗机构及其医务人员必须具备医疗过错要件。对此，《侵权责任法》第五十七条做了明确规定："医务人员在诊疗活动中未尽到与当时的医疗水平相应的诊疗义务，造成患者损害的，医疗机构应当承担赔偿责任。"其中关于"医务人员在诊疗活动中未尽到与当时的医疗水平相应的诊疗义务"的规定，就是对医疗过错的明确规定。

二、医疗侵权责任的类型

（一）医疗技术损害责任

医疗技术损害责任是指医疗机构及其医务人员在从事病情的检验、诊断、治疗方法的选择，治疗措施的执行，病情发展过程的追踪及术后照护等医疗行为，不符合当时既存的医疗专业知识或技术水准的过失行为，医疗机构应当承担的损害赔偿责任。

（二）医疗伦理损害责任

医疗伦理损害责任是指医疗机构及医务人员从事各种医疗行为时，未对患者充分告知或说明其病情，未提供病患及时有用的医疗建议，未维护患者与病情相关的隐私权，或未取得患者同意即采取某种医疗或停止继续治疗措施等,违反了医疗职业良知或职业伦理应遵守的规则的过失行为,医疗机构应承担损害赔偿责任。

（三）医疗物品损害责任

医疗物品损害责任,是指医疗机构在医疗过程中使用有缺陷的药品、消毒药剂、医疗器械及血液和血液制品等医疗物品,造成患者人身损害,医疗机构或者医疗物品生产者、销售者应当承担的医疗损害赔偿责任。

三、医疗侵权责任

1.医疗侵权责任的归责原则

《侵权责任法》明确了我国医疗侵权责任以过错责任为原则,推定过错责任和严格责任为补充的归责原则。

（1）过错责任原则：是指以是否存在过错作为是否承担损害赔偿责任和责任范围的构成要件。过错责任原则要求行为尽到对他人的谨慎和注意义务,努力避免损害后果。按照该原则,无过错即无责任。《侵权责任法》第五十四条明确规定："患者在诊疗活动中受到损害,医疗机构及其医务人员有过错的,由医疗机构承担赔偿责任。"

（2）过错推定责任原则：也称过失推定责任原则,是指以平衡医患之间举证能力强弱为目的,在一些特殊情形下,可以直接推定医方有过错的归责原则。《侵权责任法》第五十八条规定了推定过错的具体情形为：患者有损害,因下列情形之一的,推定医疗机构有过错。

①违反法律、行政法规、规章以及其他有关诊疗规范的规定。

②隐匿或拒绝提供与纠纷有关的病历资料。

③伪造、篡改或者销毁病历资料。

在上述三种情形下,患方不需要证明医方医疗行为中存在过错,只需要证明医方存在上述情形,医方即可被人民法院推定为有过错。

（3）严格责任原则：是指基于法律的特别规定,受害人能够证明所受损害是加害人的行为或者物件所致,加害人就应当承担民事责任。加害人能证明存在法定抗辩事由的除外。《侵权责任法》第七条规定："行为人损害他人民事权益,不论行为人有无过错,法律规定应当承担侵权责任的,依照其规定。"这一规则原则规定的情形中侵权责任的成立不以行为人的主观过错为必要条件,而是依据法律的规定应当承担侵权责任。严格责任的构成要件有四项：一是行为；二是受害人有损害；三是行为和损害之间有因果关系；四是不存在法定抗辩事由。《侵权责任法》第五十九条规定："因药品、消毒药剂、医疗器械的缺陷或者输入不合格的血液造成患者损害的,患者可以向生产者或者血液提供机构请求赔偿,也可以向医疗机构请求赔偿。患者向医疗机构请求赔偿的,医疗机构赔偿后,有权向负有责任的生产者或者血液提供机构追偿。"

2.《侵权责任法》规定的医疗侵权责任

（1）违反告知义务与侵害患者知情同意权：医疗告知，是指作为医疗行为主体的医疗机构及其医务人员，在医疗活动中，将患者罹患疾病的病情、医疗措施、医疗风险（并发症）等有关诊疗信息向患者或者其亲属如实告知的行为过程。通常，告知义务分为一般告知义务和特殊告知义务。违反告知义务的侵权行为，是指医疗机构及医务人员从事各种医疗行为时，未对患者充分告知或者说明其病情，未提供对患者及时有用的医疗建议，或未取得患者或其近亲属同意即采取某种医疗措施或停止继续治疗等，医疗机构所应当承担的侵权赔偿责任。

（2）违反诊疗义务的侵权行为：《侵权责任法》第五十七条规定："医务人员在诊疗活动中未尽到与当时的医疗水平相应的诊疗义务，造成患者损害的，医疗机构应当承担赔偿责任。"违反诊疗义务的侵权行为，是指医疗机构及医务人员从事病情检验、诊断、治疗方法的选择，治疗措施的执行，病情发展过程的追踪，以及术后照护等医疗行为中，存在不符合当时医疗水平的过失行为，医疗机构所应当承担的侵权赔偿责任。

（3）使用有缺陷、不合格医疗物品的侵权行为：因使用有缺陷医疗物品而导致的侵权行为，是指医疗机构在医疗过程中使用有缺陷的药品、消毒药剂、医疗器械等医疗物品，或者输入不合格的血液，造成患者人身损害的，医疗机构或者医疗物品的生产者、血液提供机构应当承担侵权赔偿责任。《侵权责任法》第五十九条对此做出了规定。

使用有缺陷的药品、消毒药剂、医疗器械等医疗物品，或者输入不合格的血液，造成患者人身损害的侵权责任归责原则采取无过错责任原则。在医疗物品责任领域适用无过错责任原则加重了医疗物品生产者和医疗机构的责任，使受害人的损害赔偿请求权更容易实现。

（4）违反保密义务的侵权行为：患者的隐私权是指在医疗活动中患者拥有保护自身的隐私部位、病史、身体缺陷、特殊经历、遭遇等隐私，不受任何形式的外来侵犯的权利。由于医疗活动的特殊性，医务人员掌握着患者的疾病情况及其他的个人信息，这些都是患者的重大隐私信息，医疗机构及医务人员依法负有保密的义务。医疗机构及其医务人员违反保密义务，泄露患者隐私或者未经同意公开其病历资料造成损害的，构成侵权行为，应当承担侵害隐私权的民事责任。

《侵权责任法》第六十二条确认了隐私权的独立法律地位，并明确规定："医疗机构及其医务人员应当对患者的隐私保密。泄露患者隐私或者未经患者同意公开其病历资料，造成患者损害的，应当承担侵权责任。"根据这一规定，侵犯隐私权主要包括：故意泄露、公开传播或直接侵扰患者的隐私；超出必要的范围刺探患者隐私；侵犯患者隐私；未经同意公开病历资料及有关资料。

（5）过度医疗导致的侵权行为：过度医疗是指医疗机构及其医务人员在医疗活动

中，违反法定及约定义务，提供了超过患者实际需求的医疗服务，造成患者人身伤害及财产损失的行为。《侵权责任法》第六十三条规定："医疗机构及其医务人员不得违反诊疗规范实施不必要的检查。"过度医疗包括过度检查、过度治疗、过度康复三个方面。《侵权责任法》仅对过度检查进行规制是不够全面的。

3.侵权责任的免责事由

《侵权责任法》第六十条规定的免责事由主要包括：

（1）患者或者其近亲属不配合医疗机构进行符合诊疗规范的诊疗，包括以下情形：

①患者及其家属不如实提供病史。

②患者及其家属不配合检查。

③患者及其家属不遵守医嘱。

④患者及其家属不服从医院管理。

⑤患者及其家属不同意医生建议，私自采取医疗措施。

（2）医务人员在抢救生命垂危的患者等紧急情况下已经尽到合理诊疗义务，这一免责需满足以下条件：

①抢救生命垂危的患者等紧急情况。这些情况包括急诊急救行为、术中大量出血、紧急输血、抢险救灾和战争等特殊情况下对生命垂危者的救治。

②尽到合理诊疗义务。在紧急情况下，医疗机构及其医务人员仍应遵守基本的诊疗规范，在有限的条件下，尽可能地将抢救的副作用降到最低。

（3）限于当时的医疗水平难以诊疗，在司法实践中，包括以下列举的具体情形：

①在医疗活动中由于患者病情异常或者患者体质特殊而发生医疗意外的。

②在现有医学科学技术条件中，发生无法预料或者不能防范的不良后果的。

③无过错输血感染造成不良后果的。

④对罕见病、少见病的误诊误断的。

（4）其他法定理由，根据我国民事法律的规定，医疗机构还可以援引其他情形作为抗辩事由，要求免除损害赔偿责任。法定理由主要包括：不可抗力；正当防卫；紧急避险；受害人同意；受害人故意；第三人过错等免责事由。在出现这些情形时，医疗机构可以根据有关法律的规定要求免除或者减轻应当承担的赔偿责任。

4.医疗损害赔偿

（1）医疗损害赔偿的概念：损害赔偿是指当事人一方因侵权行为或不履行债务而对他方造成损害时应承担的补偿对方损失的民事责任。在司法实践中，医疗损害赔偿，多作为侵权案件来处理。基于此原因，对医疗损害赔偿的论述主要围绕医疗侵权责任展开。

（2）人身损害赔偿的赔偿范围：《侵权责任法》第十六条规定："侵害他人造成人身损害的，应当赔偿医疗费、护理费、交通费等为治疗和康复支出的合理费用，以及因误工减少的收入。造成残疾的,还应当赔偿残疾生活辅助器具费和残疾赔偿金。造成死亡的,还应当赔偿丧葬费和死亡赔偿金。"第二十二条规定:"侵害他人人身权益,造成他人严重精神损害的,被侵权人可以请求精神损害赔偿。"《民法通则》第一百一十九条规定:"侵害公民身体造成伤害的,应当赔偿医疗费、因误工减少的收入、残疾人生活补助费等费用;造成死亡的,并应当支付丧葬费、死者生前扶养的人必要的生活费等费用。"《赔偿解释》第十七条规定:"受害人遭受人身损害,因就医治疗支出的各项费用以及因误工减少的收入,包括医疗费、误工费、护理费、交通费、住宿费、住院伙食补助费、必要的营养费,赔偿义务人应当予以赔偿。受害人因伤致残的,其因增加生活上需要所支出的必要费用以及因丧失劳动能力导致的收入损失,包括残疾赔偿金、残疾辅助器具费、被扶养人生活费,以及因康复护理、继续治疗实际发生的必要的康复费、护理费、后续治疗费,赔偿义务人也应当予以赔偿。受害人死亡的,赔偿义务人除应当根据抢救治疗情况赔偿本条第一款规定的相关费用外,还应当赔偿丧葬费、被扶养人生活费、死亡补偿费以及受害人亲属办理丧葬事宜支出的交通费、住宿费和误工损失等其他合理费用。"

第四节 医院危机管理

一、医院危机管理概述

(一)危机及医院危机管理的概念

危机是指因非常因素所引发的一种对组织生存与发展具有威胁性的情境或事件。医院危机管理是指医院预防危机、控制及处理危机、危机总结与工作改进等管理活动。危机管理的目的就是在危机未发生时预防危机的发生,而在危机发生时,采取措施避免或减少危机损害,并尽早从危机中恢复过来,力争将危机转化为发展提高的机会。由此可见,危机管理是个系统概念,它涵盖了危机发生前的预防,危机发生时的处理,危机发生后的善后、总结与改进。

医院危机的预防是指危机爆发前所进行的一切预防工作。其目的是避免危机爆发。危机处理是指危机爆发后处理危机所进行的一切工作。其目的主要是避免危机损害。实施危机处理意味着危机已经爆发,医院或个人已经受到了一定的损害。显然,医院危机的预防更为重要。做好医院危机预防,可以减少医院危机发生,有利于医院稳步发展。

但是由于医院受各种因素的影响,危机的爆发有时难以避免,如果医院没有应急处理能力,就会失去自我保护能力,其生存和发展将受到威胁。因此,医院危机预防和危机的处理构成了医院危机管理的完整体系。

（二）医院危机的主要原因

医院要有效地进行危机管理，就要对危机产生的原因有深刻的认识。一般来说，危机产生的原因可以从医院内部与外部两方面来分析。

1.内部原因

（1）医院管理混乱造成的危机。医院内部的人、财、物、信息等管理出现问题可引发危机。如人才流失、医疗质量下降、医疗业务量减少、病人投诉增加、电脑记录损坏、医院信息丢失、医疗事故增加等。这些情况的出现可能不会使医院立即倒闭，但如果任其发展，医院可能处于危险境地。

（2）医院经营不善导致的危机。例如，医院经营策略失误，造成科室结构不合理，医疗服务不能适应医疗市场的需要，资金周转困难，医院经营就会陷入危机状态。这种危机主要表现在医院支出费用增长大于经营额的增长，医院亏损的危险已成为事实。随着医疗市场的不断变化，医院之间的竞争会愈加激烈，如果医院管理者没有经营意识，医院则可能出现经营危机。

（3）医院形象危机。医院形象是医院争取病人信任的基础，是医院重要的无形资产。因此，医院形象对医院的生存与发展至关重要。如果医院形象不好，如服务环境不好、医疗质量差、对病人造成伤害、百姓口碑不好、领导形象差等可导致病人流向其他医院，医院人才也会流失，医院将面临生存的危险。

2.外部原因

（1）突发事件引起的危机。突发事件有可能对医院的生存造成威胁如地震、洪水、火灾、灾后流行病、突发公共卫生事件、新发传染病流行等。这类危机一般来得比较突然，预防较难。2003年SARS的流行给医院造成的危机主要是由突发公共卫生事件引起的，但同时也有管理方面的问题。

（2）社会环境因素引发的危机对医院也会产生影响，包括医院所处地区人口状况、市场需求、经济发展、文化环境等发生重大变化时将会给医院带来危机。如我国由计划经济体制转变为市场经济体制，而医院不能适应市场经济的变化，医院危机就会发生。同样，近些年我国的经济纳入到世界经济的运行体系中，医院的竞争环境发生了变化，医院面临着机遇，但更面临着冲击和挑战。

（3）公众的误解。由于各种原因，公众对医院可能会在某些方面存在偏见。一般来说，仅是患者对医院产生误解尚且好解决，如果是媒体误解，即新闻媒体的失实报道，如片面报道或虚假报道，其舆论的放大作用将对医院产生极为不利的影响。如果医院忽视媒体的作用，就可能引发危机。

（三）医院危机发展过程

医院危机的发生发展一般可分为危机的潜伏期、危机爆发期和危机恢复期三个阶段。

1. 医院危机潜伏期

医院危机的潜伏期是指危机发生的前期，在此阶段危机已表现出某种前兆和迹象，但尚未形成损害。潜伏期是危险与机会共同存在的时期，危机管理的重点是做好预测和监测、采取措施预防危机、转化危机，并为处理好危机做好准备。

2. 医院危机爆发期

如果在危机潜伏期，医院没有及时转化和控制危机隐患，或潜伏期没有表现出明显的迹象，危机就进入了爆发期。爆发期的特点是进展快、强度大，一般持续时间较短。在危机的爆发期，医院管理的重点是紧急控制或减少危机造成的危害和损失，使其向好的方面转化。

3. 医院危机恢复期

在急风暴雨的爆发期之后，危机进入恢复期。此时危机已基本得到控制，危机已不再造成明显的损害，潜在的危害也逐步被认识。此时工作的重点应转向危机恢复工作，使医院工作尽早从危机中恢复过来，并利用危机改进工作、发展医院。

二、医院危机预防

（一）树立危机意识

一般来说，意识到危机的潜伏期并做出反应是非常困难的事情，只有管理者具有敏锐的洞察力，才能发现危机可能即将来临，才能积极采取有效措施，防止危机爆发。如果医院没有危机意识，缺乏制度性的防范措施，当危机到来时，则很难做到未雨绸缪，防患于未然。

强化医院危机的宣传教育是提高医务人员危机意识的关键。医院可定期向员工分析医院的内外形势，讲解医院可能面临的危机，提醒员工树立危机意识。可以通过各种形式，强化员工的危机意识，使其警钟长鸣。

（二）医院危机的监测与预警

医院危机监测是应用信息和预测技术对危机发生的可能性及其危害程度进行评价和估计。危机预警则要根据监测的结果而定。因此灵敏准确的信息系统是医院危机监测与预警的重要工具。

1. 掌握信息，发现危机前兆

通过对信息的收集、筛选、统计分析使之系统化和条理化，从而发现危机的前兆和导致危机的因素，并对此进行连续监视，以便能在危机爆发前采取措施制止爆发或避开危机的爆发。

下面几种情况可能是医院危机前的一些征兆：

（1）医疗业务量下降如医院门诊就诊病人递减、病床利用率下降、医院手术数量和种类减少等。医院业务量下降未必会使医院立即倒闭，但如果这种状况持续较长时间，医院将有可能处于危险境地。所以医院必须分析这种状况是暂时的，还是由内部原因造成的持续渐进的变化。

（2）医疗质量滑坡，如医院感染率增加、医院误诊率增加、医疗投诉及索赔增加、医疗事故增加等。医疗质量出现问题，如果不及时处理解决，最终会导致医院的声誉受损而失去病人。

（3）媒体的负面报道和宣传。当今社会，媒体给予医疗卫生工作越来越多的关注，正面的报道会起到比广告宣传更有效的作用。而一个负面的报道，会破坏医院的公众形象，给医院的声誉造成极坏的影响。如果医院不重视媒体的宣传，忽视媒体的报道，不与媒体及时有效地沟通，医院很可能会陷入尴尬的境地，甚至引发医院危机。

（4）医务人员满意率下降明显。医务人员满意率下降表现为人才流失、人心涣散、医务人员工作没有积极性甚至消极怠工、医院管理者与员工沟通困难等。实际上许多医院可能或多或少会遇到这些问题，所以很少有管理者能意识到这些问题会引起危机，但如果问题严重到影响医院的服务能力和医疗服务质量时就可能引发危机。

（5）其他问题，如医院人才结构不合理，包括年龄结构、知识结构、技术结构不合理等都是医院发展的障碍。还比如医院贷款投资过大，如果投资的可行性论证不充分，过大的资金亏空可能导致医院进入危机状态。

2.医院危机的预测与预警管理

危机的预测和评估，主要有定量预测方法和定性预测方法。

定量预测法即统计预测法，就是根据一定数据，运用数学模型来确定各变量之间的数量关系，根据数学运算和分析结果来预测危机的未来。定量预测法分为时间序列法和回归分析预测法。

定性预测方法是一种经验推断方法，主要依据人们的经验和主观判断进行预测。由于统计方法的局限性，很多危机无法通过统计调查的方法进行预测，而需要通过定性预测的方法评估危机发生的可能性，特别是那些无法使用确定概率表示的危机。定性预测方法主要有德尔菲法、头脑风暴法。

根据危机预测的结果，医院管理者要果断决定是否发出危机警报，以便使医院进入紧急状态。这是考验医院危机管理水平的关键。所以准确、及时进行危机预警是医院抓住机遇、化险为夷的关键。

（三）制订医院危机管理预案

医院危机管理预案是指医院在没有爆发危机前，事先制定的在紧急情况下，进行危机预报和处理危机的组织指挥、行动方案、资源的配置、培训演练等方面的工作安排。医院在制订预案时，既要考虑医院所处的环境，又要结合医院自身实际情况。其内容可包括以下几方面：

（1）明确危机管理的目标。

（2）危机管理组织的成员名单及联系方式。

（3）列出医院未来可能出现的危机及处理方案和培训计划。

（4）处理方案中要明确紧急情况下的工作程序、各部门和员工的工作职责及物资准备。如危机发生时需要立即采取哪些具体步骤，如何与卫生行政部门、急救中心、各专科医院、各类专家、公安消防等部门联系。

（5）明确异常情况或危机征兆报告制度和报告程序。

（6）明确紧急情况下需要接触的新闻媒体及与媒体沟通联系的负责人。

三、医院危机处理

医院危机处理，是指医院危机爆发后，为减轻危机损害，按照危机管理预案和应急决策对危机采取的直接处理措施。医院危机处理是医院在危机爆发后被迫进行的紧急管理办法。经营管理不善常是医院陷入危机的主要原因，即使有些危机是由外部原因引起，并非管理不善所致，但是通过科学管理可以使医院摆脱危机，并使医院获得新的发展。

危机爆发后应迅速启动医院危机管理预案，使医院在应对危机反应中做到统一指挥、各行其职、相互协调、全面行动。其工作重点是快速隔离危机、紧急处理危机、消除危机后果。

（一）医院危机隔离

医院爆发危机后，往往从某个局部、某个方面开始，但由于医院各个部门、各项工作互相联系、互相影响，医院某某个方面的问题可能很快会影响到全院的工作。因此，医院危机隔离首先是隔离局部危机，阻止危机扩散和蔓延，将受到危机影响的领域与暂时没有受到危机影响的领域区分开，防止局部问题影响到医院其他工作的正常进行，特别要保证医疗工作的正常开展。

医院发生危机时，常会引起患者、公众、媒体和利益相关者的关注，如果医院不能正确对待患者、媒体和利益相关者的需求和情感，危机很可能会向那些本不该受影响的领域和范围扩张，这样一来医院会更加陷入危险境况。因此，医院危机隔离还要考虑将危机的影响控制在医院自身范围内，阻止危机影响到更广泛的领域。危机爆发后，医院与有关方面沟通取得理解和支持是必要的。

（二）医院危机应急处理

由于各种危机之间的差别很大，因此，处理不同危机需要不同的专业知识和技术。比如处理经营管理不善引起的危机需要经营管理的知识，处理突发事件引起的危机需要对突发事件有科学的认识和充分的了解。不论处理何种危机，以下几个方面应当做到。

1.快速反应、果断行动

危机爆发后，会迅速扩张，处理危机应采取果断措施，力争在危机损害扩大前控制住危机。应变与决策速度是处理危机的关键，管理者如果无休止地讨论分析，议而不决，只会使危机更加严重。

2.统一指挥、步调一致

危机对内影响医院各部门，对外涉及政府、媒体及病人等相关群体，因此医院所有部门和员工必须统一指挥、步调一致、统一口径。防止混乱发生。

3.实事求是、不墨守成规

首先对危机本身要实事求是，必要时向社会公布事实真相，以避免在混乱的表象面前产生种种猜疑误解和谣言，遮遮掩掩则会欲盖弥彰，不利于控制危机局面。其次，危机管理要实事求是，不可死守预定计划。危机管理同样是权变的，如果教条地应用危机预案和危机反应知识，可能会遇到某些不适应的情况。因为现实中危机总是千变万化的，所以在处理危机时，要灵活地运用危机反应知识、适时调整预定计划。

4.冷静对待、切忌恐慌

当危机爆发时，医院全体员工是处理危机的主体，同时也是危机的受影响者。为了防止员工士气不振和信心动摇，决策者切不能表现出对危机的恐惧心理。只有那些具有沉着冷静和积极态度的人才能在危机处理中应付自如，把握机会。

5.掌握信息、科学决策

信息是领导进行决策和采取危机反应行动的依据。危机爆发后，管理者除了及时收集信息外，还要对信息进行处理、分析、综合，然后将信息传递给有关人员，实现信息共享。必要时将信息向社会公布，以避免一些不利的"小道消息"。

6.注重维护医院的形象

危机本身会对医院形象带来不利的影响，如果医院形象又出现危机，则会对医院产生更加沉重的打击。因此，在危机处理中，维护医院的形象是不可缺少的工作。

当危机爆发后，医院应当首先将公众利益放在首位，不能一味地考虑自身的损失；其次要善待受害者，做好善后处理工作；最后要争取新闻界的理解和支持，尽可能避免对医院不利的报道。

（三）医院危机恢复期管理

爆发性危机被基本控制后，危机进入恢复阶段。此时危机管理的主要工作是恢复和维持医院工作正常运营、总结医院危机、争取医院新的发展。

1.维持医院工作正常运营

危机造成的损失一般会影响医院的正常运营，危机恢复工作首先是将医院各项工作恢复到危机前的状态，维持诊疗工作的正常进行，保证医疗服务质量和医院的信誉。

2.医院危机总结

经历危机的医院会给医院带来经验和教训，总结经验教训是危机管理不可忽视的工作。危机总结包括两个方面，第一是针对所发生的危机本身的总结，即调查医院危机造成的损失、危机是怎样发生的，查明问题的原因、提出整改措施，以防类似事件发生。第二是对医院危机管理的总结，即反思、检查医院应对处理整个危机的全过程，检查医院在应对危机中所做的决策与采取的行动，从中发现医院危机管理的不足之处，以便完善医院的危机管理程序与制度。

3.争取医院获得新的发展

危机给医院造成损失的同时，也会为医院带来一些新的发展机会。医院管理者能否把握住这些机会是医院发展的关键。这些机会表现为：

（1）医院改革创新的机会。医院危机可能充分暴露了医院所存在的问题，这正是医院改革创新的契机。医院在没有经受危机前进行改革一般会遇到很多阻力，而危机之后员工会充分认识医院经营管理中的问题，此时的改革往往会得到员工的理解和支持。

（2）医院增强凝聚力的机会。医院危机使医院遭受损失的同时，员工的利益也受到影响。此时员工会不再计较以前的矛盾，团结一致对付危机，维护医院的利益。医院员工空前的团结和凝聚力为医院的发展提供了机会。

（3）重新认识和反省的机会。医院在正常运营时，人们通常不会认真思考潜在的问题和所谓的小问题，而危机的巨大冲击迫使人们认真反思并重新认识所存在的问题以便改进工作。比如2003年SARS的流行使相关人员不得不深刻地反省，这不仅有利于改进医院感染工作，也有利于提高医院对突发事件的应急处理能力。

（4）展示医院形象的机会。经受危机的医院会得到公众、媒体及利益相关群体的关注。医院在危机中的良好表现会给人们留下深刻的印象，也会消除人们对医院原有的偏见。例如SARS流行期间，医务人员尽职尽责、无私奉献的工作精神提高了医务人员和医院的声誉，改善了医院的形象。良好的医院形象有利于医院危机的恢复和医院的发展。

第五章

医院公共卫生服务内容与管理

随着医学模式的转变，健康观、卫生观与生命观的改变，预防概念的更新，以及人类对健康需求的变化，医院预防保健服务的社会功能必然得到进一步的扩展。医院不仅要面向疾病，而且要面向健康；不仅要面向院内，而且要面向社区。医院由单纯的传统的医疗模式逐步转变为医疗、预防、康复、健康教育一体化的新型的医疗模式，向社会提供更好的服务，以适应社会的客观要求，从总体上提高人们的健康水平和生命质量。

第一节 医院公共卫生管理概述

医疗机构是公共卫生体系的重要组成部分，是传染病、慢性病及部分突发公共卫生事件早发现、早报告、早处置的前沿阵地。随着疾病谱的变化和医学模式的转变，医疗机构在提供预防保健服务、促进居民健康方面的作用日益凸显。但是长期以来，医疗机构承担的疾病控制等公共卫生职能大多分散在多个科室，内部缺乏统一的协调和管理，有的新增任务没有明确的责任科室和人员承担，影响了医疗机构公共卫生职能的发挥和任务落实。

一、公共卫生管理相关概念与内涵

（一）公共卫生

公共卫生是运用医学、工程学和社会科学的各种成就，用以改善和保障人群健康、预防疾病的一门科学。

与疾病的斗争中，发展了传染病流行病学和消毒、杀虫、灭鼠、预防接种、检疫等防疫措施；在改善劳动环境条件、防治职业病过程中，发展了劳动卫生和职业医学；在与营养不良和营养缺乏症的斗争中，发展了营养与食品卫生；从人们生老病死等全方位的预防保健出发，发展了围产医学、妇幼保健、学校卫生、老年保健等学科；并发展了一系列为上述学科做基础的卫生统计学、卫生微生物学和卫生化学。

进入20世纪，随着公共卫生面貌的改观，急性传染病的控制和消灭，人们健康状况有了很大的改观。但随之而来的饮食结构配比不当、过度营养、不良生活方式、各种环境污染又给公共卫生带来了新的课题。

（二）现代公共卫生概念

公共卫生最简单的概念是健康促进、疾病预防和健康保护。早期经典的公共卫生概念是1920年耶鲁大学Winslow教授提出的："公共卫生是防治疾病、延长寿命、改善身体健康和功能的科学和实践。公共卫生通过有组织的社会努力改善环境卫生、控制地区性的疾病、教育人们关于个人卫生的知识、组织医护力量对疾病做出早期诊断和预防治疗，并建立一套社会体制，保障社会中的每一位成员都享有能够维持身体健康的生活水准。"世界卫生组织于1952年采纳这一定义并沿用至今。迄今为止，该定义仍被认为是最有远见和最全面的。1953年美国医学会的公共卫生定义："公共卫生就是履行社会责任，以确保提供给居民维护健康的条件，这些条件包括：生产、生活环境，生活行为方式和医疗卫生服务。"

2003年，时任国务院副总理吴仪在全国卫生工作会议上提出："公共卫生就是组织社会共同努力，改善环境卫生条件，预防控制传染病和其他疾病流行，培养良好卫生习惯和文明生活方式，提供医疗卫生服务，达到预防疾病、促进健康的目的。"这一界定指出了公共卫生的服务范围、长期目标和政府职能，勾画出了我国公共卫生整体框架，与国际界定的高度与视角基本是一致的。

（三）公共卫生服务内容

在传统的公共卫生领域，传染病防治是最重要的内容。传统的公共卫生的职能主要是由卫生部门负责的三大任务：健康教育、预防医学措施（免疫接种、疾病筛查和治疗）以及卫生执法。

随着社会经济发展，人们认识到影响健康的因素除物质环境外，社会因素起着很大作用。而要改变这些环境和行为因素，单靠卫生部门已难以胜任。因此，提出了新公共卫生的概念，其要素包括公平地获得有效的医疗保健、以社区参与为基础的伙伴式健康公共政策以及部门间的合作。公共卫生的范围和职能也变得越来越广泛，如以不合理的饮食结构、不良生活方式和不良行为的增加引发的慢性非传染性疾病，空气、水源、噪声、化学性污染等环境危害引发的健康问题，甚至以自杀、交通事故等为主的伤害也正上升为公共卫生问题。

1986年《渥太华宪章》被西方认为是新公共卫生正式建立的标志，其中把新公共卫生定义为："在政府的领导下，在社会的水平上，保护人民远离疾病和促进人民健康的所有活动。健康的基本条件是和平、住房、教育、食品、收入、稳定的生态环境、可持续的资源、社会的公正与平等。"从这个定义我们可以看到新公共卫生核心内容是强调政府在卫生事业中的核心地位，同时更为重视社会科学对促进人们健康的作用。

现代公共卫生服务的主要内容包括以下几个方面。

（1）疾病预防与控制：一是传染病的预防与控制，如计划免疫、传染病防治等；二是慢性非传染病的预防与控制；三是公共环境卫生，如爱国卫生运动、农村改水改厕、环境卫生综合整治、环境保护等；四是心理卫生；五是烟草控制。

（2）妇幼保健：如孕产妇保健和儿童保健。

（3）健康教育与健康促进：健康教育是指通过卫生知识宣传教育，逐渐改变危害健康的不良行为；健康促进主要指政府运用行政手段，动员和协调社会有关单位和个人履行各自对健康和环境的责任，培育促进健康的因素，消除不健康的因素，以促进人人健康。

（4）卫生监督：卫生监督是指政府卫生行政部门依据公共卫生服务法规的授权，对违反公共卫生法规的行为追究法律责任的一种公共卫生管理活动，包括对传染病管理、消毒杀虫除害、食品卫生、劳动卫生、环境卫生、学校卫生、放射卫生以及与健康相关产品如食品、药品、化妆品等的监督。

当然，公共卫生服务的内容不是一成不变的，只要社会需要，公众健康需要，而又不能完全依靠市场机制调节的医疗卫生服务都可以纳入公共卫生服务的范畴，并随着社会经济的发展和医学进步而不断变化和调节。

（四）我国公共卫生服务体系建设

《中共中央国务院关于深化医药卫生体制改革的意见》中明确指出："全面加强公共卫生服务体系建设。建立健全疾病预防控制、健康教育、妇幼保健、精神卫生、应急救治、采供血、卫生监督和计划生育等专业公共卫生服务网络，完善以基层医疗卫生服务网络为基础的医疗服务体系的公共卫生服务功能，建立分工明确、信息互通、资源共享、协调互动的公共卫生服务体系，提高公共卫生服务和突发公共卫生事件应急处置能力，促进城乡居民逐步享有均等化的基本公共卫生服务。"

（1）完善公共卫生服务体系。进一步明确公共卫生服务体系的职能、目标和任务，优化人员和设备配置，探索整合公共卫生服务资源的有效形式。完善重大疾病防控体系和突发公共卫生事件应急机制，加强对严重威胁人民健康的传染病、慢性病、地方病、职业病和出生缺陷等疾病的监测与预防控制。加强城乡急救体系建设。

（2）加强健康促进与教育。医疗卫生机构及机关、学校、社区、企业等要大力开展健康教育，充分利用各种媒体，加强健康、医药卫生知识的传播，倡导健康文明的生活方式，促进公众合理营养，提高群众的健康意识和自我保健能力。

二、医院公共卫生管理政策与职责

医疗机构按照国家的法律法规承担相应的公共卫生服务，做好与疾病预防控制机构、卫生监督机构以及社区卫生服务机构的衔接和配合，履行各自职责，构建完善的公共卫生服务网络。

（一）医院承担公共卫生服务的相关政策法规

《中华人民共和国传染病防治法》明确规定，医疗机构承担与医疗救治有关的传染病防治工作和责任区域内的传染病预防工作。其中：

（1）第二十一条：医疗机构必须严格执行国务院卫生行政部门规定的管理制度、操作规范，防止传染病的医源性感染和医院感染。

医疗机构应当确定专门的部门或者人员，承担传染病疫情报告、本单位的传染病预防、控制以及责任区域内的传染病预防工作；承担医疗活动中与医院感染有关的危险因素监测、安全防护、消毒、隔离和医疗废物处置工作。

疾病预防控制机构应当指定专门人员负责对医疗机构内传染病预防工作进行指导、考核，开展流行病学调查。

（2）第五十一条：医疗机构的基本标准、建筑设计和服务流程，应当符合预防传染病医院感染的要求。

医疗机构应当按照规定对使用的医疗器械进行消毒；对按照规定一次使用的医疗器具，应当在使用后予以销毁。

医疗机构应当按照国务院卫生行政部门规定的传染病诊断标准和治疗要求，采取相应措施，提高传染病医疗救治能力。

（3）第五十二条：医疗机构应当对传染病病人或者疑似传染病病人提供医疗救护、现场救援和接诊治疗，书写病历记录以及其他有关资料，并妥善保管。

医疗机构应当实行传染病预检、分诊制度；对传染病病人、疑似传染病病人，应当引导至相对隔离的分诊点进行初诊。医疗机构不具备相应救治能力的，应当将患者及其病历记录复印件一并转至具备相应救治能力的医疗机构。

《突发公共卫生事件应急条例》第三十九条规定：医疗卫生机构应当对因突发事件致病的人员提供医疗救护和现场救援，对就诊病人必须接诊治疗，并书写详细、完整的病历记录；对需要转送的病人，应当按照规定将病人及其病历记录的复印件转送至接诊的或者指定的医疗机构。

医疗卫生机构内应当采取卫生防护措施，防止交叉感染和污染。

医疗卫生机构应当对传染病病人密切接触者采取医学观察措施，传染病病人密切接触者应当予以配合。

医疗机构收治传染病病人、疑似传染病病人，应当依法报告所在地的疾病预防控制机构。接到报告的疾病预防控制机构应当立即对可能受到危害的人员进行调查，根据需要采取必要的控制措施。

《中共中央国务院关于深化医药卫生体制改革的意见》中提出要全面加强公共卫生服务体系建设。建立健全疾病预防控制、健康教育、妇幼保健、精神卫生、应急救治、采供血、卫生监督和计划生育等专业公共卫生服务网络，完善以基层医疗卫生服务网络为基础的医疗服务体系的公共卫生服务功能，建立分工明确、信息互通、资源共享、协调互动的公共卫生服务体系，提高公共卫生服务和突发公共卫生事件应急处置能力，促进城乡居民逐步享有均等化的基本公共卫生服务。

国家《卫生事业发展"十二五"规划》要求建立专业公共卫生机构、城乡基层医疗卫生机构和医院之间分工协作的工作机制，确保信息互通和资源共享，实现防治结合。加强专业公共卫生机构对医院和基层医疗卫生机构开展公共卫生服务的指导、培训和监管。通过多种措施，增强医院公共卫生服务能力，提高公共卫生机构的医疗技术水平。

（1）乡镇卫生院：原卫生部等5部门出台的《乡镇卫生院管理办法（试行）》（卫农卫发〔2011〕61号）中规定："乡镇卫生院是农村三级医疗卫生服务体系的枢纽，是公益性、综合性的基层医疗卫生机构。乡镇卫生院以维护当地居民健康为中心，综合提供公共卫生和基本医疗等服务，并承担县级人民政府卫生行政部门委托的卫生管理职能。"其中与公共卫生相关的功能有：

①受县级人民政府卫生行政部门委托，承担辖区内公共卫生管理职能，负责对村卫生室的业务管理和技术指导。

②承担当地居民健康档案、健康教育、计划免疫、传染病防治、儿童保健、孕产妇保健、老年人保健、慢性病管理、重性精神疾病患者管理等国家基本公共卫生服务项目。协助实施疾病防控、农村妇女住院分娩等重大公共卫生项目、卫生应急等任务。

（2）二级综合医院：根据原卫生部《二级综合医院评审标准（2012年版）》的要求，二级医院是向含有多个社区的地区（人口一般在数10万左右）提供医疗为主，兼顾预防、保健和康复医疗服务并承担一定教学和科研任务的综合或专科的地区性医疗机构。其主要公共卫生的功能任务是：

①承担常见病、多发病、部分疑难病的诊疗工作，兼顾预防、保健、康复功能，可提供24小时急危重症诊疗服务。

②根据《中华人民共和国传染病防治法》和《突发公共卫生事件应急条例》等相关法律法规承担传染病的发现、报告、救治、预防等任务。

③开展健康教育、健康咨询等多种形式的公益性社会活动。

（3）三级综合医院：在原卫生部制定的《三级综合医院评审标准》中规定，三级综合医院的公共卫生功能任务包括：

①参加国家、省、市及所在辖区的医疗紧急救治体系，接受政府指令完成突发公共事件紧急医疗救援工作以及其他公共卫生任务。

②根据《中华人民共和国传染病防治法》和《突发公共卫生事件应急条例》等相关法律法规承担传染病的发现、救治、报告、预防等任务。

③开展健康教育、健康咨询等多种形式的公益性社会活动。

（二）医院承担公共卫生服务职责

（1）履行相关法律、法规规定的卫生防病工作责任和义务。加强对各级各类医务员工相关法律法规所规定的责任、义务的教育与技能培训。按照法律法规要求，认真组织、实施、评估、管理院内疾病预防控制工作。

（2）完成各级卫生行政部门下达的重大疾病预防控制的指令性任务。结合实施辖区相关疾病预防控制规划、方案和免疫规划方案与计划，制订、实施相关疾病预防控制工作方案。

（3）组建公共卫生突发事件医疗救治处理队伍，及时收集、报告突发公共卫生事件信息，参与辖区重大突发公共卫生事件调查与处置。

（4）承担传染病疫情和疾病监测以及责任区域内的疾病预防控制工作；收集、报告相关信息；协助疾病预防控制机构开展流行病学调查和参与重大免疫接种异常反应及事故处置。

（5）承担医疗活动中与医院感染有关的危险因素监测和相关信息的报告、安全防护、消毒、隔离和医疗废物处置工作，加强医源性感染和医院内感染的管理。

（6）接受疾病预防控制机构的业务指导和考核，监测和管理本院内工作人员的工作环境、劳动条件、卫生防护设施等。

（7）健全相关组织机构，落实经费，明确人员分工和职责；建立健全疫情报告、传染病专用门诊、性病门诊、生物安全等疾病预防控制管理相关规章制度。

（8）开展健康教育与健康促进工作，参与指导辖区疾病预防控制服务工作。

（9）承担卫生行政部门临时交付的有关疾病预防控制各项工作。

三、医院公共卫生管理现状与发展趋势

（一）公共卫生与临床医学的裂痕与弥合

古代的医学不存在分科问题，中外历史上都出现过不少兼通哲学、数学、天文学、神学等的名医，涌现出许多著名的医学家，他们同时为公共卫生学的建立奠定了科学的基础，如结核分枝杆菌的发现者、德国科学家科霍等。我国也有不少临床医学家转向公共卫生学的研究，如我国著名医学教育家、公共卫生学家、上海医科大学创始人，在耶鲁大学获得医学博士后去哈佛大学学习公共卫生学的颜福庆教授等。

19世纪和20世纪之交，美国医学会（AMA）进行了重建，医学专业人员开始退缩到科研实验室和教学医院中，忽视了广义上根本的医学任务，预示了医学分离的来临。而1916年洛氏基金会决定支持创办与医学院分离的公共卫生学院一事，标志着公共卫生和临床医学间裂痕的体制化。特别是到了20世纪中期，这个时期正是医学科学迅速发展的时期，由于科学在其他领域的发展，许多高科技成果逐渐被应用到临床医学，提高了对疾病病因及机制的认识和诊断、治疗的水平。与此同时，医学的内容也得到不断的丰富，使每个医生都不再可能掌握医学的全部知识技术。其结果不仅是临床医学与公共卫生之间出现了"分裂"，也促成了临床医学内部的进一步分科。

我国医疗体系与卫生防疫体系各自独立发展，两个体系之间存在严重的脱节，缺乏有效的联系与协作。医疗机构与卫生防疫机构分属于不同的部门，实行多头管理，加之信息不沟通、资源不能整合、条块专政，严重制约了对公共卫生信息及时、准确和有效的管理。

1991年美国流行病学家卡尔·怀特著书《弥合裂痕：流行病学、医学和公众的卫生》，详细叙述了医学和公共卫生分离的历史以及弥合裂痕的重要性。临床医学和公共卫生分离的教育模式，不但没有使公共卫生本身的力量得到加强，反而使公共卫生与临床医学疏远了。许多医学院校和医院的使命在缩小，与公众之间的社会联系日渐淡薄，临床医学不过问人群健康问题及群众需求，公共卫生领域的许多人也不关注生物医学和临床领域的发展，造成了预防和治疗的脱节。

进入21世纪以来，随着以患者为中心服务理念与服务模式的推广，人们越来越认识到，传统的公共卫生与临床医学的分离，即人群保健与个体保健的分离，已严重阻碍了卫生服务的质量、公平性、相关性及成本效果的提升，不能满足人们日益增长的卫生服务需求。因此，公共卫生与临床医学间如何弥合裂痕、协调发展，已成为全球普遍关注的有待解决的重要问题。

"生物—心理—社会"医学模式的逐渐建立与医学目的的转变要求临床医学与公共卫生协调发展：由救死扶伤、对抗疾病及死亡，转变为促进健康、对抗早死、提高生命质量。1996年世界卫生组织（WHO）强调：21世纪的医学不能继续以疾病为主要研究领域，而应该以人类的健康为主要研究方向。尤其是加强可持续的临床医学与公共卫生协调发展，即将有关个体健康和社区健康的各种服务活动联结起来，努力建立密切合作的高效卫生服务系统。

（二）医院承担公共卫生服务工作的意义

医院以医疗为中心，扩大预防，面向社会，大力开展公共卫生服务是各级医院的重要职责，其意义可概括为：

（1）贯彻预防为主的方针：做好预防保健工作，认真执行医院隔离消毒制度，防止交叉感染，搞好医院内的污水处理，可以防止医院在诊断、治疗过程中的生物、物理、化学、放射等一切有害因素对环境的污染和对人群的危害，同时防止医院工作人员中各种职业性危害。

（2）控制卫生费用：面对有限的卫生资源与人民群众日益增长的卫生需求之间的矛盾，开展公共卫生服务是解决途径之一。要降低疾病发病率和死亡率，减少医疗费用，有效措施就是开展健康教育，提高自我保健意识，同时实行早期监测，早发现与早治疗，这些工作都是公共卫生服务的基本内容。

（3）适应医学模式的转变：生物-心理-社会医学模式要求人们从多方面、多层次积极地防治疾病，以促进健康，提高生活质量，使卫生服务从治疗服务扩大到预防服务。从生理服务扩大到心理服务，从医院内服务扩大到医院外服务，从技术服务扩大到社区服务。医院应正确认识和利用医学模式这一理论武器，扩展医院的社会功能，多层次、全方位地防治疾病，重视对严重危害人民健康的地方病、职业病和传染病的防治，实行优质服务,促进人类的健康。

(4)适应人口结构和疾病谱的变化的要求:慢性非传染性疾病成为危害人类健康的主要疾病,公共卫生服务是解决和适应这种变化的重要形式。随着平均期望寿命的延长和老龄化社会进程的加快,医疗机构必然要承担更多健康教育、慢性病监测、老年人生活照顾和卫生保健的责任。

(5)有利于医院提高社会效益:开展公共卫生服务既有利于做到无病早防、有病早治、主动地为患者和健康人服务,又有利于防治急性病的慢性化转变,有效地降低发病率,提高治愈率,减少死亡率,达到保障和增进人群健康的目的。

(6)有利于初级卫生保健的实施:医院扩大预防、开展综合性的社区卫生服务、面向基层、城乡协作、指导地方和厂矿的卫生工作,可以充分利用医院卫生资源的巨大优势,不断提高基层医疗单位的防治水平,使大量常见病、多发病在基层得以解决,逐步实现人人享有初级卫生保健的目标。

第二节 医院公共卫生服务管理

一、医院传染病预防与控制管理

(一)概述

感染是指病原微生物或条件致病性微生物侵入宿主后进行生长繁殖,并释放毒素或导致机体内微生态平衡失调等病理生理过程。感染即为病原体与宿主之间相互作用的过程,凡是由病原微生物引起的疾病统称为感染性疾病。传染病是由病原微生物(病毒、立克次体、细菌、螺旋体等)和寄生虫(原虫或蠕虫)感染人体后产生的有传染性的疾病。传染病属感染性疾病,但感染性疾病不一定都有传染性,其中有传染性的感染性疾病才称为传染病,这是传染病与其他感染性疾病的主要区别,例如耳源性脑膜炎和流行性脊髓灰质炎,在临床上都表现为化脓性脑膜炎,但是前者无传染性,无须隔离;后者则有传染性,必须隔离。传染性意味着病原体能通过某种途径感染他人,传染病患者具有传染性的时期为传染期,可以作为隔离患者的依据之一。不同的传染病具有不同程度的传染性,病原体致病力的大小及人体免疫力的强弱是能否引起显性感染的决定因素;如无人工免疫的干预,有些病原体引起显性感染的概率极高,如麻疹;有些则表现为隐形感染,发病者占极少数,如流行性乙型脑炎。传染病的流行过程在自然和社会因素的影响下,表现出各种特征。在质的方面有外来性和地方性之分,前者指在国内或者地区内原来不存在,而从国外或者外地传入的传染病如基孔肯雅热，后者指在某些特定的自然和社会条件下在某些地区中持续发生的传染病如血吸虫病。在量的方面有散发性、流行和大流行之分，散发性发病是指某传染病在某地近年来发病率的一般水平，当其发病率水平显著高于一般水平时称为流行；某传染病的流行范围甚广，超出国界或者洲界时称为大流行；传染病病例发病时间的分布高度集中于短时间之内者称为暴发大流行。传染病发病率在时间上（季节分布）、空间上（地区分布）、不同人群（年龄、性别、职业）中的分布，也是传染病的流行病学特征。

传染病在某一人群中发生和传播，必须具备传染源、传播途径和易感人群三个基本环节。传染源是指病原体已在体内生长繁殖并能将其排出体外的人和动物，包含传染病患者、隐性感染者、病原携带者及受感染的动物。患者是重要的传染源，其体内有大量的病原体，病程的各个时期，患者的传染源作用不同，这主要与病种、排出病原体的数量和患者与周围人群接触的程度及频率有关。传播途径指病原体自传染源排出后，在传染给另一易感者之前在外界环境中所行经的途径。一种传染病的传播途径可以是单一的，也可以是多个的。由于病原体在人体外可存活的时间不同，在人体内的位置、活动方式也不一样，均影响传染的过程。为了生存和繁衍，每一种具有传染性的病原体通常都有特定的传播方式，进行复制后随患者的活动范围可大量散播。主要传播途径有：经空气传播（含经飞沫传播、飞沫核传播、尘埃传播），经水或食物传播（含经水传播、经食物传播），经接触传播（含直接接触传播、间接接触传播），经媒介节肢动物传播，经土壤传播，医源性传播，围产期传播（含经胎盘传播、上行性感染、分娩时传播）及多途径传播等。对某一传染病缺乏特异性免疫力的人称为易感者，易感者在某一特定人群中的比例决定该人群的易感性。易感者的比例在人群中达到一定水平时，如果又有传染源和合适传播途径时，则传染病的流行很容易发生。

为了预防、控制和消除传染病的发生与流行，保障人体健康和公共卫生，2004年8月28日中华人民共和国第十届全国人民代表大会常务委员会第十一次会议修订并通过了《中华人民共和国传染病防治法》。根据传染病的危害程度和应采取的监督、监测、管理措施，参照国际上统一分类标准，结合我国的实际情况，将全国发病率较高、流行面较大、危害严重的急性和慢性传染病列为法定管理的传染病，并根据其传播方式、速度及其对人类危害程度的不同，分为甲、乙、丙三类，实行分类管理。甲类传染病也称为强制管理传染病，包括：鼠疫、霍乱。对此类传染病发生后报告疫情的时限，对患者、病原携带者的隔离、治疗方式以及对疫点、疫区的处理等，均强制执行。乙类传染病也称为严格管理传染病，包括：传染性非典型肺炎、艾滋病、病毒性肝炎、脊髓灰质炎、人感染高致病性禽流感、麻疹、流行性出血热、狂犬病、流行性乙型脑炎、登革热、炭疽、细菌性痢疾、阿米巴性痢疾、肺结核、伤寒和副伤寒、流行性脑脊髓膜炎、百日咳、白喉、新生儿破伤风、猩红热、布鲁氏菌病、淋病、梅毒、钩端螺旋体病、血吸虫病、疟疾、甲型H1N1流感（原称人感染猪流感）。对乙类传染病要严格按照有关规定和防治方案进行预防和控制，其中，传染性非典型肺炎、炭疽中的肺炭疽、人感染高致病性禽流感这三种传染病虽被纳入乙类，但可直接采取甲类传染病的预防、控制措施。丙类传染病也称为监测管理传染病，包括：流行性感冒、流行性腮腺炎、风疹、急性出血性结膜炎、麻风病、流行性斑疹伤寒、地方性斑疹伤寒、黑热病、包虫病、丝虫病，除霍乱、细菌性和阿米巴性痢疾、伤寒和副伤寒以外的感染性腹泻病、手足口病。对丙类传染病要按国务院卫生行政部门规定的监测管理方法进行管理。《中华人民共和国传染病防治法》还规定，国务院和国务院卫生行政部门可以根据情况，分别依权限决定传染病病种的增加或者减少；省、自治区、直辖市人民政府对本行政区域内常见、多发的其他地方性传染病，可以根据情况决定按照乙类或者丙类传染病管理并予以公布，报国务院卫生行政部门备案。

《中华人民共和国传染病防治法》规定，在中华人民共和国领域内的一切单位和个人，必须接受疾病预防控制机构、医疗机构有关传染病的调查、检验、采集样本、隔离治疗等预防、控制措施，如实提供有关情况。传染病患者、病原携带者和疑似传染病患者，在治愈前或者在排除传染病嫌疑前，不得从事法律、行政法规和国务院卫生行政部门规定禁止从事的易使该传染病扩散的工作。国家和社会应当关心、帮助传染病患者、病原携带者和疑似传染病患者，使其得到及时救治。任何单位和个人不得歧视传染病患者、病原携带者和疑似传染病患者。医院不得泄露涉及个人隐私的有关信息、资料。医院承担与医疗救治有关的传染病防治工作和责任区域内的传染病预防工作，应当实行传染病预检、分诊制度；对传染病患者、疑似传染病患者，应当引导至相对隔离的分诊点进行初诊。医院不具备相应救治能力的，应当将患者及其病历记录复印件一并转至具备相应救治能力的医院。医院应当按照国务院卫生行政部门规定的传染病诊断标准和治疗要求，采取相应措施，提高传染病医疗救治能力。医院应当对传染病患者或者疑似传染病患者提供医疗救护、现场救援和接诊治疗，书写病历记录以及其他有关资料，并妥善保管。医院发现传染病患者或者疑似传染病患者时，应当及时向辖区的疾病预防控制中心报告。医院应当确定专门的部门或者人员，承担传染病疫情报告、本单位的传染病预防、控制以及责任区域内的传染病预防工作；承担医疗活动中与医院感染有关的危险因素监测、安全防护、消毒、隔离和医疗废物处置工作。医院发现法定传染病疫情或者发现其他传染病暴发、流行以及突发原因不明的传染病时，应当遵循疫情报告属地管理原则，按照国务院规定的或者国务院卫生行政部门规定的内容、程序、方式和时限报告。医院及其工作人员，不得隐瞒、谎报、缓报传染病疫情，医疗机构发现甲类传染病时，应当及时采取下列措施：

（1）对患者、病原携带者，予以隔离治疗，隔离期限根据医学检查结果确定。

（2）对疑似患者，确诊前在指定场所单独隔离治疗。

（3）对医院内的患者、病原携带者、疑似患者的密切接触者，在指定场所进行医学观察和采取其他必要的预防措施。

拒绝隔离治疗或者隔离期未满擅自脱离隔离治疗的，可以逐级报告由公安机关协助医院采取强制隔离治疗措施。医院发现乙类或者丙类传染病患者，应当根据病情采取必要的治疗和控制传播措施。为了查找传染病病因，医院在必要时可以按照国务院卫生行政部门的规定，对传染病患者尸体或者疑似传染病患者尸体进行解剖查验，并应当告知死者家属。

《中华人民共和国传染病防治法》规定，医院必须严格执行国务院卫生行政部门规定的管理制度、操作规范，防止传染病的医源性感染和医院感染。医院的基本标准、建筑设计和服务流程，应当符合预防传染病医院感染的要求。医院对本单位内被传染病病原体污染的场所、物品以及医疗废物，必须依照法律、法规的规定实施消毒和无害化处置。医院应当按照规定对使用的医疗器械进行消毒；对按照规定一次使用的医疗器具，应当在使用后予以销毁。医院的实验室要建立严格的监督管理制度，对传染病病原体样本按照规定的措施实行严格监督管理，严防传染病病原体的实验室感染和病原微生物的扩散。

医院要认真依照《中华人民共和国传染病防治法》执行，如有下列情形之一的，由县级以上人民政府卫生行政部门责令改正，通报批评，给予警告；造成传染病传播、流行或者其他严重后果的，对负有责任的主管人员和其他直接责任人员，依法给予降级、撤职、开除的处分，并可以依法吊销有关责任人员的执业证书；构成犯罪的，依法追究刑事责任：

（1）未按照规定承担本单位的传染病预防、控制工作、医院感染控制任务和责任区域内的传染病预防工作的。

（2）未按照规定报告传染病疫情，或者隐瞒、谎报、缓报传染病疫情的。

（3）发现传染病疫情时，未按照规定对传染病患者、疑似传染病患者提供医疗救护、现场救援、接诊、转诊的，或者拒绝接受转诊的。

（4）未按照规定对本单位内被传染病病原体污染的场所、物品以及医疗废物实施消毒或者无害化处置的。

（5）未按照规定对医疗器械进行消毒，或者对按照规定一次性使用的医疗器具未予销毁，再次使用的。

（6）在医疗救治过程中未按照规定保管医学记录资料的。

（7）故意泄露传染病患者、病原携带者、疑似传染病患者、密切接触者涉及个人隐私的有关信息、资料的。

医院依照《中华人民共和国突发事件应对法》《突发公共卫生事件相关信息报告管理工作规范（试行）》及《传染病信息报告管理规范》要规范传染病信息报告及时限，警惕属突发公共卫生事件范围的传染病疫情，做好及时报告，积极应对疫情处理和医疗救治。医院发现甲类传染病和乙类传染病中的肺炭疽、传染性非典型肺炎、脊髓灰质炎、人感染高致病性禽流感的患者或疑似患者时，或发现其他传染病和不明原因疾病暴发时，应于2h内将传染病报告卡通过网络报告；未实行网络直报的医院应于2h内以最快的通信方式（电话、传真）向当地县级疾病预防控制机构报告，并于2h内寄送出传染病报告卡。对其他乙、丙类传染病患者、疑似患者和规定报告的传染病病原携带者在诊断后，医院于24h内进行网络报告；未实行网络直报的医院应于24h内寄送出传染病报告卡。医院要熟悉属突发公共卫生事件的传染病疫情，尤其是医院内传染病防治管理部门要熟练掌握突发公共卫生事件的报告范围与标准，详见《国家突发公共卫生事件相关信息报告管理工作规范（试行版）》。一旦发现属突发公共卫生事件的传染病疫情要及时核实、报告，立即电话报告主管领导及辖区疾病预防控制中心，便于各级部门及时到现场核实、处理并在规定的时限内完成报告工作，也保障医院在2h内完成突发公共卫生事件信息报告工作。

（二）医院传染病报告及疫情处理的管理

医院根据《中华人民共和国传染病防治法》《中华人民共和国突发事件应对法》《突发公共卫生事件相关信息报告管理工作规范（试行）》《结核病防治管理办法》《性病防治管理办法》及《传染病信息报告管理规范》及当地的传染病预防与控制管理规定，结合自身实际制定医院传染病管理制度，保障医院传染病疫情报告和处理正常运行。要求全院医务人员（包括进修、实习人员）必须遵守《中华人民共和国传染病防治法》《中华人民共和国突发事件应对法》及当地的传染病预防与控制管理规定，医师必须掌握《中华人民共和国传染病防治法》规定管理的传染病诊断标准和卫生部颁布的性病诊断标准及处理原则，熟悉肠道门诊、发热门诊、感染性腹泻、细菌性痢疾、伤寒与副伤寒、霍乱管理和监测规范等。

医务人员发现传染病或疑似病例，按《中华人民共和国传染病防治法》、《传染病信息报告管理规范》规定的疫情报告时限向预防保健科报告，同时填写完整的传染病报告卡，传送给预防保健科或投入医院的疫情报告箱，预防保健科及时将传染病报告卡信息录入中国疾病预防控制系统。医务人员发现甲类和乙类传染病中的传染性非典型肺炎、人感染高致病性禽流感、肺炭疽、脊髓灰质炎病例及病原携带者或疑似病例，应立即电话报告预防保健科或医院总值班（晚上或节假日期间报医院总值班），预防保健科或医院总值班马上到现场调查、核实，向主管领导汇报并在其授权下组织医院内相关专家组会诊，如未能排除则以最快的通信方式向辖区疾病预防与控制中心报告，经治医师完整填写好传染病报告卡急送预防保健科，应在2h内录入中国疾病预防控制系统。医务人员遇有危重的疑似传染病例或一天内连续接诊5名以上具有相同症状的可疑传染病例，要立即报告预防保健科或医院总值班；预防保健科或医院总值班要及时核实或排除，未能排除的要及时向主管领导报告，视情况请医院传染病防治委员会协助会诊、处理，必要时组织各专业组参与疫情处理；如经传染病防治专家会诊未能排除传染病疫情要用电话立即向辖区疾病预防与控制中心报告，经治医师完整填写好传染病报告卡急送预防保健科，应在2h内录入中国疾病预防控制系统。如符合突发公共卫生事件报告标准的传染病暴发疫情，按《突发公共卫生事件相关信息报告管理工作规范（试行）》要求录入中国疾病预防控制系统。经治医师发现其他乙类和丙类传染病、急性迟缓性麻痹（AFP）病例，立即填写好传染病报告卡，传送给预防保健科或投入疫情报告箱，预防保健科工作人员要及时将传染病报告卡信息录入中国疾病预防控制系统，从诊断至录入中国疾病预防控制系统医院应在24h内完成。结合《性病防治管理办法》和医院的实际，属法定传染病的疑似艾滋病患者及病原携带者、淋病及梅毒按乙类传染病报告及处理，其他性病（软下疳、性病性淋巴肉芽肿、非淋菌性尿道炎、尖锐湿疣、生殖器疱疹）报告要求在48h内录入中国疾病预防控制系统。

检验科、病理科等辅助科室发现传染病阳性结果，要立即向送检临床科室发出报告，便于临床科室及时诊断，在规定时限内报告疫情；若发现甲类和乙类传染病中的传染性非典型肺炎、人感染高致病性禽流感、艾滋病、肺炭疽、脊髓灰质炎病阳性结果，应立刻向送检科室发报告，同时电话报告预防保健科传染性疾病控制医师。传染病报告实行首诊医师负责制度，由首诊医师负责填写传染病报告卡、个案调查表和相关资料；在住院患者中发现传染病或疑似病例，不得在患者出院时才上报，必须按传染病报告时限报告。非传染病科室发现传染病或疑似病例后可以在疾病预防与控制中心、预防保健科指导下做好疫情处理（如隔离、消毒、接触人群的防护等），及时向传染病科或辖区的定点传染病医院转诊；负责转诊病例的医务人员，要对患者和转诊情况做好记录。各科室发现疑似传染病例经科内会诊未能排除传染病例，按院内会诊程序请医院传染病专家会诊排查，仍未能排除传染病例按辖区医疗转诊程序请辖区定点传染病医院会诊或向辖区定点传染病医院转诊。发现临床诊断传染病例要一边做好报告、隔离救治工作，一边按程序向传染病科或辖区定点传染病医院转诊。疑似传染病例和临床诊断传染病例转归后做好终末消毒，转诊病例或建议转诊病例要有记录。对经传染病专家组确认为临床观察的患者不宜转诊的患者，则继续留在指定病区进行隔离观察治疗。对与疑似传染病例、临床诊断传染病例接触的医院内工作人员和密切接触者要依相关传染病的潜伏期进行隔离观察，必要时请辖区级专家和疾病预防与控制中心指导。医院护送传染病或疑似病例的医护人员要积极配合接诊单位做好患者的登记和交接工作。

医务人员报告急性细菌性痢疾须注明大便常规的白细胞结果，并做好大便细菌培养；发现疑似肺结核要结合《结核病防治管理办法》及当地的结核病归口管治要求做好报告、转诊等，非指定结核病收治单位要做好抗结核药管理，一般情况下不能为肺结核患者开抗结核药处方，只有在抗结核药敏试验阳性、疑似肺结核病例病情危重需急救处理或手术等特殊情况下才能开具抗结核药处方。药剂科可按相关规定设专人负责抗结核药物的管理工作，建立抗结核药的领取、发放登记本，单独装订肺结核病处方，保证抗结核药的进货量、处方量和库存量相符；处方上未按要求注明具体诊断的抗结核药，药房应拒绝发药。辖区疾病与控制中心要求进行个案调查的传染病种，经治医师要完整填写传染病个案调查表，如肝炎、伤寒和副伤寒、麻疹、细菌性痢疾、流行性出血热等。疾病预防与控制中心要求送检的传染病种应在送报告卡时做好采样，如麻疹血清、疑似艾滋病患者血清、疟疾阳性血片、细菌性痢疾培养阳性菌株、伤寒及副伤寒培养阳性菌株，临床医技科室人员要及时采样、留样并报预防保健科，预防保健科按规范将疑似传染病的标本送疾病预防与控制中心，保证送检质量。各临床科室、检验科要配合预防保健科开展传染病防治和监测工作，按时完成分配给科室的监测任务，完成疾病预防与控制机构交付给本院的传染病防治和监测任务。各科室兼职公共卫生管理员要负责本科室的传染病报告工作管理，认真督导科员做好传染病报告卡的填写、登记等，每月对本科室的所有病例进行自查，发现有漏报及时督导经治医师进行补报。预防保健科要有专人负责本院传染病管理工作，每月检查各科室（包括门诊部和住院部）传染病的漏报、迟报和报告卡质量等，汇总、统计各项已开展的传染病监测结果，完成有关本院传染病防治和监测的报表；发现相关科室迟报、漏报传染病要及时督导该科的经治医师补报。

预防保健科工作人员要熟练掌握法定传染病的分类与分型，将医院传染病报告卡按《传染病信息报告管理规范》准确输入中国疾病预防控制系统，传染病报告病例分为疑似病例、临床诊断病例、实验室确诊病例、病原携带者和阳性检测结果五类。其中，需报告病原携带者的病种包括霍乱、脊髓灰质炎、艾滋病以及卫生部规定的其他传染病；阳性检测结果仅限采供血机构填写。炭疽、病毒性肝炎、梅毒、疟疾、肺结核分型报告；炭疽分为肺炭疽、皮肤炭疽和未分型三类；病毒性肝炎分为甲型、乙型、丙型、戊型和未分型五类；梅毒分为一期、二期、三期、胎传、隐性五类；疟疾分为间日疟、恶性疟和未分型三类；肺结核分为涂阳、仅培阳、菌阴和未痰检四类；乙型肝炎、血吸虫病应分为急性和慢性。传染病报告卡录入人员对收到的传染病报告卡须进行错项、漏项、逻辑错误等检查，对有疑问的报告卡必须及时向填卡人核实。经治医师发现报告病例诊断变更、已报告病例死亡或填卡错误时应及时进行订正报告，并重新填写传染病报告卡，卡片类别选择订正项，并注明原报告病名；预防保健科工作人员应按订正报告及时输入中国疾病预防控制系统，包括对报告的疑似病例订正报告也应及时在中国疾病预防控制系统点击排除或确诊。预防保健科工作人员要将纸质《传染病报告卡》及传染病报告记录按年度归档并保存三年。

为有效控制传染病疫情和防止交叉感染，要加强传染病预检、分诊工作。医院各科室医师在接诊过程中，应当注意询问患者的流行病学史、职业史，结合患者的主诉、病史、症状和体征等对来诊的患者进行传染病的预检。经预检为传染患者或者疑似病例，将其分诊至感染性疾病科（含肝炎肠道门诊、发热门诊）就诊，急诊科在夜班时发现传染病或疑似病例，应进行隔离诊治，次日上班时间转感染性疾病科，转归后做好终末消毒。医院在接到国家卫生和计划生育委员会和省、市人民政府发布的特定传染病预警信息后，或者按照当地卫生行政部门的要求，加强特定传染病的预检、分诊工作。必要时，设立相对独立的针对特定传染病的预检处，引导就诊患者首先到预检处检诊，初步排除特定传染病后，再到相应的普通科室就诊。

为保证疫情网络直报和疫情应急处理在节假日能够正常运行，可结合医院实际安排好传染病疫情报告处理轮值班并给予相应的保障措施，在节假日预防保健科安排科员轮值一线班，科主任值二线班。值班人员要负责值班期间传染病报告卡的收取、疫情网络直报、疫情应急处理等预防保健相关工作的紧急处理，按程序处理的同时做好报告工作。保障措施可结合医院的实际，对值班人员发放值班津贴或补休，一线值班人员值班一天补休一天或半天，二线值班一个月补休一天，保障疫情报告处理值班人员和临床医技值班人员一样享受应有的值班福利。

医院各科完成传染病防治和监测任务情况、传染病个案调查质量、传染病报告卡的质量、传染病的漏报和迟报等纳入医院综合目标管理。对不报、漏报、迟报传染病或违反有关传染病防治管理法规的科室和个人，依造成的后果轻重，给予通报批评、行政处分，情节严重、构成犯罪的，将会被追究法律责任。对严格执行传染病管理制度，全年无漏报、迟报传染病和在传染病防治方面做出突出贡献的科室给予通报表扬。

二、医院免疫接种工作管理

（一）概述

免疫接种是用人工方法将免疫原或免疫效应物质输入机体内，使机体通过人工自动免疫或人工被动免疫的方法获得防治某种传染病的能力。疫苗制剂进入人体后，通过刺激产生抗体，形成疾病免疫力，免疫接种使人体产生抵抗力以达到抗病防病的目的，是一种经济、有效、简便的方法。用于免疫接种的免疫原（即特异性抗原）、免疫效应物质（即特异性抗体）等皆属生物制品，免疫原类的生物制品属疫苗，用减毒或杀死的病原生物（细菌、病毒、立克次体等）或其抗原性物质所制成；疫苗种类包括灭活或减毒微生物的混悬液、微生物制品或衍生物。免疫接种最常见的方法是注射，也可有通过口服、皮内、皮下、皮上划痕与气雾等途径接种。

从预防与控制传染病策略看，免疫接种是根据某些传染病的发生规律，将有关疫苗按科学的免疫程序，有计划地给人群接种，使人体获得对这些传染病的免疫力，从而达到控制或消灭传染源的目的。免疫接种有明确界定的目标群体，是一项减少人群发生传染病的重要公共卫生措施，是一项容易实施且不影响民众生活方式的公共卫生服务，是一项投入少、收益高的公共卫生服务。世界卫生组织于1967年至1977年开展的免疫运动根除了天花的自然发生。实践证明，免疫接种能有效地控制甚至根除疾病。世界卫生组织1978年在第31届世界卫生大会上具体地提出，要在1990年前对全世界儿童提供有关疾病的免疫预防。目前世界各地广泛开展免疫接种，有效地减少了传染病的发生、流行等，随着新疫苗研制的迅速发展，在不久的将来人们将有能力预防更多的严重传染病。

我国在20世纪70年代中期制订了《全国计划免疫工作条例》，将儿童免疫纳入国家卫生计划。其主要内容为"四苗防六病"，即对7周岁及以下儿童进行卡介苗、脊髓灰质炎三价糖丸疫苗、百白破三联疫苗和麻疹疫苗的基础免疫以及及时加强免疫接种，使儿童获得对结核、脊髓灰质炎、百日咳、白喉、破伤风和麻疹的免疫。1992年卫生部又将乙型肝炎疫苗纳入计划免疫范畴。2007年卫生部印发了关于《扩大国家免疫规划实施方案》的通知，将甲肝、流脑等15种可以通过接种疫苗有效预防的传染病纳入国家免疫规划，自2008年开始施行。目前国家免疫规划确定的疫苗有乙肝疫苗、卡介苗、脊灰疫苗、百白破疫苗、麻疹疫苗、白破疫苗、甲肝疫苗、流脑疫苗、乙脑疫苗、麻腮风疫苗，包括在重点地区对重点人群进行炭疽疫苗和钩体疫苗应急接种；预防乙型肝炎、结核病、脊髓灰质炎、百日咳、白喉、破伤风、麻疹、甲型肝炎、流行性脑脊髓膜炎、流行性乙型脑炎、风疹、流行性腮腺炎、流行性出血热、炭疽和钩端螺旋体病等15种传染病。我国依《疫苗流通和预防接种管理条例》将疫苗分为两类，第一类疫苗，是指政府免费向公民提供，公民应当依照政府的规定受种的疫苗，包括国家免疫规划确定的疫苗，省、自治区、直辖市人民政府在执行国家免疫规划时增加的疫苗，以及县级以上人民政府或者其卫生主管部门组织的应急接种或者群体性预防接种所使用的疫苗；第二类疫苗，是指由公民自费并且自愿受种的其他疫苗。接种第一类疫苗由政府承担费用，接种第二类疫苗由受种者或者其监护人承担费用。

《中华人民共和国传染病防治法》明确规定国家实行有计划的预防接种制度。国务院卫生行政部门和省、自治区、直辖市人民政府卫生行政部门，根据传染病预防、控制的需要，制订传染病预防接种规划并组织实施。用于预防接种的疫苗必须符合国家质量标准。国家对儿童实行预防接种证制度，国家免疫规划项目的预防接种实行免费，医疗机构、疾病预防与控制机构、儿童的监护人应当相互配合，保证儿童及时接受预防接种。具体办法由国务院制订。国务院颁布的《疫苗流通和预防接种管理条例》规定，国务院卫生主管部门负责全国预防接种的监督管理工作，国务院药品监督管理部门负责全国疫苗的质量和流通的监督管理工作。疾病预防与控制机构、接种单位、疫苗生产企业、疫苗批发企业发现假劣或者质量可疑的疫苗，应当立即停止接种、分发、供应、销售，并立即向所在地的县级人民政府卫生主管部门和药品监督管理部门报告，不得自行处理。预防接种异常反应的鉴定参照《医疗事故处理条例》执行，具体办法由国务院卫生主管部门会同国务院药品监督管理部门制订。

为配合《疫苗流通和预防接种管理条例》的贯彻实施，卫生部组织编写了《预防接种工作规范》并于2005年印发，该规范对疫苗使用管理、冷链系统管理、预防接种服务、预防接种异常反应与事故的报告及处理、接种率和免疫水平监测、国家免疫规划疫苗针对传染病的监测与控制等做出了详细规定，并提出了预防接种门诊参考标准、预防接种技术操作要点、常见疑似预防接种异常反应的诊治原则、几种主要疫苗针对传染病的监测与控制工作要点。规范要求，从事预防接种工作的医疗卫生机构由县级卫生行政部门指定，并明确其责任区域，接种单位应具备下列条件：具有医疗机构执业许可证件；具有经过县级卫生行政部门组织的预防接种专业培训并考核合格的执业医师、执业助理医师、护士或者乡村医师；具有符合疫苗储存、运输管理规范的冷藏设施、设备和冷藏保管制度。承担预防接种的人员应当具备执业医师、执业助理医师、护士或者乡村医师资格，并经过县级卫生行政部门组织的预防接种专业培训，考核合格后方可上岗。规范要求各级疾病预防控制机构和接种单位应按照条例的有关规定，建立健全疫苗管理制度，有专人负责做好疫苗的储存、分发和运输工作；这样，医院可按预防接种工作的需要，制定第二类疫苗的购买计划，并向县级卫生行政部门和疾病预防与控制机构报告，疾病预防与控制机构会严格按冷链系统管理程序配送疫苗。规范要求设有产科的各级各类医疗卫生机构按照"谁接生，谁接种"的原则，承担新生儿乙肝疫苗及卡介苗预防接种服务。医疗卫生人员在实施接种前，应当告知受种者或者其监护人所接种疫苗的品种、作用、禁忌、不良反应以及注意事项；应询问受种者的健康状况以及是否有接种禁忌等情况，并如实记录告知和询问情况；告知可采取口头或文字方式。医疗卫生人员应当对符合接种条件的受种者实施接种，并依照国务院卫生主管部门的规定，填写并保存接种记录；对于因有接种禁忌而不能接种的受种者，医疗卫生人员应当对受种者或者其监护人提出医学建议。

从《预防接种工作规范》可看出，计划免疫接种工作向基层医疗单位或预防保健机构倾斜，由卫生行政部门指定并明确其责任区域，县级以上的综合性或专科医院不一定非要争取计划免疫接种工作，可由社区健康服务机构、基层医疗卫生机构或预防保健所等完成。根据《中华人民共和国传染病防治法》《疫苗流通和预防接种管理条例》《预防接种工作规范》等规定，医院可结合当地免疫接种要求开展相应的免疫接种工作，设有产科的医院必须开展新生儿乙肝疫苗和卡介苗接种，可视医院实际情况申请第二类疫苗的接种工作。

狂犬病是由狂犬病病毒引起的急性传染病，主要由携带狂犬病病毒的犬、猫等动物咬伤所致。当人被感染狂犬病病毒的动物咬伤、抓伤及舔舐伤口或黏膜后，其唾液所含病毒经伤口或黏膜进入人体，一旦引起发病，病死率达100%。被可疑动物咬伤后，立即正确地处理伤口，根据需要注射抗狂犬病血清（狂犬患者）免疫球蛋白和严格按照要求全程接种狂犬病疫苗，则能大大减少发病的风险。为降低狂犬病的发病率，保护人民群众身体健康，应在医院开展狂犬病疫苗接种和抗狂犬病被动免疫制剂注射工作，进一步做好狂犬病暴露预防处置工作。医院可将狂犬病疫苗接种和抗狂犬病被动免疫制剂注射工作设在急诊科，对被动物咬伤、抓伤及舔舐伤口或黏膜的患者在及时清洗伤口处理后，告知狂犬病感染的可能性、狂犬病疫苗接种和抗狂犬病被动免疫制剂注射的作用，在患者知情同意下实施狂犬病疫苗接种和抗狂犬病被动免疫制剂注射，规范狂犬病暴露预防处置工作。随着动物咬伤、抓伤的患者越来越常见，此类患者能在医院内可接受狂犬病疫苗接种和抗狂犬病被动免疫制剂注射，是愈来愈便利的事，也能更好地避免错过狂犬病暴露后预防处置的时机。医院开展狂犬病疫苗接种和抗狂犬病被动免疫制剂注射工作，具备必要的伤口冲洗、冷链等设备和应急抢救药品；不宜按预防接种规范门诊设置，按卫生部印发的《狂犬病暴露预防处置工作规范（2009年版）》执行即可。

（二）医院免疫接种工作内容及相关处置

1.免疫接种内容

在传统观念中，总认为预防接种工作是在预防保健门诊中进行的，其实从免疫学的角度，人工免疫分主动免疫和被动免疫两个方面，这些项目也是外科门诊、急诊科、产科（或产房）、儿科等门诊中的工作内容。

人工主动免疫实际上就是"疫苗的接种"，一般情况下儿童计划免疫的接种工作在社区健康服务中心或卫生院进行，医院的人工主动免疫重点在产房开展，新生儿卡介苗和首剂乙肝疫苗接种，在辖区卫生行政部门的许可下在急诊或普通外科开展接种，可结合医院实际在辖区卫生行政部门的许可下开展其他免疫接种。当然，所在区域出现疫情时要在辖区卫生行政部门的指令和指导下开展应急接种来共同对付疫情。

人工被动免疫是指采用某种病原体抗原的特异性保护性抗体，对已经感染或有可能感染某种病原体的人群进行免疫保护，通俗一点就是"注射特异性抗体（或抗毒素）来中和或抵抗病原体"，从而达到避免感染的目的。由于人工被动免疫使用的是一种"外来的保护性抗体（免疫球蛋白）"，这相对于接受体来说也是一种"抗原"，同时这种免疫球蛋白在体内的维持时间也比较短（23天左右），所以，这种人工被动免疫往往只是起到暂时和临时性的保护，只能用于应急对抗感染，不能经常、重复采用，因为经常和重复使用，会刺激人体免疫系统产生一种"对抗这种抗体的抗体"，导致"免疫麻痹"。医院开展人工被动免疫主要有：一是外伤后注射破伤风抗毒素（或抗破伤风免疫球蛋白），被毒蛇咬后注射抗蛇毒血清，被动物咬抓伤后注射狂犬患者免疫球蛋白或抗狂犬病血清，这些项目在外科门诊、急诊科门诊中经常使用；二是产科病房中，对于乙肝病毒携带产妇，给新生儿注射高效乙肝免疫球蛋白，这也是工人被动免疫的内容。

医院要在辖区卫生行政部门的免疫接种规划和部署下做好免疫接种工作，虽不能随意开展免疫接种业务,也要按辖区要求订购、运送、储存预防用生物制品。《预防接种工作规范》要求设有产科的各级各类医疗卫生机构按照"谁接生,谁接种"的原则,承担新生儿乙肝疫苗及卡介苗预防接种服务。设有产科的医院必须在辖区卫生行政部门的统一部署下按规范做好新生儿乙肝疫苗及卡介苗的免疫接种,做好计划免疫接种的初次接种工作。医院可依《中华人民共和国传染病防治法》《疫苗流通和预防接种管理条例》《预防接种工作规范》及当地卫生行政部门的相关规定,结合自身实际部署医院内免疫接种工作,规范开展免疫接种并内设监管机构,一般情况下监管机构为预防保健科。医院使用的预防用生物制品统一由药剂科或预防保健科向辖区疾病预防与控制中心订购,药剂科或预防保健科负责全院预防用生物制品的计划、订购、入库、储存及发放。医院内各科室不得擅自开展免疫接种,要经预防保健科审核同意才可开展免疫接种业务,预防保健科要按辖区卫生行政部门及疾病预防与控制中心的部署及规定确定医院内可开展哪些免疫接种业务及选址等。有产科的医院在产房、爱婴区、新生儿室要规范开展新生儿乙肝疫苗及卡介苗接种工作,免疫接种人员必须经疾病预防与控制机构的培训且考核合格后才能从事免疫接种工作,进行新生儿乙肝疫苗和卡介苗注射时必须使用辖区疾病预防与控制中心统一配给的注射器,并做好登记工作,不收取任何费用。医院内开展计划免疫工作的一定要按预防接种规范门诊运行。免疫接种科室要按医院冷链系统管理制度做好预防用生物制品计划、领取、保管等,医师开预防用生物制品处方时,要仔细观察、询问接种对象的健康状况,了解有无禁忌证。接种人员要在预防接种时才从冰箱取出预防用生物制品,要核对其规格、剂量与处方是否一致;发现过期、变色、裂纹、霉变、摇不散的絮状物、无标签、标签不清,或由于冷藏不当致使液体疫苗被冻结的均不能使用;检查使用的稀释液是否与疫苗的要求一致,符合条件方可接种。免疫接种要严格执行"一人一针一管,一用一消毒"制度,免疫接种科室要统计当日预防接种人数、预防用生物制品用量及耗损量(注明原因),每月汇总按相关报表完成并报送预防保健科,每月向预防保健科报送疫苗计划;预防保健科于2个工作日内完成核查和报送给辖区疾病预防与控制中心,保障医院疫苗的日常接种运行和报表的及时性。如医院开展狂犬病疫苗接种和抗狂犬病被动免疫制剂注射,一般设置在急诊科,方便被动物咬伤、抓伤的患者及时得到医学处置。医院急诊科要严格按照卫生部印发的《狂犬病暴露预防处置工作规范(2009年版)》规范开展狂犬疫苗接种工作和登记相关项目,及时汇总相关数据报预防保健科。若医院无辖区卫生行政部门指定的计划免疫责任区域却期望开展其他成人疫苗接种,可向辖区卫生行政部门申请开展成人免疫接种业务;经辖区卫生行政部门或委托疾病预防与控制中心按预防接种规范化门诊要求审核、验收后才能开展免疫接种业务。预防保健科要督导相关部门规范开展预防接种工作,保障接种质量,整理、汇总、统计分析医院内免疫接种数据和报表等,按期报送上级业务主管部门及院领导。

为保证疫苗免疫接种效果，医院要认真做好冷链系统管理工作，对领取、运送、贮存、使用等每一环节都要严格按冷链管理规范操作，发现不合格预防用生物制品立即报告并按销毁程序处理。医院免疫接种冷链设备要有专室或固定房间存放，必须专物专用、专人专管。冷链设备应放置在干燥、通风的房间内，摆放整齐，定时清洁，避免阳光直射，远离热源。冷链设备必须建卡、建档，包括编号、设备名称、牌号、型号、规格、产地、价格、使用单位、管理人、到货日期、启用日期、故障、维修、报废记录等。免疫接种工作人员要定期对冷链设备的运转及其温度进行监测，做好记录，冰箱结霜厚度超4mm应及时清除；发现冷链设备损坏、故障应立即报告、记录、处理；冰箱出现故障（包括冰箱温度异常）时，应先停电，将贮存的疫苗转入其他冰箱，并立即报告科室负责人，尽快组织专业人员进行抢修并做好记录。免疫接种工作人员要严格按各种疫苗存放的温度要求贮存疫苗，疫苗与冰箱壁、疫苗与疫苗之间留1~2cm的空隙，疫苗按品种、有效期分类摆放。贮存疫苗的电冰箱中部放一支温度计，每天上班后、下班前记录温度，停机时要记录原因和持续时间；停机时，不要取出冰排速冻器。高温季节停电时，尽量少开冰箱门。涉及免疫接种部门要建立领发疫苗登记本，记录使用疫苗情况，保证帐、物相符。

2.常见的预防接种一般反应及处置原则

预防接种一般反应，是指在预防接种后发生的，由疫苗本身所固有的特性引起的，对机体只会造成一过性生理功能障碍的反应，主要有发热和局部红肿，同时可能伴有全身不适、倦怠、食欲减退、乏力等综合症状。部分受种者接种灭活疫苗后5~6h或24h左右体温升高，一般持续1~2天，很少超过3天；个别受种者发热可能提前，在接种疫苗后2~4h即有体温升高，6~12h达高峰，持续1~2天。注射减毒活疫苗后出现发热反应的时间稍晚，个别受种者在注射麻疹疫苗后6~10天内会出现中度发热，有类似轻型麻疹样症状。部分受种者除体温上升外，可能伴有头痛、眩晕、恶寒、乏力和周身不适等，一般持续1~2天。个别受种者可发生恶心、呕吐、腹泻等胃肠道症状，一般以接种当天多见，很少有持续2~3天者。针对预防接种一般反应可做如下处理：发生轻度全身反应时加强观察，一般不需任何处理，必要时适当休息，多喝开水，注意保暖，防止继发其他疾病；如全身反应严重者可密切观察病情，对症处理。

大部分皮下接种的疫苗在注射后数小时至24h或稍后，局部出现红肿浸润，并伴疼痛，红肿范围一般不大，仅有少数人其直径>5.0cm。有的伴有局部淋巴肿大或淋巴结炎、疼痛。这种反应一般在24~48h逐步消退。接种含吸附剂疫苗，部分受种者会出现注射局部不易吸收，刺激结缔组织增生，形成硬结。皮内接种卡介苗者，绝大部分受种者于2周左右在局部出现红肿，以后化脓或形成溃疡，3~5周结痂，形成瘢痕（卡疤）。轻度局部反应一般不需任何处理。较重的局部反应可用干净的毛巾热敷，每日数次，每次10~15min。但卡介苗的局部反应不能热敷。对特殊敏感的人可考虑给予小量镇痛退热药,一般每天2~3次,连续1~2天即可。

3.接种异常反应的报告和处理原则

接种异常反应是指合格的疫苗在实施规范接种过程中或者实施规范接种后造成受种者机体组织器官、功能损害,相关各方均无过错的药品不良反应。疑似预防接种异常反应,是指在预防接种过程中或接种后发生的可能造成受种者机体组织器官、功能损害,且怀疑与预防接种有关的反应。

医院免疫接种工作人员发现有预防接种异常反应、疑似预防接种异常反应个案要立即用电话向预防保健科或总值班报告,并填写《疑似预防接种异常反应报告卡》送预防保健科,报告内容包括:受种者姓名、性别、出生年份、住址、接种疫苗名称、剂次、剂量、接种时间、出现反应时间、初步的诊断等;同时对病例进行临床观察和对症处理。预防保健科根据报告内容,核实出现反应者的基本情况、主要临床表现、初步诊断、疫苗接种情况、发生反应的时间和人数等,及时向辖区疾病预防与控制中心报告,如属于突发公共卫生事件的,按照卫生部颁发的《突发公共卫生事件与传染病疫情监测信息报告管理办法》相关规定进行报告、处理。

三、医院感染管理

(一)概述

医院感染是指住院患者在医院内获得的感染,包括在住院期间发生的感染和在医院内获得出院后发生的感染;但不包括入院前已开始或入院时已存在的感染。医院工作人员在医院内获得的感染也属医院感染。医院感染根据患者在医院中获得病原体的来源不同,分为外源性感染和内源性感染。内源性感染(自身感染)指免疫功能低下患者由自身正常菌群引起的感染,即患者在发生医院感染之前已是病原携带者,当机体抵抗力降低时引起自身感染。病原体来自于患者自身贮菌库(皮肤、口咽、泌尿生殖道、胃肠道等)的正常菌群或外来的已定植菌,在正常情况下对人体无感染力,并不致病;在一定条件下当它们与人体之间的平衡被打破时,就成为条件致病菌,而造成各种内源性感染。内源性感染发生机制较复杂,涉及患者的基础病、诊疗措施等多种因素,因此内源性感染的预防和控制是国内外学者研究的热点。外源性感染指由环境或他人带来的外袭菌群引起的感染。外源性感染又包括交叉感染和环境感染。交叉感染是指在医院内或他人处(患者、带菌者、工作人员、探视者、陪护者)获得而引起的直接感染。环境感染是由污染的环境(空气、水、医疗用具及其他物品)造成的感染,如由于手术室、空气污染造成患者术后切口感染,注射器灭菌不严格引起的乙型肝炎流行等。但合理的保洁能减少细菌存活的危险性,因为大多数微生物需要潮湿的条件和营养才能生存。医源性感染指在医学服务中,因病原体传播引起的感染。医院感染暴发是指在医疗机构或其科室的患者中,短时间内发生3例以上同种同源感染病例的现象。

医院感染管理是各级卫生行政部门、医疗机构及医务人员针对诊疗活动中存在的医院感染、医源性感染及相关的危险因素进行的预防、诊断和控制活动。

2001年卫生部印发的《医院感染诊断标准（试行）》明确了医院感染的定义及哪些情况属于医院感染，列出了属医院感染的情况。一是无明确潜伏期的感染，规定入院48h后发生的感染为医院感染；有明确潜伏期的感染，自入院时起超过平均潜伏期后发生的感染为医院感染。二是本次感染直接与上次住院有关。三是在原有感染基础上出现其他部位新的感染（除外脓毒血症迁徙灶），或在原感染已知病原体基础上又分离出新的病原体（排除污染和原来的混合感染）的感染。四是新生儿在分娩过程中和产后获得的感染。五是由于诊疗措施激活的潜在性感染，如疱疹病毒、结核杆菌等的感染。六是医务人员在医院工作期间获得的感染。医院感染按临床诊断报告，力求做出病原学诊断。对一些易混淆为医院感染的情况也列出来并指出这些不属于医院感染：皮肤黏膜开放性伤口只有细菌定植而无炎症表现；由于创伤或非生物性因子刺激而产生的炎症表现；新生儿经胎盘获得（出生后48h内发病）的感染，如单纯疱疹、弓形体病、水痘等；患者原有的慢性感染在医院内急性发作。

2006年卫生部颁发的《医院感染管理办法》规定各级各类医疗机构应当建立医院感染管理责任制，制订并落实医院感染管理的规章制度和工作规范，严格执行有关技术操作规范和工作标准，有效预防和控制医院感染，防止传染病病原体、耐药菌、条件致病菌及其他病原微生物的传播。住院床位总数在100张以上的医院应当设立医院感染管理委员会和独立的医院感染管理部门。住院床位总数在100张以下的医院应当指定分管医院感染管理工作的部门。医院感染管理委员会由医院感染管理部门、医务部门、护理部门、临床科室、消毒供应室、手术室、临床检验部门、药事管理部门、设备管理部门、后勤管理部门及其他有关部门的主要负责人组成，主任委员由医院院长或者主管医疗工作的副院长担任。

依照《医院感染管理办法》规定，医院应当制定具体措施，提供必要的防护物品，保证医务人员的手卫生、诊疗环境条件、无菌操作技术和职业卫生防护工作符合规定要求，严格执行隔离技术规范，根据病原体传播途径采取相应的隔离措施，对医院感染的危险因素进行控制。医院应当严格按照《抗菌药物临床应用指导原则》，加强抗菌药物临床使用和耐药菌监测管理。医院应当按照《消毒管理办法》，严格执行医疗器械、器具的消毒工作技术规范，如进入人体组织、无菌器官的医疗器械、器具和物品必须达到灭菌水平；接触皮肤、黏膜的医疗器械、器具和物品必须达到消毒水平；各种用于注射、穿刺、采血等有创操作的医疗器具必须一用一灭菌。医疗卫生机构使用的消毒药械、一次性医疗器械和器具应当符合国家有关规定。一次性使用的医疗器械、器具不得重复使用。医院应当按照医院感染诊断标准及时诊断医院感染病例，建立有效的医院感染监测制度，及时发现医院感染病例和医院感染的暴发，积极救治患者，分析感染源、感染途径等可能的医院感染危险因素，并针对导致医院感染的危险因素实施预防与控制措施。医院发生的医院感染属于法定传染病的，应当按照《中华人民共和国传染病防治法》和《国家突发公共卫生事件应急预案》的规定进行报告和处理。医院经调查证实发生以下情形时，应当于12h内向所在地的县级地方人民政府卫生行政部门报告，并同时向所在地疾病预防控制机构报告：一是5例以上医院感染暴发；二是由于医院感染暴发直接导致患者死亡；三是由于医院感染暴发导致3人以上人身损害后果。医院发生以下情形时，应当按照《国家突发公共卫生事件相关信息报告管理工作规范（试行）》的要求进行报告：10例以上的医院感染暴发事件；发生特殊病原体或者新发病原体的医院感染；可能造成重大公共影响或者严重后果的医院感染。医院发生医院感染暴发时，所在地的疾病预防与控制机构应当及时进行流行病学调查，查找感染源、感染途径、感染因素，采取控制措施，防止感染源的传播和感染范围的扩大。

国务院2003年颁布的《医疗废物管理条例》规定医院做好医疗废物的管理，医院应当及时收集本单位产生的医疗废物，并按照类别分置于防渗漏、防锐器穿透的专用包装物或者密闭的容器内。医疗废物专用包装物、容器，应当有明显的警示标识和警示说明。医院应当建立医疗废物的暂时储存设施、设备，不得露天存放医疗废物；医疗废物暂时存的时间不得超过2天。医疗废物的暂时储存设施、设备，应当远离医疗区、食品加工区和人员活动区以及生活垃圾存放场所，并设置明显的警示标识和防渗漏、防鼠、防蚊蝇、防蟑螂、防盗以及预防儿童接触等安全措施。医疗废物的暂时储存设施、设备应当定期消毒和清洁。医院应当使用防渗漏、防遗撒的专用运送工具，按照本单位确定的内部医疗废物运送时间、路线，将医疗废物收集、运送至暂时贮存地点。运送工具使用后应当在医院内指定的地点及时消毒和清洁。医院应当根据就近集中处置的原则，及时将医疗废物交由医疗废物集中处置单位处置。医疗废物中病原体的培养基、标本和菌种、毒种保存液等高危险废物，在交医疗废物集中处置单位处置前应当就地消毒。医院产生的污水、传染病患者或者疑似传染病患者的排泄物，应当按照国家规定严格消毒；达到国家规定的排放标准后，方可排入污水处理系统。不具备集中处置医疗废物条件的医疗卫生机构应当按照县级人民政府卫生行政主管部门、环境保护行政主管部门的要求，自行就地处置其产生的医疗废物。自行处置医疗废物的，应当符合下列基本要求：一是使用后的一次性医疗器具和容易致人损伤的医疗废物，应当消毒并做毁形处理；二是能够焚烧的，应当及时焚烧；三是不能焚烧的，消毒后集中填埋。

国务院2003年颁布的《病原微生物实验室生物安全管理条例》明确规定实验室的设立单位及其主管部门负责实验室日常活动的管理，承担建立健全安全管理制度，检查、维护实验设施、设备，控制实验室感染的职责；保护实验室工作人员和公众的健康。医院应当依照本条例的规定制订科学、严格的管理制度，并定期对有关生物安全规定的落实情况进行检查，定期对实验室设施、设备、材料等进行检查、维护和更新，以确保其符合国家标准。实验室应当依照环境保护的有关法律、行政法规和国务院有关部门的规定，对废水、废气以及其他废物进行处置，并制订相应的环境保护措施，防止环境污染。医院应当指定专门的机构或者人员承担实验室感染控制工作，定期检查实验室的生物安全防护、病原微生物菌（毒）种和样本保存与使用、安全操作、实验室排放的废水和废气以及其他废物处置等规章制度的实施情况。负责实验室感染控制工作的机构或者人员应当具有与该实验室中的病原微生物有关的传染病防治知识，并定期调查、了解实验室工作人员的健康状况。实验室工作人员出现与本实验室从事的高致病性病原微生物相关实验活动有关的感染临床症状或者体征时，实验室负责人应当向负责实验室感染控制工作的机构或者人员报告，同时派专人陪同及时就诊；实验室工作人员应当将近期所接触的病原微生物的种类和危险程度如实告知诊治医疗机构。接诊的医疗机构应当及时救治；不具备相应救治条件的，应当依照规定将感染的实验室工作人员转诊至具备相应传染病救治条件的医疗机构；具备相应传染病救治条件的医疗机构应当接诊治疗，不得拒绝救治。实验室发生高致病性病原微生物泄漏时，实验室工作人员应当立即采取控制措施，防止高致病性病原微生物扩散，并同时向负责实验室感染控制工作的机构或者人员报告。负责实验室感染控制工作的机构或者人员接到疑似实验室感染或高致病性病原微生物泄漏的报告后，应当立即启动实验室感染应急处置预案，并组织人员对该实验室生物安全状况等情况进行调查；确认发生实验室感染或者高致病性病原微生物泄漏的，应在2h内向辖区卫生行政部门报告，并同时采取控制措施，对有关人员进行医学观察或者隔离治疗，封闭实验室，防止扩散。

医院感染管理依据医院在医疗、诊断过程中出现的医院感染等客观规律、运用有现代管理理论和方法，对医院感染现象进行有计划、组织地控制活动，医院感染管理内容有：医院感染管理的组织及设置专职人员，医院感染的监测，医院感染的控制，医院消毒灭菌的监测与管理，重点部门的医院感染管理，实验室生物安全管理，医疗废物处理的监管，医疗废水处理的监管，感染性职业暴露的处理与管理，医院感染的知识培训等。

随着医疗技术的不断发展，医院感染的预防与控制面临更多的挑战，大量介入性诊断、治疗技术普遍应用于临床，放疗、化疗以及抗生素广泛应用，加之疾病谱的变化和人口老龄化程度的不断提高，使得医院感染的传染源、传染途径和易感人群都发生了很大改变。在病原学方面，医院感染病原体的复杂性、多样性及其新的演变趋势给医院感染管理和临床诊疗工作提出了许多新的课题，原已被控制的一些传染病存在死灰复燃、卷土重来的可能，不能掉以轻心。随着病原体的变异和抗菌药物的推陈出新，导致了微生物的耐药性，并在医院中传播。目前，肺炎球菌、葡萄球菌、肠球菌和结核杆菌对许多曾经有效的抗菌药物耐药，耐甲氧西林金葡萄球菌（MRSA）、耐万古霉素金葡萄球菌（VRA）及多重耐药菌株不断增加。多重耐药菌是指有多重耐药性的病原菌，多重耐药性系指同时对多种常用抗微生物药物发生的耐药性，即一种微生物对三类（比如氨基糖苷类、红霉素、β-内酰胺类）或三类以上抗生素同时耐药，而不是同一类三种。微生物耐药率不断增加的原因主要是不合理使用和滥用，这些耐药菌株分布广，传播快，容易产生暴发流行，给临床治疗带来很大困难。在感染宿主方面，由慢性非传染性疾病患者、老年人以及儿童构成的易感人群队伍在迅速增大。医院感染的问题愈来愈突出，管理的难度逐步加大，对医院感染管理和专业人员的专业技术水平提出了更高要求。

（二）医院感染监测及管理

医院要依照《中华人民共和国传染病防治法》《医疗废物管理条例》《病原微生物实验室生物安全管理条例》《医院感染管理办法》《医院感染诊断标准（试行）》《突发公共卫生事件相关信息报告管理工作规范（试行）》及《传染病信息报告管理规范》及当地的医院感染管理规定，结合医院实际建立健全医院感染管理体系。医院成立医院感染管理委员会，医院感染管理委员会成员由医院感染管理科、医务科、护理部、临床科室、消毒供应室、手术室、检验科、药剂科、设备科、后勤管理部门及其他有关部门的主要负责人组成，主任委员由医院院长或者主管医疗副院长担任。医院感染管理委员会下设办公室在医院感染管理科，负责日常工作，建立由医院感染管理委员会、医院感染管理科、临床医技科室医院感染管理小组共同组成的医院感染管理三级网络。

医院感染管理工作人员要熟悉《中华人民共和国传染病防治法》《医疗废物管理条例》《病原微生物实验室生物安全管理条例》《医院感染管理办法》《医院感染诊断标准（试行）》《突发公共卫生事件相关信息报告管理工作规范（试行）》及《传染病信息报告管理规范》及当地的医院感染管理规定，具体组织实施医院感染管理工作。组织开展医院感染监测，对医院感染发生状况进行调查、统计分析，并向医院感染管理委员会或者医院主管院长报告；对医院感染暴发事件进行报告和调查分析，提出控制措施并协调、组织有关部门进行处理；对传染病的医院感染控制工作提供指导；对医院感染及其相关危险因素进行监测、分析和反馈，针对问题提出控制措施并指导实施；对医院的清洁、消毒、灭菌、隔离、无菌操作技术、医疗废物管理、废水处理及排放等工作提供指导；对医务人员预防医院感染的职业卫生安全防护工作提供指导；参与抗菌药物临床应用的管理工作；对消毒药械和一次性使用医疗器械、器具的相关证明进行审核；对医务人员进行预防和控制医院感染的培训工作。医院感染管理科可充分利用医院感染管理三级网络，指导临床医技科室的医院感染管理小组督导科内工作人员熟悉《医院感染管理办法》《医院感染诊断标准（试行）》及本院的医院感染管理规章制度，做好医院感染管理日常工作，让医院感染病例报告、消毒隔离、无菌操作技术、医疗废物管理、感染性职业暴露防护、生物安全等工作在科室内按流程和规范运行。

医院感染管理科可结合本院实际开展医院感染监测，系统主动地观察医院感染的发生、分布以及影响感染的各种因素，定期汇总并进行分析，定期将监测结果报送和反馈给有关部门和科室，以便采取有效措施控制医院感染，如医院感染的感染率、病原体种类及细菌耐药性的变迁、医院感染的后果和感染的控制效果等。医院感染监测的项目有：医院感染发病率监测（包括医院感染发病率、医院感染部位发病率、医院感染易感因素、病原体特点及耐药性、医院感染暴发等）、医院感染卫生学监测（包括消毒、灭菌效果监测；空气、物体表面、工作人员的手、使用中的消毒剂/灭菌剂、血液透析系统、污水排放卫生学等）、抗菌药物合理使用监测、医务人员感染性职业暴露监测等。医院感染监测按监测对象和目的不同分为目标性及全面综合性监测两个基本类型。新建医院或未开展过医院感染监测的医院，无医院感染监测的基底数据时，医院必须开展全面综合性监测。医院感染全面综合性监测主要目的是了解全院感染情况，对医院内所有患者和工作人员进行医院感染及相关因素的监测，监测各科室的感染率、各感染部位的感染率、病原体种类及细菌耐药性、各种感染的易感因素以及增加医院感染的因素，根据监测结果采取干预措施，通过继续监测评价干预措施的效果。医院感染目标性监测是指针对医院高危人群、高发感染部位等开展的医院感染及其危险因素的监测，如重症监护病房医院感染监测、新生儿病房医院感染监测、手术部位感染监测、血液透析感染监测等。医院感染全面综合性监测的时间应连续且不少于2年，当已经开展2年以后，全院医务人员具有一定的医院感染监测意识时，医院可考虑转为医院感染目标性监测。

1.医院感染病例报告及监测

医护人员均要熟练掌握《医院感染诊断标准（试行）》及医院感染病例的报告，各临床科室经治医师发现疑似医院感染病例即向科主任报告，同时临床医师对医院感染病例或疑似感染病例要进行微生物病原体检测。在科室领导的主持下，经本科室医院感染管理小组讨论和进一步的检查、分析，经治医师做好讨论记录，讨论后确定为医院感染病例由经治医师在24h内填报医院感染病例报告卡送医院感染管理科。若科室的医院感染管理小组讨论后尚不能排除疑似医院感染病例，科室将该病例的病历资料及讨论情况向医院感染管理科报告，医院感染管理科向医院感染管理委员会汇报，由医院感染管理委员会研究、分析，最后确认或排除。各临床科室要将发现的医院感染病例登记在本科室的医院感染病例登记本上，科室的医院感染管理小组要定期自查本科室的医院感染病例登记情况，定期查漏报和漏登并督导相关医务人员补报补登等。如确诊为传染病的医院感染，除了向医院感染管理科报告外，经治医师还要按法定传染病的报告时限向预防保健科报告，医院感染管理科可结合《中华人民共和国传染病防治法》的规定指导相关部门或人员进行疫情处理。

在短期内同一科室突发5例以上的疑似医院感染或3例以上感染病例，检验科发现同一科室送检标本的病原体有聚集现象时,均应立即电话报告医院感染管理科并填写医院感染暴发流行个案调查表。医院感染管理科接到科室报告后,立即到现场核实,开展流行病学调查、环境卫生学检测以及有关的标本采集、病原学检查等工作,了解医院感染的流行与暴发现况,进一步明确诊断,核实是否为医院感染流行或暴发。如核实为医院感染事件,要调查此次医院感染流行与暴发的范围、时间经过、涉及的患者情况,要查找医院感染流行与暴发的传染来源,查清引起医院感染的病原体及其特征,寻找传播途径或流行因素。医院感染管理科将调查、核实、分析情况等立即向主管院长报告,通报医务科、护理部,组织专家对医院感染或疑似病例进行会诊,商讨诊疗方案及控制措施。经调查证实出现医院感染流行时,医院感染管理科要在12h内向辖区疾病预防与控制中心报告。发生医院感染流行或暴发的科室要在医院感染管理科指导下积极调查、分析,一边调查,一边积极采取有效的控制措施(如医护人员的防护、消毒灭菌处理、住院病例的隔离等),防止医院感染的蔓延。如一周内未能控制医院感染的流行或出现医院感染死亡病例,医院感染科要责令该临床科室即刻暂停收治患者,继续实施医院感染控制干预措施,同时用电话向主管院长、辖区疾病预防与控制中心及卫生行政部门报告,向医院相关部门通报。医院感染流行或暴发事件处理后,医院感染管理科要及时完成调查报告,报送医院感染委员会、辖区疾病预防与控制中心及卫生行政部门。如为疑似传染病的医院感染流行,除了向医院感染管理科报告外,经治医师还要按法定传染病的报告时限向预防保健科报告,医院感染管理科、预防保健科等可结合《中华人民共和国传染病防治法》的规定指导相关部门或人员进行疫情处理。

医院可以通过医院感染管理专职人员及医护人员在住院查房或查阅医疗护理记录和微生物学检验报告等途径进行医院感染病例监测。医院感染管理专职人员可根据医院具体情况,对全院或重点科室有计划地进行横断面调查,如定期到病房巡视、向医师和护士了解是否有新发现的医院感染病例。尤其密切注意住院时间长、病情重、免疫力低下、接受介入性操作、体温高和使用抗菌药物的患者,医院感染管理专职人员如发现可疑医院感染病例要检查病历及其他相关资料,指导临床科室发现医院感染病例。医院感染管理专职人员可通过医院的信息系统监测医院感染高危人群(如发热、白细胞增多、使用抗菌药物治疗、接受介入性操作、病原体检查等易感因素),查阅这些病例的各种医疗、护理的记录,结合各种辅助检查(如X线检查、CT、血清学诊断等)进行医院感染病例监测。医院感染管理专职人员也可通过定期查看检验科微生物室检验结果记录,监测临床医师对医院感染病例或疑似感染病例要进行微生物病原体检测的结果,了解医院感染病例的病原体分布。医院感染管理专职人员定期对医院感染病例监测原始资料进行检查核对,认真整理、汇总,统计分析医院感染的发病率及各科室、各系统疾病、各部位的医院感染率;分析医院感染特征、医院感染影响因素、医院感染病原体分布、病原体的耐药性;提出医院感染控制和预防的措施，亦可根据历年的医院感染情况预测医院感染的某些趋势并提出防控策略。

2.医院消毒灭菌效果监测

医院感染管理专职人员要定期督导各部门开展医院消毒灭菌效果监测，根据监测结果评估医院内消毒灭菌效果情况，提出医院消毒灭菌指导意见。

医院必须对消毒、灭菌效果定期监测，灭菌合格率必须达到100%，不合格物品不得进入临床使用。医院所有的灭菌器必须进行物理、化学、生物监测，不同的灭菌器物理、化学、生物监测方法有所不同，如医院常用的压力蒸汽灭菌器的物理监测法是每次灭菌应连续监测并记录灭菌时的温度、压力和时间等灭菌参数。温度波动范围在±3℃以内，时间满足最低灭菌时间的要求，同时应记录所有临界点的时间、温度与压力值，结果应符合灭菌的要求。化学监测法是指灭菌包外应有化学指示物监测，高度危险性物品包内应放置包内化学指示物，置于最难灭菌的部位，经过一个灭菌周期后根据其颜色改变来判断是否达到灭菌要求。生物监测法是指每周将一定量的菌株经过一个灭菌周期后根据菌株是否仍有存活来判断灭菌情况。在紧急情况灭菌植入型器械时，可在生物PCD中加用5类化学指示物。5类化学指示物合格可作为提前放行的标志，生物监测的结果应及时通报使用部门；采用新的包装材料和方法进行灭菌时应进行生物监测；灭菌器新安装、移位和大修后应进行物理监测、化学监测和生物监测。物理监测、化学监测通过后，生物监测应空载连续监测3次，合格后灭菌器方可使用。对于小型压力蒸汽灭菌器，生物监测应满载连续监测3次，合格后灭菌器方可使用。预真空（包括脉动真空）压力蒸汽灭菌器应进行B-D测试并重复3次，连续监测合格后，灭菌器方可使用。

医院使用中的消毒剂必须每季度进行1次生物监测，灭菌剂必须每月进行1次生物监测；同时使用中的含氯消毒剂、过氧乙酸、戊二醛必须每天进行浓度监测，并有详细的记录。消毒、灭菌后的物品必须每月抽样做生物监测，消毒物品不得检出致病性微生物，灭菌物品不得检出任何微生物。

医院使用中的紫外线灯管应进行日常监测（灯管使用时间、累计照射时间和使用人签名等），每季度进行1次照射强度监测，必要时进行生物监测，即经消毒后的物品或空气中的自然菌减少90%以上。新紫外线灯管使用前必须进行照射强度监测。

消毒后的胃镜、肠镜、喉镜、气管镜等各种内窥镜应每季度进行生物监测，灭菌后的腹腔镜、关节镜、胆道镜、膀胱镜、胸腔镜等必须每月进行生物监测。每月对透析用水、透析液、置换液进行生物监测一次，每季度对透析用水、透析液、置换液进行尝试验检测一次。

医院还要接受辖区卫生行政部门委托部门抽查医院消毒灭菌效果，根据其检查情况进一步规范医院消毒灭菌工作，保障医院消毒灭菌效果合格。

3.医院环境卫生学监测

血液透析室、供应室无菌区、治疗室、换药室等重点部门进行环境卫生学监测，每季度对普通病房进行环境卫生学监测。医院感染管理科定期评估医院内环境卫生学状况，提出医院内的清扫、擦洗、抹拭、通风换气、消毒、灭菌及医护人员洗手等方面的指导意见，并要督导相关部门整改。若发生医院感染暴发流行，不能排除医院环境卫生学的影响时，医院感染管理科应及时进行环境卫生学监测。

4.医院内医疗废物处置的管理

医院要按《医疗废物管理条例》规定建立并健全医疗废物管理责任制，医院法人代表为第一责任人，总务科具体负责医疗废物收集、运送、贮存、处置的具体措施落实工作，临床科室负责医疗废物的分类及放置，医院感染管理科定期对医疗废物管理进行督导，防止因医疗废物导致传染病传播和环境污染事故。从事医疗废物收集、运送、储存、处置等工作的人员均要接受《医疗废物管理条例》和安全防护等知识的培训。负责医院内废物收集、运送、处理的后勤保洁人员除了接受相关培训外，还要充分了解医疗废物对环境和健康的危害性，理解使用个人卫生防护用品的意义；在工作中须穿戴好防护手套、口罩、工作服、靴等防护用品；每次医院内废物处理结束后即将手套丢弃，洗手并用消毒液浸泡，工作服每天更换并消毒。

医院设置三种颜色的垃圾袋并统一供给，黑色袋装生活垃圾，黄色袋装医疗废物，红色袋装放射性废物；要求垃圾袋坚韧耐用、不漏水。医院设有医疗废物暂时储存室，应远离医疗区、食品加工区、人员活动区和生活垃圾存放场所，方便医疗废物运送人员及运送工具、车辆的出入；设有明显的医疗废物警示标识和"禁止吸烟、饮食"的警示标识，也可将医疗废物管理制度和工作程序贴上墙；医疗废物暂存室必须上锁，避免医疗废物流失。医疗废物暂存室有冲洗地面、洗手等设施，必须每天进行清洗、消毒；有防渗漏、防鼠、防蚊蝇、防蟑螂、防盗以及预防儿童接触等安全措施；医疗废物储存容器绝对密闭，防止渗漏和雨水冲刷。

医疗废物由经医疗废物处理培训的后勤保洁人员定时（每天2次）到各科室和诊疗区域收集，在收集前应当检查包装袋或容器的标识、标签及封口是否符合要求，收集时必须与科室相关工作人员共同做好医疗废物的称重、记录、签名，用密封容器装好按固定线路运送至医院的医疗废物暂存室统一存放，在整个过程做到身体不要直接接触医疗废物和人不离车，同时应小心轻放避免包装袋或容器破损。放入包装袋或者容器内的各类废物不得取出，包装袋或者容器外表面被污染，应立即对被污染处进行消毒处理或者增加一层包装。收集运送医疗废物应当使用防渗漏、防遗撒、无锐利边角、易于装卸、清洁和消毒的封闭式专用车，后勤保洁人员每天运送工作结束后，应当及时对运送工具进行清洁、消毒并做好记录。医院可与辖区医疗废物处置单位（经县级以上环境保护部门许可的）协商每天来医院收集医疗废物的频次，医院内负责医疗废物交接的工作人员要与辖区医疗废物处置中心工作人员共同按既定的时间在医院医疗废物暂存室做好医疗废物的交接，包括数量（桶数/袋数）和类别等，共同做好登记、签字等。医院对医疗废物的登记内容应当包括医疗废物的来源、种类、重量或者数量、交接时间、最终去向以及经办人签名等项目，登记资料至少保存3年；任何人不得将医疗垃圾自行外运、外卖；禁止在非收集、非暂时贮存地点倾倒、堆放医疗废物，禁止将医疗废物混入其他废物和生活垃圾。医院内负责医疗废物交接的工作人员要统计到各科室收集的量，认真核查，保证各科室收集的医疗废物总量与运出医院的总量相符。

诊室、注射室、治疗室等处置室内的垃圾桶必须加盖，分生活垃圾、医疗垃圾，容器外必须有明显的废物标志，未被污染的废弃物（如一次性医用用品外包装、药品外包装、输液液体瓶等）可以放置生活垃圾桶内。废弃后的注射器与输液器/针头等利器、被血液和体液污染的注射器、输液器针头、输血器、玻璃安瓿等应放入锐器盒内，当装满3/4时密封后放入专用医疗废物暂存容器；每个锐器盒必须有启用时间，锐器暂存时间不得超过48h。诊疗过程中产生的医疗垃圾必须置黄色垃圾袋中，当装满3/4时扎紧袋口后放入专用医疗废物暂存容器中，盛装医疗废物的每个包装袋应防渗漏，外表面粘贴有明显的警示标识和警示说明的标签。禁止将医疗废物与生活垃圾混合，如不慎将生活垃圾混入医疗废物中，则应按照医疗废物进行处理。感染性废物、病理性废物、损伤性废物、药物性废物及化学性废物不能混合收集；少量的药物性废物可以混入感染性废物，但应当在标签上注明。化学性废物中批量的废化学试剂、废消毒剂应当使用统一容器盛装，交由专门机构处置。医疗废物中病原体的培养基、标本和菌种、毒种保存液等高危险废物，应当首先就地进行压力蒸汽灭菌或者化学消毒处理，然后按感染性废物收集处理；隔离的传染病患者或特殊感染患者产生的医疗废物应装入双层黄色垃圾包装袋并及时密封，做好明显警示标识。被血液或体液污染的口罩、帽子、鞋套、中单、尿布等按医疗废物处理，各科室的医院废物暂存处必须张贴有医疗废物的警示标识。隔离的传染病患者或者疑似传染病患者产生的具有传染性的排泄物，应当按照国家规定严格消毒。废弃的麻醉、精神等药品空瓶统一由药剂科无害化处理；废弃药品（统一由药剂科收集）、批量的废化学试剂、废消毒剂统一由后勤部门派专人收集交至辖区医疗废物处置单位统一处理，交接时要详细登记、签字。

医疗废物运送过程中当发生废物桶倒翻导致医疗废物大量溢出、散落时，医疗废物运送人员应立即向部门主管报告；同时请求保安的支持，请保安立即在受污染地区设立隔离区，禁止其他车辆和行人穿过，避免污染物扩散和对行人造成伤害。医疗废物运送人员对溢出、散落的医疗废物迅速进行收集、清理和消毒处理，对于液体溢出物采用吸附材料吸收处理；对被污染的地面或物品要进行清洁和消毒处理；如在清理过程中不慎受伤，应及时采取医学处理措施。在做好应急处置的同时，涉事部门必须向医院相关部门报告事故发生及处理情况，事故处理完毕后以书面报告（含事故发生的时间、地点、原因及其简要经过，泄漏、散落医疗废物的类型和数量、受污染的原因及医疗废物产生单位名称，医疗废物泄漏、散落已造成的危害和潜在影响，已采取的应急处理措施和处理结果等）向医院感染管理科汇报。如属医院内医疗废物流失、泄漏、扩散和意外事故，应当按照《医疗废物管理条例》和《医疗卫生机构医疗废物管理办法》的规定采取相应紧急处理措施，并在48h内向辖区卫生行政主管部门、环境保护行政主管部门报告。医院发生因医疗废物管理不当导致1人以上死亡或者3人以上健康损害，需要对致患者提供医疗救护和现场救援的重大事故时，涉事部门应立即用电话报告医院感染管理科或总值班、主管院长，医院感染管理科或总值班应当在12h内向辖区卫生行政主管部门报告，并按照《医疗废物管理条例》和《医疗卫生机构医疗废物管理办法》的规定，采取相应紧急处理措施。

生活垃圾由后勤保洁人员定时到医院内各垃圾放置点收集，用密封容器装好按固定线路运送至医院垃圾处理站统一存放，由辖区生活垃圾处置单位（经环境保护部门许可的）定期收集运走。

医院感染管理科要定期督导各部门的医疗废物处理工作，发现不规范处置医疗废物时要及时督导相关部门整改，评估医院内医疗废物处理情况，提出加强医院内医疗废物处置管理的措施。

5.医院污水处理及排放管理

医院要对污水、污泥严加管理，未经消毒或无害化处理不得排放、清掏或做农肥。医院污水处理站必须有专人负责，污水处理人员必须经过岗前培训，正确掌握有关卫生知识及设备操作技术，每天检查污染流量、计算加入足量的消毒剂，处理后的污水经监测合格方可排放，按环保部门要求对污水的投药量、pH值、余氯浓度每日进行监测并做好详细的记录。医院要定期对排放系统进行维修、保养，保持污水排放系统顺利通畅。医院污水处理原料要妥善保管，合理配比；遇特殊情况（如在传染病流行期间、院内感染异常波动时），应增加污水处理消毒剂的投放量，保证污水处理的余氯含量 $>6.5mg/L$。医院污水处理工作人员要做好自身防护，采集污水时戴手套，操作后洗手，保持处理室内空气流量及环境清洁，必要时可请医院感染管理科指导。医院感染管理科每月对污水的pH值、余氯浓度及总大肠菌群进行监测，监测结果保存备查，每季度接受环保部门和疾病预防与控制部门的监测并保存其监测结果；监测项目有不合格项时医院感染管理科要督导相关部门限期整改。

6.抗菌药物合理使用监测及管理

医院成立抗菌药物管理小组，负责医院内抗菌药物的合理应用、会诊指导和监督管理工作，促进临床合理使用抗菌药，从而减少医院感染的发生，阻止或减缓耐药菌株的产生及发展。医院感染管理科、医务科、药剂科等部门根据卫生部颁布的《抗菌药物临床应用指导原则》《关于进一步加强抗菌药物临床应用管理的通知》《关于抗菌药物临床应用管理有关问题的通知》等要求制订本院合理使用抗菌药物规范及相关管理措施。医院感染管理科和医务科要以多种形式向临床医师宣教合理使用抗菌药物的原则和意义,督导各科室在诊疗中严格按抗菌药物的适应证、禁忌证使用,密切观察药物效果和药品不良反应,合理使用抗菌药物。医院感染管理科和药剂科共同做好抗菌药物临床使用的监控,根据药剂科对医院各科室使用抗菌药物监测结果,每月进行统计分析,发现使用抗菌药物异动大的要进一步调查、核实,综合分析后属抗菌药物滥用的药品提出警告、暂停使用、退出的建议,提交给医院抗菌药物管理小组、药事委员会讨论决定。临床药师抽查各科室的抗菌药物的合理使用情况,对不合理的给予反馈、整改。临床科室发现严重或难治的感染性疾病及用药出现的严重不良反应、二重感染等,要及时向医院感染管理科报告,由医院感染科和医务科组织院级会诊,提出合理使用抗菌药物的意见。对患有严重感染性疾病或需使用三线特殊抗菌药物(如亚胺培南-西司他丁钠、万古霉素等)的患者,收治科室或主管医师不得直接开具三线特殊抗菌药物处方,要向医院感染管理科和医务科报告,请医院抗菌药物管理小组专家会诊,提出抗菌药物使用的品种、方法、时间以及其他事项;患者收治科室或主管医师对会诊意见应严格遵照执行,将治疗情况定期向医院感染管理科汇报,以确保抗菌药物使用的安全可靠。医院感染管理科、质控科、药剂科、门诊部等部门每月联合抽查处方和病历,点评抗菌药物合理使用情况,提出整改建议,医院感染管理科督导各科室落实整改情况,多种形式促进抗菌药物的合理使用。医院感染管理科收集、汇总、分析的全院多重耐菌监测情况,要及时向医院抗菌药物管理小组汇报(全院公布)。医院要从多方面综合管理抗菌药物的合理使用,避免抗菌药物应用不当导致菌群失调、细菌耐药性增加、人体重要器官损伤,从而增加发生医院感染的危险性,引起耐药菌在医院内传播。

7.医院多重耐药菌的监测及管理

卫生部要求医院应当加强对耐甲氧西林金黄葡萄球菌(MR-SA)、耐万古霉素肠球菌(VRE)、产超广谱β-内酰胺酶(ESBLs)的细菌和多重耐药的鲍曼不动杆菌等实施目标性监测,及时发现、早期诊断多重耐药菌感染患者和定植患者,加强微生物实验室对多重耐药菌的检测及其对抗菌药物敏感性、耐药模式的监测,根据监测结果指导临床对多重耐药菌医院感染的控制工作。

各临床科室发现多重耐药的疑似患者,应及时采集标本送微生物室检测;经检测为发现有多重耐药菌株时,经治医师要及时报告科主任和医院感染管理科,可提出相应的控制措施供科室参考。微生物室检测出多重耐药菌株[耐甲氧西林金黄葡萄球菌(MRSA)、耐万古霉素肠球菌(VRE)、产超广谱β-内酰胺酶(ESBLs)的细菌和多重耐药的鲍曼不动杆菌]时,应立即电话通知送检科室和医院感染管理科并尽快发出检验报告。科主任获悉多重耐药的患者后应及时组织科内专家商讨控制措施,向医院感染管理科汇报科室讨论情况,必要时组织院级会诊或辖区专家会诊,提出控制方案;医院感染管理科接到报告即开展核实、调查工作,指导科室做好接触隔离和预防控制措施。如多重耐药的疑似患者属医院感染病例,同时按医院感染病例报告程序做好报告工作;如考虑此多重耐药菌感染可能为医院感染暴发或后果严重的医院感染时,医院感染科要立即报告主管院长。出现多重耐菌患者的科室应做好重耐菌病例一览表、病历卡及床旁标记,由科主任和护士长共同负责病区内多重耐药菌患者的消毒隔离措施的落实情况,指导科内医务人员按规范操作,做好患者及家属的解释及相关宣教工作。多重耐药菌患者一般情况下实行单间隔离,也可以将同类多重耐药菌感染者或定植者安置在同一房间。隔离病房不足时才考虑进行床边隔离,但不能与气管插管、深静脉留置导管、有开放伤口或者免疫功能抑制患者安置在同一房间。多重耐药菌感染者病房门口(或床边)放置警示牌(隔离卡)防止无关人员进入,提醒进入者应注意预防措施并在出病室前、后洗手;当多重耐菌感染者较多时,应保护性隔离未感染者,避免此类医院感染的扩散。进入多重耐菌感染患者病房的人员都必须做好个人防护措施(如戴口罩、帽子、手套等),当开展可能产生溶胶的操作(如抽吸器、纤维支气管镜、吸痰或雾化治疗等)时必须戴上标准外科口罩及眼镜。当实施床边隔离时,应先诊疗护理其他患者,多重耐菌感染患者安排在最后进行。多重耐药菌肺炎患者如要求使用机械通气装置,则必须备有过滤器或冷凝气阀,置于呼气管道以防污染通气设备;对于非急诊用仪器设备(如电子体温表、血压计、听诊器、静脉输液架、便器、轮椅)等必须专人专用,用后1000~2000mg/L含氯消毒液消毒(物体表面用1000mg/L含氯消毒液擦拭,便器用2000mg/L含氯消毒液浸泡消毒)。以尽量减少与多重耐药菌感染者接触的医务人员数量为原则,经治科室合理安排医护人员对多重耐药菌感染病例实行医疗处理;对葡萄球菌高度易感的医务人员(如使用糖皮质激素治疗、患皮炎或糖尿病)不能护理多重耐药菌感染患者。经治科室要指导清洁工用1000mg/L含氯消毒液每天清洁所有患者接触的平面及附近区域,使用过的抹布必须专区专用,用后即消毒处理;多重耐药菌感染患者出院(转科)后进行终末消毒。用于床旁诊断的仪器(如便携式X线机、心电图)必须在检查多重耐药菌感染患者完成之后用消毒剂进行擦抹;医护人员采集多重耐药菌感染患者的临床检验标本时必须戴手套、口罩、帽子及眼罩等。如患者需离开隔离室进行诊断、治疗,要防止感染的扩散。在把多重耐药菌感染患者转送去其他科室诊治时,都应先电话通知相关科室,以便他们做好准备,转送时必须由一名医务人员陪同,除交接班外还要告知接诊科室对多重耐药菌感染患者的预防与控制措施。经治科室及专家要依《抗菌药物临床应用指导原则》,根据细菌培养和药敏试验结果认真讨论并筛选适宜的抗生素,多重耐药菌感染患者使用抗生素后监测其效果;每次间隔>24h连续3次采样送检培养均阴性后,多重耐药菌感染患者可解除隔离。采集多重耐药菌感染患者的标本必须放在不漏水的塑料袋内进行运送，也可加套一个袋子，但不能同袋装入其他标本；采集的标本必须立即送检，不能通过其他管道传输系统进行运送。多重耐药菌感染患者产生的废物放入双层黄色垃圾袋内密闭运送。

8.感染性职业暴露处置及管理

医院指定医院感染管理科负责医院内感染性职业暴露处置的组织管理及协调，也包含医务人员职业暴露的调查、核实、处理和随访；感染性疾病科、检验科、药剂科、护理部等部门配合完成相关事宜。医院工作人员在从事诊疗、护理、医疗垃圾清运等工作过程中（违反操作规程者除外）意外被血源性传染病或者携带者的血液、体液污染了破损的皮肤或黏膜，或被含有血源性传染病的血液、体液污染了的针头以及其他锐器刺破皮肤，造成的机体损伤（即意外事件或针刺伤事件）时，可按感染性职业暴露处理，及时进行伤口处理和报告。一般情况下，感染性职业暴露者可立即挤出伤口部位的血，用流动水冲洗伤口，再用乙醇、碘酒消毒伤口；如果是溅到黏膜则立即用流动水或生理盐水冲洗。感染性职业暴露者应尽快报告科室负责人（医师向科主任报告，护士或工勤人员向护士长报告），填报《医务人员职业暴露登记表》，科室负责人核实确认后签字；电话报告医院感染管理科或总值班（节假日或晚上报总值班），医院感染管理科要指导感染性职业暴露者按流程到相关部门进行感染评估及医学处理。感染性职业暴露者持填写完整的《医务人员职业暴露登记表》到感染性疾病科，感染性疾病科专家给予职业暴露评估、提出医学处理方案并录入《医务人员职业暴露登记表》，开具检验申请单、药方及治疗单等。感染性职业暴露者拿《医务人员职业暴露登记表》到医院感染管理科登记，经医院感染管理科审核确认属感染性职业暴露并在药方、检验申请单等处盖章，感染性职业暴露者便可凭已盖章的检验单和药方按医疗程序进行检测、用药（含疫苗接种）、治疗等。医院感染管理科要督促感染性职业暴露者及时用药和检测等，了解其用药、检验结果及相关医学处理情况，定期随访感染性职业暴露者的健康状况及可能受职业暴露影响的疾病。如发生艾滋病职业暴露时，还应填报《艾滋病职业暴露人员个案登记表》，对事故情况进行登记和保存，力争在暴露后最短时间内（24h以内）开始预防用药，并抽血检测艾滋病病毒抗体和肝、肾功能，并将该血清留样备用。在《艾滋病职业暴露人员个案登记表》详细记录事故发生的时间、地点及经过；暴露方式；损伤的具体部位、程度；接触物种类（培养液、血液或其他体液）和含有艾滋病病毒的情况；处理方法及处理经过；是否采用暴露后预防药物，并详细记录用药情况、首次用药时间（暴露后几小时或几天）、药物毒副作用情况（包括肝肾功能化验结果）、用药的依从性状况。医院感染管理科应尽快向辖区疾病预防与控制中心报告并附上《艾滋病职业暴露人员个案登记表》；经辖区疾病预防与控制中心核实后，辖区抗艾滋病病毒安全药物储备库向医院提供艾滋病预防性用药。医务人员发生艾滋病职业暴露后一年内要定期检测艾滋病病毒抗体，即分别在暴露后6周、12周、6个月、12个月检测。

医务人员在岗时发生的感染性职业暴露（违反操作规程者除外）按医院感染性职业暴露处置流程报告和处理的，经医院感染管理科审核确认属感染性职业暴露并已盖章的，其感染性职业暴露的医学处理费用由医院承担；检验科、药剂科、感染性疾病科等要保存好经医院感染管理科盖章的检测申请单、药方、治疗单等，定期统计医院内感染性职业暴露医学处理工作量报医院感染管理科审核的交财务科结算。如感染性职业暴露涉及工伤问题，则还需按工伤相关规定执行。医院感染管理科要督导各部门规范医疗操作及医疗废物处置操作，提高消毒隔离意识，做好职业防护，防止职业暴露的发生，保障医院工作人员的安全与身体健康，避免职业暴露引发感染性疾病或传染病的扩散而涉及公众健康与安全。

四、医院妇幼保健工作管理

（一）概述

妇幼保健是根据妇女和儿童不同时期的生理和心理特点，针对危害妇女儿童身体健康与心理卫生的各种疾病和因素，运用预防医学、临床医学、基础医学、心理学、健康教育学、现代管理学、卫生统计学等知识和技术，对他们进行系统的健康保护和疾病防治，以保障妇女儿童的身心健康，提高健康水平。一个社会的发展和进步程度，集中反映在妇女儿童的生存状况上。妇幼卫生指标除了反映妇女儿童健康水平，也综合反映一个国家人口总体的健康素质、生活质量及文明程度，检验社会公平和现代化的水平，这已成为国际社会的共识。

《中华人民共和国母婴保健法》规定，国家发展母婴保健事业，提供必要条件和物质帮助，使母亲和婴儿获得医疗保健服务；各级人民政府领导母婴保健工作，母婴保健事业应当纳入国民经济和社会发展计划。可见妇幼保健属政府主导的公共卫生服务，但与临床医疗密切相关。医院妇幼保健工作的临床医疗主要包括围产期保健服务（如孕产期保健、产妇分娩、产后保健、产科急救和转诊等）、妇女病防治、婴幼儿疾病（如腹泻、急性呼吸道感染和营养不良等）的治疗、儿童保健等，这些临床医疗主要针对的是那些人类已准确掌握其发病规律且已形成非常成熟治疗技术，也是妇女和儿童常见病的干预和治疗，其不仅成本低，而且效益显著。

依照《中华人民共和国母婴保健法》规定，医院要负责其职责范围内的母婴保健工作，建立医疗保健工作规范，提高医学技术水平，采取各种措施方便人民群众，做好母婴保健服务工作。医院开展婚前医学检查、遗传病诊断、产前诊断以及施行结扎手术和终止妊娠手术的，必须经县级以上地方人民政府卫生行政部门许可；严禁采用技术手段对胎儿进行性别鉴定，但医学上确有需要的除外。从事婚前医学检查、施行结扎手术和终止妊娠手术的人员以及从事家庭接生的人员，必须经过县级以上地方人民政府卫生行政部门的考核，并取得相应的合格证书；从事母婴保健工作的遗传病诊断、产前诊断的人员，必须经过省、自治区、直辖市人民政府卫生行政部门的考核，并取得相应的合格证书。从事母婴保健工作的人员应当严格遵守职业道德，为当事人保守秘密。

《中华人民共和国母婴保健法》明确要求医院应当为育龄妇女和孕产妇提供孕产期保健服务。孕产期保健服务包括下列内容：母婴保健指导（对孕育健康后代以及严重遗传性疾病和碘缺乏病等地方病的发病原因、治疗和预防方法提供医学意见）、孕产妇保健（为孕妇、产妇提供卫生、营养、心理等方面的咨询和指导以及产前定期检查等医疗保健服务）、胎儿保健（为胎儿生长发育进行监护，提供咨询和医学指导）、新生儿保健（为新生儿生长发育、哺乳和护理提供的医疗保健服务）。对患严重疾病或者接触致畸物质，妊娠可能危及孕妇生命安全或者可能严重影响孕妇健康和胎儿正常发育的，医院应当予以医学指导。医师发现或者怀疑患严重遗传性疾病的育龄夫妻，应当提出医学意见；发现或者怀疑胎儿异常的，应当对孕妇进行产前诊断；对经产前诊断属胎儿患严重遗传性疾病、胎儿有严重缺陷或继续妊娠可能危及孕妇生命安全或者严重危害孕妇健康的情况，应当向夫妻双方说明情况，并提出终止妊娠的医学意见。医师和助产人员应当严格遵守有关操作规程，提高助产技术和服务质量，预防和减少产伤。医院要按照国务院卫生行政部门的规定，出具统一制发的新生儿出生医学证明；有产妇和婴儿死亡以及新生儿出生缺陷情况的，应当向卫生行政部门报告。医院要为产妇提供科学育儿、合理营养和母乳喂养的指导；对婴儿进行体格检查和预防接种，逐步开展新生儿疾病筛查、婴儿多发病和常见病防治等医疗保健服务。

《中华人民共和国母婴保健法》实施办法明确指出，母婴保健工作以保健为中心，以保障生殖健康为目的，实行保健和临床相结合，面向群体、面向基层和预防为主的方针。因此，妇幼保健公共卫生项目执行的重点是辖区妇幼保健院主导，社区诊所、社区健康服务中心或站、乡镇及二级医院等基层单位力量为主，积极联合辖区政府及相关部门推广妇幼保健公共项目，如紧密联系基层单位居委会、街道办等，广泛开展妇幼保健公共项目工作的宣传，动员目标人员参与项目内容，开展各种妇幼保健项目并将初步筛查的病例进行进一步检查或转诊。三级医院主要在妇幼保健相关疾病诊断和治疗上提供技术支持，能为基层医疗单位提供技术指导、会诊及参与现场救治等，及时收治基层医疗单位转诊来的重症、疑难病例，具备产前诊断资质的三级医院要接受辖区内转诊来需进行产前诊断的孕妇。三级医院应按辖区卫生行政部门要求与基层医疗单位建立良好的联系架构和方式，保障妇幼保健工作的技术指导、医疗救治、会诊等的顺畅，如建立对应的妇幼保健工作流程和值班安排等，让相关医疗单位及工作人员了解会诊、转诊及三级医院的值班专家等，发现需协助处理的妇幼保健工作能及时、有效联系进行处理，促进辖区妇幼保健工作质量的提高和工作效益。

医院妇幼保健工作并非只涉及妇产科和儿科，也需要其他科室大力协助，如急危重症孕产妇的救治、合并各类疾病高危孕妇的管理、出生缺陷儿童的诊断、爱婴医院等工作。医院要重视妇幼保健工作，依照《中华人民共和国母婴保健法》及实施办法、《母乳代用品销售管理办法》《新生儿疾病筛查管理办法》《母婴保健专项技术服务许可及人员资格管理办法》《产前诊断技术管理办法》《母婴保健专项技术服务基本标准》、辖区爱婴医院管理及出生医学证明领发管理等规定，制订医院妇幼保健的业务计划、组织管理和方案实施，承担医院及辖区卫生行政部门指定区域的妇女、儿童保健工作，具体督导相关科室或社区健康服务中心做好妇幼保健工作。医院要组织院内各专科资深专家组成急危重症孕产妇及新生儿抢救专家队伍，要建立并不断完善医院内妇幼保健相关的救治与转诊工作流程等，如急危重症孕产妇会诊及转诊流程、新生儿会诊及转诊流程等；加强医院内孕产妇、围产儿及5岁以下儿童死亡评审工作，定期组织评审、分析、总结经验并提出改进措施；让医院妇幼保健工作有足够的医疗技术支持，促进妇幼保健工作质量的提升。

（二）医院妇幼保健工作的实施及管理

医院按照《中华人民共和国母婴保健法》和实施办法保障妇幼保健工作的诊疗场所、医疗器械等设施，从事母婴保健工作的人员要经过县级以上地方人民政府卫生行政部门的考核并取得《母婴保健技术考核合格证书》，按程序申办《母婴保健技术服务执业许可证》，经卫生行政部门审核合格并取得《母婴保健技术服务执业许可证》便可开展相应的母婴保健诊疗项目。产前诊断以及施行结扎手术和终止妊娠手术的工作人员均要与医院签订责任书，如违反《中华人民共和国母婴保健法》则责任到人。

医院妇幼保健工作管理员必须熟悉《中华人民共和国母婴保健法》及实施办法、《母乳代用品销售管理办法》《新生儿疾病筛查管理办法》《母婴保健专项技术服务许可及人员资格管理办法》《产前诊断技术管理办法》《母婴保健专项技术服务基本标准》、辖区爱婴医院管理及出生医学证明领发管理等规定，具体组织医院内妇幼保健工作的实施，督导相关部门或工作人员按规范开展医院妇幼保健工作，督办《母婴保健技术服务执业许可证》《母婴保健技术考核合格证书》等证件。医院医务人员（包括进修、实习人员）要了解《中华人民共和国母婴保健法》《母乳代用品销售管理办法》及爱婴医院管理等基本知识等；从事母婴保健工作人员应熟悉母婴保健法规及相关技术规范，熟练掌握相关技术操作，定期接受辖区卫生行政部门或医院组织的母婴保健法规及技能培训、考核。医院可结合实际，指定预防保健科负责医院内妇幼保健工作的组织实施职能部门，在分管院长领导下，预防保健科具体负责本院妇幼保健的业务计划、组织管理和方案实施，具体督导各科室妇幼保健工作的实施。医院内妇幼保健工作与医疗、院内感染、护理等业务密切相关，预防保健科要充当好医院内妇幼保健工作的协调组织者，使医院内开展的妇幼保健工作既符合妇幼保健规范又遵照临床操作。医院要科学规划和设置产科门诊、孕妇学校、终止妊娠手术室、产房、爱婴区、新生儿室等，开展早孕检查、孕期保健、母乳喂养宣教、产前筛查、高危妊娠管理、孕产期医学处理、产后保健、爱婴行动促进、孕产妇及儿童死亡讨论评审等工作，发现以上工作不规范预防保健科要及时提出存在问题并积极协调完善相应工作，如未得到妥善解决要提出相关建议供主管院长参考，促进医院妇幼保健工作规范运行。如涉及妇幼保健业务的专项工作，预防保健科要积极组织相关部门或科室开展相应工作，尽可能组织相关工作骨干商讨并制订适宜本院操作的工作流程，运行本院有条件实现的妇幼保健专项工作，如难于运作的妇幼保健专项工作要提出科学的建议向业务主管部门报告，在业务主管部门指导下妥善处置好妇幼保健专项工作的安排。预防保健科要按照辖区卫生行政部门要求督导相关科室完善妇幼保健资料，妇幼保健信息及时录入相关手册或妇幼保健信息管理网络系统，按规范做好孕产妇保健系统管理、儿童保健系统管理等。预防保健科除了妇幼保健职能管理，也可结合医院实际情况参与妇幼保健的具体业务，如儿童保健或妇女保健门诊、妇幼信息等，妇幼信息含收集、整理各相关科室的妇幼保健资料，汇总、统计妇幼保健各种报表并报送辖区妇幼保健院（大多数辖区卫生行政部门指定辖区妇幼保健院为妇幼保健业务主管部门）。

1.孕产期保健、产科质量及相关信息管理

妇幼保健工作大多数内容和妇产科诊疗项目相关，较多妇幼保健工作由妇产科开展并落实，妇产科要认真开展妇幼保健工作：

（1）办好孕妇学校，开展遗传咨询及优生优育、围产期保健、母乳喂养宣传。

（2）设立高危及早孕检查门诊，要求有专人及专案管理，高危妊娠保健手册必须按要求盖章，月初要收集、整理上一个月高危孕产妇的资料，结案后归档。对有畸形分娩史的产妇要追踪检查。对来本院检查且未建卡的孕妇必须做好早孕检查建卡，开展孕妇的艾滋病、梅毒筛查工作，并将详细检查内容录入母子保健手册和妇幼保健信息管理网络系统。

（3）发现出生缺陷儿、新生儿破伤风、计划生育手术并发症、孕产妇死亡、死产、死胎、婴儿及5岁以下儿童死亡等要及时报告。

（4）开展新生儿疾病筛查工作，要求筛查率达100%。产后3天的访视由产科住院部完成，母子保健手册的记录要完整。

（5）妇幼保健的各项记录均要准确、及时录入母子保健手册和输入妇幼保健信息管理网络系统。

（6）产房打印出生医学证明要认真校对，避免错漏。

（7）通知出院产妇在产后30～42天到产科妇幼保健门诊检查，妇幼保健医师做好产后转诊、产后30天及42天检查、妇幼保健业务学习等，每月按时统计妇幼保健和爱婴医院等指标并报预防保健科。

妇产科与儿科要密切配合,保障新生儿会诊及转诊工作顺畅。产科筛选高危孕产妇,预先判断高危因素(早产、胎膜早破、多胎、妊高征、妊娠期糖尿病、反复产前出血、宫内发育迟缓、溶血病、胎儿畸形、孕妇心肺功能不全、慢性肾衰竭等)并提前通知新生儿科负责人。产时出现胎心减速、羊水浑浊、宫缩乏力等可能影响围生儿健康因素者,应及时电话通知新生儿科,新生儿科相关医师第一时间进产房或手术室准备抢救及复苏。新生儿科医师会诊后及时登记新生儿抢救记录、记录新生儿出生时情况,决定是否需收入新生儿科以观察或治疗。产科如发现早产儿、低出生体重儿、小于胎龄儿、新生儿窒息、羊水吸入综合征及其他具有高危因素产儿均需转入新生儿科进一步观察及治疗。产房及手术室转送新生儿科途中须做好保暖、吸氧等,新生儿科医师须一同护送。儿科发现出生缺陷儿、5岁以下儿童死亡等要及时报告并及时完善相关资料,新生儿室要严格按爱婴医院标准开展相关工作,如母乳哺养指导、住院新生儿母亲的泌乳指导等。

鉴于孕产妇的病情涉及母子安全,我们要重视孕产妇的救治,医院要充分利用自身医疗资源优势建立并不断完善急危重症孕产妇的诊治及救治绿色通道。在门(急)诊发现高危孕产妇有住院指征,由门诊医师收住院,患者转运途中有可能发生危险者,需派医护人员送入病房。设立急危重症孕产妇急救绿色通道,高危孕产妇出现分娩先兆、规律宫缩或胎膜早破、胎动异常等情况,可直接送到产房。门急诊医师遇急危重症孕产妇,按急会诊规范及时请会诊,可直接与拟邀请的院内急危重症孕产妇抢救专家组成员联系,并向专家简要叙述病情,对转诊来的急危重症孕产妇要及时处理,不得推诿。申请会诊时应由科室负责人或主管医师陪同会诊并汇报病情及诊治经过;急危重症孕产妇的会诊医师要按规定的时间到位,积极参与和指导患者抢救并详细书写会诊意见;必要时报医务科组织院级大会诊,按会诊结论采取相应处理措施(如明确诊断、统一综合治疗方案、是否需请外院专家会诊、继续医学观察治疗或转诊等)。

为维护妇幼信息安全和避免个人信息泄露,各妇幼信息相关工作站使用者及管理员要按权限操作妇幼卫生信息数据(指通过妇幼卫生信息系统所收集的所有信息数据库以及调用数据库的所有功能模块)。妇幼信息数据库包括:妇幼信息数据库的全部信息、其他需要保密的妇幼信息(如产生报表及一览表等)、新生儿疾病筛查及出生医学证明等有关信息。医院信息管理部门应保障相关设备的安全,加强对本院服务器的管理,防止非管理员接触。妇幼信息数据备份在本院,医院每台客户端设置固定内网IP地址,对外的数据摘录需院领导审批。医院妇幼信息系统设专人维护,妇幼信息管理员对使用人员设置不同的使用权限,并对使用人员进行备案。工作人员对所列内容负有严格的保密责任和义务,不得向第三方透露。工作人员不得将从数据库得到的信息用于任何商业目的,不得利用数据库信息向外进行销售活动。工作人员如违规操作,给患者造成任何损失或伤害,应承担相应责任；违反法律的，承担相应的法律责任。

2.医院促进爱婴行动工作管理

依WHO/UNICEF制定的《促进母乳喂养成功的十点措施》及辖区爱婴医院管理要求做好医院促进爱婴行动工作管理。成立医院促进爱婴行动领导小组，负责组织、领导爱婴医院的全面工作，下设办公室具体负责医院爱婴行动的计划、组织管理、方案实施和日常工作，年度要有计划和总结，全面开展爱婴行动。医院促进爱婴行动领导小组定期对全院爱婴行动工作进行质量评估，评估结果与相关科室及工作人员业绩考评挂钩，保障爱婴医院质量。医院爱婴行动领导小组办公室根据爱婴医院标准和目标，组织本院所有接触母婴的医务人员进行每年一次以上有关母乳喂养新知识的培训。新上岗和爱婴区工作人员均要接受规范的母乳喂养及哺乳管理培训，考核合格后方能上岗，培训、考核等资料均归档保存。全院工作人员要支持爱婴行动并付于行动中，有关医务人员要以爱婴医院的标准开展相关工作，接受爱婴医院主管部门的考评，不断提升爱婴行动质量。全院工作人员要遵守WHO/UNICEF保护、促进和支持母乳喂养联合声明《促进母乳喂养成功的十点措施》《国际母乳代用品销售守则》《××医院母乳喂养规定》《××医院促进母乳喂养成功十点措施》等。

（1）产科门诊、产科住院部、产房要以多种形式对孕妇及其家属进行母乳喂养健康教育，使其了解母乳喂养的好处及方法、技巧等；耐心指导，使产妇能坚持母乳喂养，保证医院出生儿童的母乳哺育率达到爱婴医院的标准。

（2）产妇进入待产室后，应进行母乳喂养知识复训和提问；新生儿出生后半小时内要进行母婴皮肤早接触，持续30min以上；当婴儿有觅食反射时，助产人员应协助做好早吸吮。剖宫产术产妇，在手术台上可先行母婴手拉手、脸贴脸，术后送回爱婴区，产妇能够做出应答后30min内，即开始母婴皮肤接触，持续30min以上，并帮助早吸吮。

（3）爱婴区工作人员要热情接待每一对母婴，母婴到爱婴区2h内医护人员应指导母亲进行母乳喂养。爱婴区实行母婴同室，当母婴分离时应指导母亲如何保持泌乳，鼓励按需哺乳。

（4）爱婴区房间每天消毒2次，床头柜、床架、门窗、护理车、输液架等每天要消毒，保持环境清洁、整齐、舒适、温馨。HBsAg（+）孕产妇要按规定隔离处置。

（5）爱婴区实行24h护理责任制，医护人员每1~2h至少巡视母婴一次，要有专职人员协助母亲进行母乳喂养。

（6）探视者必须遵守爱婴区规定，不携带奶粉、奶瓶、橡皮奶头等进入爱婴区，不得高声喧哗、坐卧于母婴床上等。

（7）除母乳外，禁止给产妇及婴儿喂任何食物或饮料，除非有医学指征。不要给母乳喂养的婴儿吸橡皮奶头作为安慰物。

（8）坚持产科医师三级查房制度和新生儿科医师每日到爱婴区查房制度。对高危产妇及婴儿应严密观察，重点交班，发现异常情况，及时处理。

（9）病理新生儿母亲可在婴儿需要哺乳时随时进入病室哺喂，也可按时挤出乳汁送奶，必要时可将挤出的乳汁置冰箱保存、备用。原则上母乳挤出后要喂自己的婴儿。

（10）不接受任何代乳品的馈赠，不使用宣传代乳品的物件。

（11）医院设立母乳喂养咨询门诊和24h通畅的咨询热线电话，将出院产妇转给母乳喂养支持组织，促使其出院后继续支持母乳喂养。对来医院体检、就诊或住院的婴儿及哺乳妇女做进一步的母乳喂养宣传工作。

3.医院孕产妇、围产儿死亡病例报告及评审工作管理

医院成立孕产妇及围产儿死亡评审委员会，负责对本院孕产妇、围产儿死亡病例的结论性评审或学术性评审，分析发生孕产妇、围产儿死亡工作现状和存在的问题，讨论发生孕产妇、围产儿死亡的主要死因，提出解决问题的对策，提交给医院相关职能部门或业务科室，促进相关诊疗水平的提高。预防保健科可通过多种形式让医务人员了解孕产妇及围产儿死亡的定义、报告程序、调查内容等。

（1）报告对象：本院内发生的孕产妇、围产儿死亡病例。

①孕产妇死亡定义：指妇女从妊娠开始至妊娠结束后42天内，不论妊娠各期和部位，包括内外科原因、计划生育手术、宫外孕、葡萄胎死亡，不包括意外原因（如车祸、中毒等）死亡。

②围产儿死亡定义：指妊娠满28周以上（或出生体重>1000g以上）至产后7天内死亡的胎儿及新生儿，不包括计划生育要求引产的死胎、死产。

（2）报告内容。

①孕产妇死亡病例：死者姓名、年龄、现住址、户籍、首诊地点、分娩地点及时间、死亡地点及时间、死亡初步诊断等。

②围产儿死亡病例：母亲姓名及年龄、出生天数、户籍、首诊地点、分娩地点及时间、死亡地点及时间、死亡初步诊断等。

（3）报告程序。

①出现孕产妇死亡，主管医师要及时、准确地录入妇幼保健信息系统的"孕产妇死亡报告卡"（没有安装系统的填写纸质报告卡），12h内报送预防保健科妇幼保健工作管理员，预防保健科要在24h内电话报告辖区区妇幼保健院并完成审核。

②发现足月非畸形围产儿死亡，主管医师要及时、准确地录入妇幼保健信息系统的"围产儿死亡报告卡"（没有安装系统的填写纸质报告卡），12h内报送预防保健科妇幼保健工作管理员，预防保健科要在24h内电话报告辖区区妇幼保健院并完成审核。

③单发生围产儿死亡的，主管医师要及时、准确录入妇幼保健信息系统的"围产儿

死亡报告卡"（没有安装系统的填写纸质报告卡），5天内报送预防保健科妇幼保健工作管理员，预防保健科在3天内完成审核。

④如出现围产儿死亡同时合并孕产妇死亡的情况，主管医师应及时向预防保健科妇幼保健工作管理员报告孕产妇及围产儿死亡情况，并录入妇幼保健信息系统的"孕产妇死亡报告卡"和"围产儿死亡报告卡"（没有安装系统的填写纸质报告卡），预防保健科要在规定时限完成审核、报告。

⑤各科室对15~49岁的育龄妇女死亡病例，必须查实末次月经史和生育史，做好相关记录，避免因妊娠合并其他内外科疾病导致的死亡而发生孕产妇死亡漏报。发现如属孕产妇死亡病例，应按孕产妇死亡报告程序处理。

⑥预防保健科负责录入未安装妇幼保健系统科室的孕产妇及围产儿死亡报告卡，要在审核时限内完成妇幼保健信息系统的录入、审核。

（4）孕产妇及围产儿死亡调查。相关科室要积极配合辖区妇幼保健机构对孕产妇及围产儿死亡病例的调查，按要求提供孕产妇或足月非畸形围产儿死亡的原始病历复印件、病历摘要等资料，由医务科审核盖章，一周内交辖区妇幼保健院妇女保健科。

（5）孕产妇及围产儿死亡评审。

①孕产妇（或围产儿）死亡病例的主管医师要按照辖区孕产妇（或围产儿）死亡病例摘要格式及时完成死亡病例的病历摘要（3天内），提交给上级医师或科主任审核。

孕产妇（或围产儿）死亡涉及多科室的，所有参与诊治的科室3天内必须协助完成各专科的诊治病历摘要，并将病历摘要电子稿发送给该病例的主管医师和医院孕产妇及围产儿死亡评审委员会秘书。

②出现孕产妇（或围产儿）死亡的科室须在一周内组织死亡病例讨论，详细记录讨论经过，并将讨论意见填写在病历摘要的"科内自评"一栏中，科主任审核病历后3天内送交预防保健科妇幼保健工作管理员。

③预防保健科妇幼保健工作管理员收到孕产妇（或围产儿）死亡病例摘要，发送给医院孕产妇及围产儿死亡评审委员会秘书，两者均应认真审核该病历及摘要，如发现有漏项、错项及格式不合格等，汇总至妇幼保健工作管理员处，由预防保健科责成相关科室修改和完善。

④出现孕产妇或足月非畸形围产儿死亡一周内，医院孕产妇及围产儿死亡评审委员会应组织孕产妇或围产儿死亡评审，预防保健科妇幼保健管理员协助孕产妇及围产儿死亡评审委员会秘书准备齐孕产妇或足月非畸形围产儿死亡病历摘要，在评审会开始前提交给医院孕产妇及围产儿死亡评审委员会成员。孕产妇及围产儿死亡评审委员会秘书做好专家签到、评审记录、评审表的填写及相关资料整理。

⑤医院孕产妇及围产儿死亡评审委员会定期组织围产儿死亡评审，预防保健科妇幼

保健管理员协助孕产妇及围产儿死亡评审委员会秘书提前3天将围产儿死亡病历摘要提交给医院孕产妇及围产儿死亡评审委员会成员预审。孕产妇及围产儿死亡评审委员会秘书做好专家签到、评审记录、评审表的填写及相关资料整理。

⑥预防保健科将评审后的死亡病历摘要复印件、评审表、孕产妇或足月非畸形围产儿死亡病历复印件（一式两份）报送辖区妇幼保健院。无特殊情况，孕产妇或足月非畸形围产儿死亡评审资料在一周内完成报送，其他围产儿死亡评审资料在一个月内报送。

⑦评审注意事项：评审不是医疗事故鉴定或追查当事人责任。评审时要提供原始病历（有尸检报告要提交），要按辖区统一的表格和评审要求填写。

⑧院领导要每季度检查孕产妇及围产儿死亡评审委员会是否按期对死亡病例进行评审，查阅孕产妇及围产儿死亡评审委员会的评审记录。不按规定操作者要责令相关科室完成，予以通报批评或处分。

（6）预防保健科妇幼保健工作。管理员要每月到病案室和相关科室检查孕产妇及育龄妇女死亡病例、围产儿死亡病例的报告，督导迟报、漏报孕产妇及围产儿死亡病例的科室和当事人要及时补报和完善相关资料。预防保健科要将每季度的检查结果向院领导汇报，孕产妇及围产儿死亡报告和相关资料完善的质量纳入医院医疗质量管理，情节严重的要全院通报批评。

4.医院5岁以下儿童死亡报告及评审工作管理

为降低5岁以下儿童病死率，保障儿童健康，提高儿童保健工作质量，医院成立5岁以下儿童死亡评审委员会，对本院5岁以下儿童死亡病例的结论性评审或学术性评审，分析发生5岁以下儿童死亡工作现状和存在的问题，讨论发生5岁以下儿童死亡的主要死因，提出解决问题的对策，提交给医院相关职能部门或业务科室，促进相关业务诊疗水平的提高。预防保健科可通过多种形式让医务人员了解5岁以下儿童死亡的定义、报告程序、调查内容等。

（1）报告对象。本院内5岁以下儿童死亡病例及转诊往其他医院途中的5岁以下儿童死亡病例，不包括院前死亡病例。

（2）报告内容。包括：死者姓名、年龄、住址、户口地址、死亡地点、时间（含发现在非医疗保健机构死亡5岁以下儿童死亡的时间）、死亡诊断。

（3）报告程序。

①出现5岁以下儿童死亡，主管医师要及时、准确地录入妇幼保健信息系统的"5岁以下儿童死亡报告卡"（没有安装系统的填写纸质报告卡），5天内报送预防保健科妇幼保健工作管理员，预防保健科在3天内完成审核。

②预防保健负责录入未安装妇幼保健系统科室的"5岁以下儿童死亡报告卡"，要在审核时限内完成妇幼保健信息系统的录入、审核。

（4）5岁以下儿童死亡调查。相关科室要积极配合妇幼保健机构对5岁以下儿童死亡病例的调查，按要求提供相应的病历、病历摘要等资料。

（5）5岁以下儿童死亡评审。

①5岁以下儿童死亡病例的主管医师要按照辖区"5岁以下儿童死亡病例摘要"格式及时完成死亡病例的病历摘要（3天内），提交给上级医师或科主任审核。

5岁以下儿童死亡涉及多科室的，所有参与诊治的科室3天内必须协助完成各专科的诊治病历摘要，并将病历摘要电子稿发送给该病例的主管医师和医院5岁以下儿童死亡评审委员会秘书。

②出现5岁以下儿童死亡的科室须在一周内组织死亡病例讨论，详细记录讨论经过，并将讨论意见填写在病历摘要的"科内自评"一栏中，科主任审核病历后3天内送交预防保健科妇幼保健工作管理员。

③预防保健科妇幼保健工作管理员收到5岁以下儿童死亡病例摘要，发送给医院5岁以下儿童死亡评审委员会秘书，两者均应认真审核该病历及摘要，如发现有漏项、错项及格式不合格等，汇总至妇幼保健工作管理员处，由预防保健科责成相关科室修改和完善。

④医院5岁以下儿童死亡评审委员会要定期组织5岁以下儿童死亡评审，保障5岁以下儿童死亡评审资料在病例死亡1个月内完成报送。预防保健科妇幼保健管理员协助5岁以下儿童死亡评审委员会秘书提前3天将围产儿死亡病历摘要提交给医院5岁以下儿童死亡评审委员会成员预审。5岁以下儿童死亡评审委员会秘书做好专家签到、评审记录、评审表的填写及相关资料整理等工作。

⑤预防保健科将评审后的死亡病历摘要复印件、评审表（一式两份）报送辖区妇幼保健院。无特殊情况，5岁以下儿童死亡评审资料在病例死亡1个月内报送。

⑥评审注意事项：评审不是医疗事故鉴定或追查当事人责任。评审时要提供原始病历（有尸检报告要提交），要按辖区统一的表格和评审要求填写。

⑦医院领导要定期检查5岁以下儿童死亡评审委员会是否按期对死亡病例进行评审，查阅5岁以下儿童死亡评审委员会的评审记录；不按规定操作者要责令相关科室完成，予以通报批评或处分。

（6）预防保健科妇幼保健工作。管理员要每月到病案室和相关科室检查5岁以下儿童死亡病例的报告，督导迟报、漏报5岁以下儿童死亡病例的科室和当事人要及时补报和完善相关资料。预防保健科要将每季度的检查结果向院领导汇报，5岁以下儿童死亡报告和相关资料完善的质量纳入医院医疗质量管理，情节严重的要全院通报批评。

5.医院出生医学证明管理

医院可成立出生医学证明管理小组，依《中华人民共和国母婴保健法》及辖区出生医学证明管理的规定制订合理、严密的出生证领发程序，负责出生医学证明的管理。要求从事出生医学证明相关工作的人员必须熟练掌握《中华人民共和国母婴保健法》及辖区出生医学证明管理的规定，严格按程序规范操作，保证孩、证相符。非指定工作人员不能干预出生医学证明工作，认真按出生医学证明工作人员的指引完善相关手续。医院内各相关部门要按辖区出生医学证明管理的规定共同负责医院的领证、专用章的使用、打证、发证等工作，分别指定专人负责，职责清楚，制订合理的领发流程。

（1）空白出生医学证明的领取人员必须由出生医学证明管理小组指定人员负责，到辖区卫生行政部门或其委托的单位领取空白出生医学证明，预防保健科负责核实监督。领取的出生医学证明要将编号记录存档，做好出入库登记、交接签名等，定期自查复查。预防保健科负责封皮存放，产科负责空白出生医学证明证芯的存放，专柜专锁，专人管理。

（2）产科门诊和产科病房可在明显处张贴《领发出生医学证明告知书》，工作人员应做好告知书内容的宣传和解释工作。

（3）出生医学证明的打印由产科负责，从事出生医学证明相关工作的人员要坚持实事求是原则，必须依据新生儿出生时的真实情况，规范打印出生医学证明。打证人应认真审核申请人的相关资料，资料齐全方可打印出生医学证明，登记好打印记录并每月汇总。错证、废证以及补发的出生医学证明要到辖区卫生行政部门或委托单位进行更换并做好登记，不得重复或交叉打印，确保一个新生儿只有一份有效的出生医学证明。

（4）医院办公室专人专锁保管出生医学证明专用章，负责盖章。打印好的出生医学证明由产科送医院办公室盖章，双方核对数量、编号、姓名等资料后签名。出生医学证明专用章的使用要严格管理，只允许在出生医学证明和补发、换发资料上盖章。

（5）产科将盖好章的出生医学证明交预防保健科，交接时须核对数量、编号、姓名等，由预防保健科专人负责发证。在发证时，必须核对姓名、编号等，领证人必须签名。做到手续齐全、清楚，保证孩、证相符。任何人不得伪造、涂改、销毁、多打证。出生医学证明的相关材料应整理归档，放档案室永久保存。

五、医院公共卫生突发事件报告及应急处理管理

公共卫生突发事件有广义和狭义之分，广义的公共卫生突发事件是指突如其来的、对人类身体健康和生活产生巨大威胁，并直接影响到国家和社会的经济进步和局势稳定的自然和人为灾害。对公众造成威胁的公共卫生突发事件在人类社会早期多表现为自然灾害，如疾病、污染、洪水、地震、火灾、海啸、火山爆发等；狭义的突发公共卫生事件指突发的重大疫情、食物中毒等人类社会自身发展带来的突发性公共卫生事件。

根据我国《公共卫生突发事件应急条例》，公共卫生突发事件是指突然发生，造成或者可能造成社会公众健康严重损害的重大传染病疫情、群体性不明原因疾病、重大食物和职业中毒以及其他严重影响公众健康的事件。《国家突发公共事件总体应急预案》中对公共卫生突发事件的定义是：主要包括传染病疫情，群体性不明原因疾病，食物安全和职业危害，动物疫情，以及其他严重影响公众健康和生命安全的事件。

公共卫生突发事件具有突发性、全球性、致命性、负面性等特点，一旦发生很容易涉及政治、经济、社会等多个层面，不仅影响人们的正常生产、生活秩序，而且影响到社会经济发展、政治稳定，有极强的危害性。

在应对突发公共卫生事件中，医院承担着早期报警、控制传播（指传染性疾病）、降低突发公共卫生事件所致社会影响等多重责任。医院是应对突发公共卫生事件的重要组成部分，是应对各类突发公共卫生事件的主力军，是疾病预防控制体系的重要技术保证。

（一）主要任务和内容

医院聚集各种患者，是易被致病因素侵袭的场所，医务人员频繁接触各种病患，是社会人群中易致病的高危人群，同时医院还有有毒有害化学物质、放射源和药品等。因此医院必须加强对突发公共卫生事件的预防，减少或杜绝突发公共卫生事件的发生。一旦发生突发公共卫生事件，医院控制措施的及时性和有效性，直接关系到事态的发展和变化。在处理方面，无论突发公共卫生事件发生在医院内还是医院外，患者的抢救和治疗都要依靠医院，医院的救治水平直接关系到突发公共卫生事件处理的效果，关系到患者的健康和生命。

针对医院在突发公共卫生事件中的重要地位和作用，在日常管理工作中，做好突发公共卫生事件应急预案建设，医疗部门要做好突发公共卫生事件的管理工作，做到未雨绸缪。

1.应急预案的类别

（1）预防生物病源爆发的预案：主要指传染病，根据《中华人民共和国传染病防治法》规定的法定传染病的分类及诊断标准，对各类传染病的确诊、疑似病例等病、疫情进行动态监测。它包括呼吸道、消化道、虫媒及接触传染病等。

（2）预防食物及职业中毒的预案：由于食物中毒或职业中毒出现急性或亚急性中毒反应，甚至出现批量患者死亡的灾难性局面的应对方案。

（3）预防医源性感染预案：包括所有医院获得性感染以及由医疗废弃物造成的感染等。

（4）预防环境卫生学预案：由于污染所致，如水、大气、放射污染等，或有害气体、化学气体的突然排放致成批人群中毒、死亡等的应对方案。

2.应急预案的编制原则

（1）掌握特定事件的发生特点：突发事件的危害程度、对社会冲击度、事件暴发时医疗救护的技术要求、人员要求、物资设备要求、伤害者的救护要求、救护人员自身的防护要求、接收伤病人员医疗机构的要求、全程供应保障的综合要求、政策与法规方面要求，这些要求的掌握是制订完整有效预案的关键。

（2）复习借鉴相关预案：复习与借鉴相关预案是做好预案的基础工作。一份完整的应急预案由事件初期、中期、后期三个阶段应对措施构成，每一阶段的重点工作有明显差异。为了制订一份符合当地实际和单位具体能力的预案，应对一些优秀的预案进行复习，再结合单位具体情况及某一特定事件进行预案构思，拟订出初步架构。

（3）预案可行性论证：预案稿完成后，应组织相关的专家（医疗与管理）进行初步论证，经过修改后再组织范围更广的专家参与论证，经几次修订后才能做好真正备用的预案。

3.应急预案的内容

应急预案是应对各类突发公共卫生事件防控工作的核心，是实际操作中的理论和行动依据，公共卫生突发事件应急预案主要包括监测预警体系、应急响应体系和防控技术方案等。

在预案基础上还应制订更为具体的、操作性更强的实施方案。不同等级的医院都应建立应对突发公共卫生事件的应急预案，预案在可行性、具体操作性方面必须涉及不同突发公共卫生事件的启动指挥、医疗梯队、人员要求和后勤支持等项目，包括所有人员的通信联系方式、启动预案基本程序、报告制度及新闻报道等具体内容。

（1）监测预警体系：在全院范围内，针对可能引发突发公共卫生事件的基本因素（包括传染病、食物中毒、抗生化武器突袭等相关因素危害、医源性感染），建立长期、连续的常规性监测、分析和预警系统。

（2）应急响应体系。应对突发公共卫生事件的控制体系应包括以下几个子系统：

①应急指挥系统：建立由院主要领导为首，以医疗行政部门为骨干的应急反应领导小组。其主要职责是：构建合理有效的（管理）组织结构，规定各级各类组织的人员组成、职责或任务，确定综合性医院自身应对重大突发公共卫生事件的预警等级及管控水平，制订应急预案，对监测预警体系上报的信息进行决策等。

②医疗救治系统：建立医疗收治诊疗工作流程及制度，如"三级"检诊、"三级"排查等制度；建立药品、器械保障系统，使应急状态下的药械保障畅通无阻；明确专科门诊、急救转运的流程及紧急情况下的外派支援方案等。

③预防控制系统：建立疫情应急处理制度，对消毒、隔离、防护及其他处理流程进行严格规范，开展医院感染的流行病学调查，根据各信息网络收集的相关信息和疾病监测控制系统提供的数据，分析判定疫情可能的传播途径及方式，并迅速将有关信息反馈或发布给相关单位。

④人力资源系统：建立专家库及专业学术机构，为应急处理储备人才，提供咨询和建议。应急反应时，应进行迅速的人力资源整合、动员和教育，建立应急状态下的奖惩制度、激励机制等。

⑤后勤保障系统：信息网络建设和维护，交通通信，检测检验技术所需物品储备，应急处理所需药品器械；个人防护保障等的购置、储运、管理、应用研究。

（3）防控技术方案。

①传染病。根据国家法定传染病的分类及防治要求，针对其传播方式、发病特征等，形成适用于综合性医院医护过程的防控方案，如门诊、急诊乃至手术中传染病患者的防控等。

②食物中毒或职业中毒。综合性医院后勤供应及某些有可能造成职业损害的科室，如放射科、核医学科等应形成应对突发中毒或职业损伤事件的防控技术预案。

③医源性感染。医院感染控制的技术规范、法规及防控技术方案正处于不断完善发展过程中，如内镜消毒技术规范、口腔科消毒技术规范以及输血感染控制指南等。综合性医院可在此基础上，建立形成适合本医院的防控技术方案。

④医院环境卫生（含生物战剂、化学武器及核武器袭击等）。我国已建立起较为完善的防生物战剂、化学武器及核武器袭击的技术防控方案。尤其在环境监测方面，一系列先进的分子水平技术方法的应用，对及时快速检测医院环境中生物战剂、化学污染乃至核污染奠定了坚实基础。

（二）报告和应急处理原则

国家建立突发事件举报制度，规定了任何单位和个人有权向人民政府及其有关部门报告突发事件隐患。医院负责报告发现的突发公共卫生事件相关信息，是整个公共卫生监测网络中的一个重要组成部分。除了按照卫生行政管理部门和疾病预防控制部门的要求进行常规的疾病监测、报告之外，医院还应当注意开展两个方面的工作：一是建立一个识别异常情况、发现突发事件苗头的机制，其中包括确定异常情况的基线，培养有关人员的意识，制订处理异常情况或事件苗头的程序，提高实验室的检测能力等；二是开辟相关的信息渠道，收集、研究、整理、传递突发公共卫生事件的信息，使一线医务人员能够及时了解最新的动态和基本的应对方法。

1.信息报告

（1）信息审核。在突发公共卫生事件的苗头出现以后，医院最主要的任务就是对疾病做出及时、正确的诊断，采取各种可能的措施，努力提高疾病诊断的及时性和准确性，并且协助疾病预防控制机构开展流行病学调查。

（2）信息报告。

①事件信息。信息报告主要内容包括：事件名称、事件类别、发生时间、地点、涉及的地域范围、人数、主要症状与体征、可能的原因、已经采取的措施、事件的发展趋势、下一步工作计划等。

②事件发生、发展、控制过程信息。事件发生、发展、控制过程信息分为初次报

告、进程报告、结案报告。

初次报告：报告内容包括事件名称、初步判定的事件类别和性质、发生地点、发生时间、发患者数、死亡人数、主要的临床症状、可能原因、已采取的措施、报告单位、报告人员及通信方式等。

进程报告：包括报告事件的发展与变化、处置进程、事件的诊断和原因或可能因素，势态评估、控制措施等内容。同时，对初次报告的"突发公共卫生事件相关信息报告卡"进行补充和修正。

重大及特别重大突发公共卫生事件至少按日进行进程报告。

结案报告：事件结束后，应进行结案信息报告。达到《国家突发公共卫生事件应急预案》分级标准的突发公共卫生事件结束后，由相应级别卫生行政部门组织评估，在确认事件终止后2周内，对事件的发生和处理情况进行总结，分析其原因和影响因素，并提出今后对类似事件的防范和处置建议。

（3）报告方式、时限和程序。获得突发公共卫生事件相关信息的责任报告单位和责任报告人，应当在2h内以电话或传真等方式向属地卫生行政部门指定的专业机构报告，若具备网络直报条件的同时进行网络直报，直报的信息由指定的专业机构审核后进入国家数据库。不具备网络直报条件的责任报告单位和责任报告人，应采用最快的通信方式将"突发公共卫生事件相关信息报告卡"报送属地卫生行政部门指定的专业机构，接到"突发公共卫生事件相关信息报告卡"的专业机构，应对信息进行审核，确定真实性，2h内进行网络直报，同时以电话或传真等方式报告同级卫生行政部门。接到突发公共卫生事件相关信息报告的卫生行政部门应当尽快组织有关专家进行现场调查，如确认为实际发生突发公共卫生事件，应根据不同的级别，及时组织采取相应的措施，并在2h内向本级人民政府报告，同时向上一级人民政府卫生行政部门报告。如尚未达到突发公共卫生事件标准的，由专业防治机构密切跟踪事态发展，随时报告事态变化情况。

2.应急处理原则

（1）突发事件发生后，医院突发事件领导小组应迅速对突发事件进行综合评估，初步判断突发事件的类型，明确是否启动突发事件应急预案的意见。

（2）应急预案启动后，各职责部门应当根据预案规定的职责要求，服从突发事件应急领导小组的统一指挥，立即到达规定岗位，履行职责。

（3）急诊科及门诊各科室应当严格落实"首诊负责制"，对在突发事件中致病的人员提供医疗救护和现场救援。对就诊患者必须接诊治疗，并书写详细、完整的病历记录；对需要转送的患者，应当按照规定将患者及其病历记录转送至接诊的或者指定的医疗机构。并结合疫情，采取相应卫生防护措施，防止交叉感染和污染。

（4）根据突发事件应急处理的需要，突发事件应急临床指挥部有权紧急调集人员、储备的物资、交通工具以及相关设施、设备；必要时，配合政府部门进行人员疏散或者隔离，并可以依法对传染病疫区实行封锁。

（5）医院感染管理科、预防保健科等部门应当对突发事件现场等采取控制措施，宣传突发事件防治知识，及时对易受感染的人群和其他易受损害的人群采取应急接种、预防性投药、群体防护等措施。

（6）参加突发事件应急处理的医护人员，应当按照突发事件的要求，采取防护措施，并在专业人员的指导下进行工作。

（7）医务人员应当配合卫生行政主管部门或其他部门指定的专业技术机构，开展突发事件的调查、采样、技术分析和检验。

（8）对新发现的突发传染病、不明原因的群体性疾病、重大食物和职业中毒事件，立即上报卫生主管部门，并采取控制措施。

（9）对收治的传染病患者、疑似传染病患者，依法报告属地主管部门、市疾病预防控制中心。对传染病做到早发现、早报告、早隔离、早治疗，切断传播途径，防止扩散。

（三）注意事项

1.完善经费补偿机制

应对突发公共卫生事件对医院来说没有盈利，反而是一种"负担"，因此，很多医院卫生应急物资储备系统不完善，缺乏必要的储备场所，储备物资种类和数量不足，不能满足实际需求。建立完善的经费补偿机制是及时、准确地预报、预测和预警公共卫生突发事件的必备条件，是确保完成医疗卫生服务功能的基本保障。

2.严格进行工作人员岗前培训

医务人员长期在自己的专业岗位上规律性工作，很少有危机处置、特别是应对重大突发公卫事件的经历。在处置突发事件中，往往要多专业的医务人员一起制订救治方案，做到分清轻重缓急、条理清晰、合理救治。所以，在日常的医疗工作中要加强对各专业医务人员应急处置能力的训练，特别是对职业中毒、医源性感染暴发药品或免疫接种引起的群体性反应或死亡事件、放射性、有毒有害化学性物质丢失泄漏等事件、生物、化学、核辐射等恐怖袭击事件等突发公共卫生事件，要进行有针对性的培训和演练，防止在应对这类突发事件时束手无策，难以形成有效的救治机制或救治模式。

3.开展应急心理干预

应急心理干预已成为突发事件发生时所采取的控制措施的重要组成部分之一。医院在处置突发事件发生时，面对突发事件可能产生的心理问题，没有得到相应的重视。医院在突发事件发生现场处理时应增加心理辅导专家，进行相关心理干预；在事件发生后、社会需求增加时，医疗机构还可以通过开通专线电话、提供相关教育素材等方式对患者或其家属提供咨询服务，实施心理干预。

六、医院药品不良反应监测管理

（一）概述

药品不良反应是指合格药品在正常用法用量下出现的与用药目的无关的或意外的有害反应，如阿托品用于解除胃肠痉挛而引起的口干等。构成药品不良反应的前提条件是药品必须为合格药品，必须在正常用法用量下出现，必须与用药目的无关的或意外的反应，必须是有害的反应。药品不良反应一般可分为副作用、毒性反应、过敏反应和继发感染（也称二重感染）四大类。药品不良反应有大小和强弱的差异，它可以使人感到不适、使病情恶化、引发新的疾病，甚至置人于死地。如何最大限度地发挥药物的疗效，最大限度地减少不良反应，这是临床需解决的关键问题。在现实生活中，药品不良反应的发生率是相当高的，特别是在长期使用或用药量较大时，情况更为严重，甚至出现严重的毒副反应。严格地讲，几乎所有药物在一定条件下都可能引起不良反应。但是，只要合理使用药物，就能避免或使其危害降到最低限度。这就要求人们在用药前全面地了解该药的药理性质，严格掌握药品的适应证，选用适当的剂量和疗程，明确药品的禁忌。在用药过程中还应密切观察病情的变化，及时发现药品产生的不良反应，加以处理，尽量避免引起不良的后果。对于一些新药，由于临床经验不够，对其毒副作用观察及了解不够，在使用时就更应十分慎重。新的药品不良反应是指药品说明书中未说明的不良反应。在一种新药或药品的新用途的临床试验中，其治疗剂量尚未确定时，所有有害而非所期望的、与药品应用有因果关系的反应，也应视为药品不良反应。因服用药品引起死亡、致癌、致畸、致出生缺陷、器官功能产生永久损伤、导致住院或住院时间延长、对生命有危险并能够导致人体永久的或显著的伤残属药品严重不良反应。

药品不良反应报告和监测是指药品不良反应的发现、报告、评价和控制的过程。

《药品不良反应报告和监测管理办法》明确提出国家实行药品不良反应报告制度。医院应按规定报告所发现的药品不良反应，医院必须指定专（兼）职人员负责本单位生产、经营、使用药品的不良反应报告和监测工作，发现可能与用药有关的不良反应应详细记录、调查、分析、评价、处理，并填写"药品不良反应/事件报告表"，每季度集中向所在地的省、自治区、直辖市药品不良反应监测中心报告，其中新的或严重的药品不良反应应于发现之日起15日内报告，死亡病例须及时报告。"药品不良反应/事件报告表"的填报内容应真实、完整、准确。新药监测期内的药品应报告该药品发生的所有不良反应；新药监测期已满的药品，报告该药品引起的新的和严重的不良反应。医院还应以"药品不良反应/事件定期汇总表"的形式进行年度汇总，向所在地的省、自治区、直辖市药品不良反应监测中心报告。对新药监测期内的药品，每年汇总报告一次；对新药监测期已满的药品，在首次药品批准证明文件有效期届满当年汇总报告一次，以后每5年汇总报告一次。医院发现群体药品不良反应，应立即向所在地的省、自治区、直辖市（食品）药品监督管理局、卫生厅（局）以及药品不良反应监测中心报告。省、自治区、直辖市（食品）药品监督管理局应立即会同同级卫生厅（局）组织调查核实，并向国家食品药品监督管理局、卫生部和国家药品不良反应监测中心报告。医院应经常对本单位生产、经营、使用的药品所发生的不良反应进行分析、评价，并应采取有效措施减少和防止药品不良反应的重复发生。药品不良反应实行逐级、定期报告制度，必要时可以越级报告。

医院的药品不良反应报告及监测相关资料是加强药品监督管理、指导合理用药的依据，不作为医疗事故、医疗诉讼和处理药品质量事故的依据。医院要根据《中华人民共和国药品管理法》《中华人民共和国药品管理法实施条例》《药品不良反应报告和监测管理办法》等法规开展药品不良反应监测，能及时发现临床用药中疑似药品不良反应情况，必要时组织专家讨论、排查，将药品不良反应与诊疗缺陷区分开，便于规范药品的使用和促进药品的安全监管。医院做好药品不良反应报告和监测的管理，是保障公众用药安全和维护公众健康的体现。

（二）药品不良反应的报告和监测

医院要根据《中华人民共和国药品管理法》《中华人民共和国药品管理法实施条例》《药品不良反应报告和监测管理办法》开展药品不良反应监测，指定药剂科、医务科、护理部等部门负责药品不良反应监测工作，药剂科设置专人负责药品不良反应监测具体工作及相关管理，各临床科室设置兼职的药品不良反应监测员。医院可成立药品不良反应监测工作小组，负责组织医院药品不良反应的培训和学术活动，组织药品不良反应相关的疑难病例讨论、评价及研究工作，配合各级食品药品监督管理部门对本单位新的、严重的、突发的、群发的或影响较大及造成严重后果的药品不良反应开展调查和核实工作，积极参与相关讨论、分析并提出处理意见，督导相关部门执行药品不良反应处理措施；密切关注药品不良反应和安全性的相关信息，审核相关部门制订的本单位预防与控制药品不良反应监测流程、管理制度等。医院药品不良反应专职人员及相关管理工作人员要熟悉《药品不良反应报告和监测管理办法》和辖区药品不良反应监测工作规定。

医院要积极向患者宣传药品不良反应监测的知识，拟给患者使用可能导致严重不良反应的药品前，主管医师应向患者做客观的说明，介绍此药品的药效及可能发生的不良反应，并根据患者的要求提供药品说明书或其复印件。对住院患者，在"入院须知"中附上含药品不良反应监测的内容；如患者住院期间发生过药品不良反应，主管医师应在其出院首页等相关材料上记录患者住院期间所使用药品发生不良反应及报告处理的情况。

医务工作人员发现疑似药品不良反应/事件时要做好记录，填写"药品不良反应/事件报告表"，告知本科室的药品不良反应监测员，在科室药品不良反应监测员的指导下立即用电话向药剂科的专职药品不良反应监测员或总值班（节假日及晚上报总值班）报告；科室药品不良反应监测员积极调查核实此次药品不良反应/事件，配合做好暂停使用、封存等处理事宜。医院专职药品不良反应监测员接到报告即进行调查核实，进行医院药品不良反应关联性评价，疑难病例可提交医院药品不良反应监测工作小组研讨、分析，未能排除药品不良反应按规定时限向辖区药品不良反应监测中心报告。医院药品不良反应一般病例每季度集中向辖区药品不良反应监测中心报告。

发现新的或严重的药品不良反应经核实后应立即报告医院药品不良反应监测工作小组，医院专职药品不良反应监测员于发现之日起15日内报告辖区药品不良反应监测中心；药品不良反应/事件中出现死亡病例或群体不良反应经核实后须立即电话报告医院药品不良反应监测工作小组、辖区药品不良反应监测中心，医院专职药品不良反应监测员在3天内补充经调查和核实的信息报辖区药品不良反应监测中心。在医院药品不良反应监测工作小组的指导下，药剂科停止相关药品的售发，对问题药品进行封存（包括在用药品）留样，必要时对同批号药品进行自检或送药检所检验，向辖区药品不良反应监测中心、相关经销公司、生产厂家及可能有相同药品的其他医院了解是否有类似的药品不良反应/事件发生。药剂科专职药品不良反应监测员收集相关药品说明书、药品批号、有效期、生产厂家、经销公司等信息，收集相关医嘱或处方及配伍使用其他药品的基本信息；调查相关药品在药库、药房、临床使用时的储存状况；护士配药情况，配药后存放时间等；进行分析后初拟药品不良反应分析报告，提交给医院药品不良反应监测工作小组。医院各部门配合各级药品监督管理部门以及卫生主管部门对新的、严重、突发、群发、影响较大并造成严重后果的药品不良反应调查、分析和评价。

医院专职药品不良反应监测员为医务人员提供药品不良反应监测技术指导和咨询，指导各科室药品不良反应监测员填写"药品不良反应/事件报告表"，收集、核实医院内药品不良反应的报告，建立并管理本单位药品不良反应数据库，维护药品不良反应监测信息网络系统，定期汇总、统计分析医院内各类药品不良反应/事件，负责医院"药品群体不良反应/事件报告表"的填报，按时向辖区药品不良反应监测中心报告。密切关注国内外药品不良反应和安全性的相关信息，将医院内药品不良反应监测情况定期向医院药品不良反应工作小组汇报，向相关部门通报。

第六章

公共卫生项目管理

第一节 公共卫生项目管理概述

一、卫生项目的定义与主要特征

（一）卫生项目的定义

卫生项目，是一个卫生组织为实现既定的目标，在一定的时间、一定的人员和其他资源的约束下所开展的有一定独特性的、一次性的工作。卫生项目可以是建立一所医院、研发一种新药、组织一次培训，也可以是开展一项对社区卫生服务满意度的调查、全国结核病调查、组织一次健康教育活动等。可以是开放一种新技术、提供一项新的服务项目，也可以是建立一种制度、开展一项科研活动。只要是为特定的卫生产品或卫生服务而开展的一次性活动，均属于卫生项目的范畴。

（二）卫生项目的特征

不同的卫生项目在内容上可以千差万别，开展一项突发性公共卫生事件应急演练项目与国家公共卫生体系建设项目在内容和设计上相差甚远。但不论项目规模大小，也不论项目内容的复杂程度，从本质上来看卫生项目具有以下特征。

1.目的性

任何项目都有明确的目标。任何项目都是为特定的组织目标服务的。项目的目标可以分为两个方面：一是项目的产出，表现为项目的产出特性、功能和使用效果等；二是项目的工作目标，表现为项目完成的期限、成本和质量等。一个人力资源的培训项目，项目的产出是培养一定数量并达到一定质量的公共卫生人员，项目的工作目标是保证培训产出控制在一定的培训时间内和一定的培训成本内。项目管理不仅关注项目的产出，同时还关心是否达到项目的工作目标。

2.独特性

产生的产品和服务与其他产品或服务相比应具有独特性，如研发一种新药、制定一项公共卫生服务项目的服务标准，其产出都是独一无二的。这种药物批量生产或这项公共卫生项目推广应用则不是项目的范畴。

3.一次性

项目是一次性的，即项目有时限性。每个项目都有自己明确的起点和终点，而不是不断重复的过程。项目的起点是项目开始的时间，项目的终点是项目目标已经实现，或项目目标无法实现而中止项目的时间。项目的时效性与项目持续时间的长短没有必然联系，无论项目持续时间有多长，任何项目都是有终点的。

4.制约性

理论上说，每个项目在客观上都会受到条件和资源的制约，即每个项目都有制约性。每个项目都会受到人力、财力、物力、时间、技术及信息资源等方面的制约。

5.其他特性

由于项目具有独特性，所以项目一般具有一定创新性。也由于项目具有制约性，所以项目也具有风险性。项目的一次性特点导致了项目具有不可重复性和临时性，项目一旦结束，项目组织就要解散，所以项目组织具有临时性的特点。

（三）项目工作与日常工作

日常工作是在相对确定或相对封闭的环境下所开展的重复、持续性的活动，如医生的诊疗活动，计划免疫门诊开展的儿童常规免疫接种等。日常工作与项目不同，项目是在不确定的环境中开展的具有独特性的一次性活动。项目与日常工作在工作性质、工作环境、工作产出、工作组织和工作时间等方面均有所不同，表6-1显示了项目工作与日常工作的区别。

表6-1 项目工作与日常工作的区别

	项目工作	日常工作
性质	为达到项目目标而进行的一次性创新性的活动	为达到一定效果从事的大量重复性、常规性的活动
环境	相对开放和不确定的环境	相对封闭和确定的环境
产出	独特的产品和服务	标准化的产品和服务
组织	以团队组织为主的临时性组织	基于部门管理的固定组织
时间	有确定的开始时间和结束时间	持续的工作

二、项目管理的概念及相关术语定义

（一）项目管理的概念

项目管理是运用各种知识、技能、方法和工具，为满足项目各利益相关者对项目的要求与期望所开展的项目组织、计划、领导、协调和控制活动。

（二）相关术语定义

1.期望与要求

期望，是指有待识别、未明确的、潜在的项目追求，是参与项目各方都期望达到的目标。要求，是指已经明确和清楚规定的项目目标，如合同条款中的明确规定。项目管理不仅要努力实现已经明确的项目目标，而且要最大限度地满足那些尚未明确的项目目标。

2.项目的利益相关者

项目的利益相关者是指参与项目或者利益会受项目影响的个人或组织。项目管理者必须全面识别出项目的各类利益相关者，分析主要利益相关者的要求和期望，并将其作为项目目标形成的基础。一般来说，项目的利益相关者主要包括：

（1）项目资助方：项目资助方是指项目的投资人和所有者，是项目的最终决策者，他拥有对项目时间、成本、质量和综合管理等方面的最高决策权力。

（2）项目用户：项目用户是使用项目成果的个人或组织。任何项目的最终产出都是为项目用户服务的，因此在项目管理中必须考虑项目用户的期望和要求。

（3）项目负责人：项目负责人是项目的领导者、组织者、管理者和项目管理的决策者，也是项目重大决策的执行者。一个项目的负责人对该项目的成败至关重要。

（4）项目的其他利益相关者：项目的利益相关者还包括政府相关部门、公众利益群体、项目所涉及的社区和居民等，他们对项目的期望和要求对项目的成败也起到了重要作用。

每个项目所涉及的利益相关者不同，他们之间的期望和要求也会有所不同。项目负责人需要充分了解各方利益相关者的期望和要求，权衡利弊，尽最大可能满足更多利益相关者的愿望和要求，保证项目的成功。

三、项目管理的职能及知识体系

（一）项目管理的职能

美国项目管理协会提出项目管理的知识体系由9部分组成，包括项目的集成管理、范围管理、时间管理、成本管理、质量管理、人力资源管理、沟通管理、风险管理和采购管理。项目管理涉及具体专业领域的专门知识、技能、方法和工具。如艾滋病预防控制项目的管理，除了具有项目管理的知识外，还需要熟悉艾滋病预防控制领域的知识和技能。

（二）项目管理的知识体系

项目管理经过多学科人员的参与，经过长期的理论与经验的总结，项目管理已经形成了相对独立的知识体系。按照美国项目管理协会提出的《项目管理知识体系指南》要求，项目管理知识体系主要包括9部分的内容：

1.项目范围管理

它是指一个项目从立项到结束的全过程中，对所涉及项目工作范围进行的管理和控制活动。一般包括项目起始、界定项目范围、确认项目范围、项目服务计划及项目范围变更控制等内容。

2.项目时间管理

又称项目进度管理，是为确保项目按时完成所开展的一系列管理活动与过程。一般包括：项目获得界定、项目获得排序、项目获得时间估算、制定项目时间计划以及对项目进度进行管理与控制等内容。

3.项目成本管理

是在项目管理过程中，为确保项目在不超出经费预算的前提下完成项目全部活动所开展的管理工作。一般包括：项目的资源计划、成本估算、成本预算、成本控制和成本预测等内容。

4.项目质量管理

是指为确保达到项目质量目标要求而开展的项目管理活动,有项目工作质量管理和相关产出质量管理两个方面。一般包括:项目质量规划、项目质量保障和项目质量控制等内容。

5.项目人力资源管理

是指有效地利用项目的人力资源,通过开展有效规划、积极开发、合理配置、适当激励等工作,实现项目目标。项目的人力资源是指完成项目所需要的各种人力资源,也包括所有的项目利益相关者。一般包括:项目组织计划、项目人员募集与配备、项目梯队建设3部分内容。

6.项目沟通管理

在项目执行过程中,由于项目各利益相关者的文化背景、工作背景、学术背景等方面有所不同,对同一问题的理解都会出现很大差异,只有在项目各利益相关者之间建立起有效的沟通机制,才能确保项目信息的共享和互通,保证项目工作的顺利进行。一般包括:项目信息的沟通计划、信息传送、项目报告和项目决策信息与沟通管理等内容。

7.项目风险管理

项目的风险是指项目所处环境和条件的不确定性,以及不可预期的可能的影响因素,导致项目的最终结果与项目的利益相关者的期望和要求不相吻合,带来损失的可能性。项目风险管理是通过各种手段来识别项目风险,进而合理应对、有效控制,达到以最小成本实现项目目标的管理工作。一般包括:项目风险的识别、风险的定量分析、风险的对策设计和风险的引导与控制等内容。

8.项目采购管理

是指从项目系统外部获得项目所需产品或服务的过程。一般包括:项目采购计划、采购过程、采购询价、资源供应来源选择、招投标、采购合同等内容。

9.项目集成管理

是指为确保项目各项工作能够有机协调、配合所开展的综合性和全局性的项目管理工作,包括协调各种相互冲突的项目获得、选用最佳的项目备选方案、集成项目变更和持续改善项目工作等内容。项目的集成管理是以项目整体利益最大化为目标,以项目各专项管理如时间管理、成本管理、质量管理等的协调与整合为主要内容所开展的综合性管理活动。

四、项目的生命周期

(一)项目生命周期的概念

项目是一项有始有终的活动。为了管理方便,可以将目标从开始到结束的整个过程分为若干阶段,这些不同的阶段构成了项目的生命周期。美国项目管理协会对项目生命周期的定义为:"项目是分阶段完成的一项独特性的任务,一个组织在完成一个项目时会将项目划分成一系列的项目阶段,以便更好地管理和控制项目,更好地将组织的日常运作与项目管理结合在一起。项目的各个阶段放在一起就构成了一个项目的生命周期。"

一般的项目可以划分为需求识别阶段、制定方案阶段、实施阶段和结束阶段。下图显示了项目的生命周期,图中纵轴表示项目的资源投入水平,横轴表示项目及项目阶段的时间。

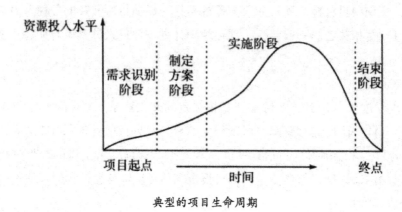

典型的项目生命周期

(二)项目的需求识别阶段

项目需求识别阶段也是对项目的定义和决策阶段。各级各类卫生组织在实现组织战略目标过程中,会遇到各种问题和挑战,也会遇到很多机会。在这个过程中,能够产生应对各种问题的想法、建议和计划,从而形成项目的概念,通过对项目必要性和可行性的分析与论证,做出项目决策。这个阶段的主要工作包括:需求识别、提出项目建议书、开展项目可行性研究并做出项目决策。

(三)项目的设计阶段

在项目可行性研究的基础上,提出具体的解决方案,并详细预算所需资源和种类、数量及所需花费的时间和成本。这一阶段的工作主要包括:目标确定、范围界定、工作任务分解、活动排序、成本预算、人员分工、资源计划、质量控制及风险识别等,形成一份详细的项目计划书。项目计划书包括:项目总体计划、项目专项计划的制定、项目产出的设计和规定、项目工作的对外发包与合同签订。

(四)项目的实施阶段

在该阶段,项目进入提出具体实施项目计划阶段,工作内容包括:制定详细的实施计划、严格执行计划、开展各种项目监督与控制工作,以保证实现项目目标。

(五)项目的终止阶段

项目的终止阶段也称完工与交付阶段,是提交项目结果和评估项目绩效的过程。在提交之前，要检查、测试项目的结果是否满足项目要求；进行绩效评估和经验总结，以便为今后执行相似项目积累经验。此阶段的工作包括：项目的完工工作和项目结果的提交工作。

第二节　公共卫生项目需求论证

一、项目的需求分析

任何一个公共卫生项目的提出，必须经过反复的论证，特别是对需求的识别以及客观资源投入水平条件的分析，在此基础上提出项目的建议。

（一）需求识别

1.发现问题并提出设想

在充分收集资料和现状分析的基础上，找出限制卫生组织生存与发展的关键性问题，提出项目的基本设想，这是开展一个项目的基本前提和必要条件。

2.分析机遇和条件

在发现问题和提出设想的基础上，对卫生系统的内部和外部环境进行分析，明确组织获得发展的机遇和条件。特别是对政策环境的分析和评估，往往起到决定性的作用。

3.分析需求提出项目提案

在分析了机遇和条件以后，需要对项目设想进一步细化，即要回答出"项目能够在多大程度上解决组织或机构所面临的问题？"如果该项目能够满足组织或机构的基本需要，并解决所存在的问题，就可着手提出项目建议了。

（二）提出项目建议书

不同的公共卫生项目其建议书的格式基本相同，主要包括：

1.项目目标

在分析了机遇和条件的基础上，明确项目目的、项目目标和项目策略。项目目的也称总目标，是本项目要实现的高层次上的效果。项目总目标的确定要求：应符合国家卫生政策和发展战略；应与机构的发展战略相一致；应充分表明项目理由；应清晰地确定目标人群；应表述预期结果。

项目目标是项目的期望效果，是由本项目产出所导致受益者的行为、机构/系统的绩效变化。项目目标的制定要求：每个项目只有一个目标；描述对象行为/绩效变化；对总目标有确切的贡献；现实可行；表述为结果而不是过程；同总目标有直接因果关系。

2.项目产出与项目活动

在项目目标确定以后,应根据项目目标阐明和界定项目产出及主要项目活动。

(1)项目产出是指项目实施者必须提交的产品或服务等实际结果。例如,项目地区基本卫生服务质量和效益得到改善;医疗救助特困户基金建立并运行。项目产出:应为实现项目目标所必需;应在现有资源条件下可行;各产出结果应为整体并相互促进;应以需方为导向;项目实施的管理系统可作为产出;项目产出加假设,构成实现项目目标的必要条件。

(2)项目活动是指为获取项目产出所必须开展的一系列主要活动,是制定项目实施计划的基础。例如:开发和应用预防接种规范;培训基础卫生人员。要求:项目活动确定了行动策略,项目活动决定项目的资源投入需求,每项产出以5~10项活动为宜,活动、产出、目标、目的之间必须有内在逻辑联系并在总体上切实可行(表6-2)。

表6-2 世界银行贷款卫生Ⅷ项目的目标与活动的关系

	项目描述	监测指标
目的	持续性改善卫生Ⅷ项目县人群的健康状况	孕产妇(婴儿)死亡率从X降至Y
目标	在所有卫生Ⅷ项目县提高特困人群对基本卫生服务的可及性	到项目第3年获救助人群的百分比达到X%
产出	1.项目县基本卫生服务质量和效益得到改善	到项目第2年,80%项目县改善了乡、村卫生服务监督机制
	2.MFA建立并运行	到项目第4年,至少80%服务利用者认为对乡、村卫生服务的利用增加、质量提高
活动	1.开发和应用临床规范	80%乡镇卫生院使用妇幼保健临床规范
	2.培训卫生管理人员	到项目第3年,X名管理人员受到培训

3.项目监测指标

用于测定是否达到项目目的、目标、产出、活动等所采用的指标。制定项目监测指标时应注意:各级监测指标都应当可测量;应具体描述数量、质量、时间、地点和目标人群;有符合成本效益的评估方法(统计、访谈、记录等);用过程指标在项目结束前评估目标实现程度;用里程碑指标监测产出进度;用间接指标替代难于测量的指标(如自行车/电视机增加数量代替对收入增加的测量)。

4.项目假设或风险

是指完成项目活动(产出、目标)、实现项目产出(目标、目的)所必须具备的条件或因素。如3个月内完成门诊楼主体工程建设,条件是天气条件与历年平均水平相差不大。要求:从正面角度描述假设;对应于同层次(活动、产出、目标、目的)内容;只包括关键性的假设,低风险假设不必列出;具体、明确、可监测,应将风险分级;分析风险并提出管理措施。

二、项目可行性分析

项目管理要求对任何项目都要进行可行性分析,不同项目的可行性分析所要求的深度和复杂程度有所不同。主要包括以下几个方面。

（一）初步可行性研究

初步可行性研究是指分析项目建议书所提出的项目的必要性、合理性、风险性和可行性，评估项目建议书中所得出的各种结论，从而做出项目是否立项的决策。项目可行性分析一般包括：

1. 技术可行性分析

即对于项目所采用的技术手段和项目产出的技术要求等方面的分析与评估。

2. 经济可行性分析

即对项目的经济投入与产出和项目产出的技术经济效果等方面的分析和评估。

3. 项目的运营可行性分析

即对项目所需的各种条件和项目产出物投入运营后所需的各种支持条件的分析与评估。

4. 项目的综合可行性分析

即将前面3个单项综合在一起进行分析与评估。

项目可行性分析的目的：一是确定项目是否可行，得出项目是否立项的结论；二是确定项目的哪个备选方案最好，明确各备选方案的优先序列。

（二）详细可行性研究

详细可行性研究是指在初步可行性研究的基础上，根据项目管理的需要，可进一步详细分析公共卫生项目的可行性，详细可行性分析一般要比初步可行性分析详细和复杂。

（三）项目可行性分析报告的审批

项目的可行性分析报告必须经过相应决策机构的审批，审批过程是一个项目最终决策的过程，不管报告是否通过审批，这一过程的终结才是项目决策阶段的完成。可行性报告一旦获得审批，这一文件就成为今后项目设计、项目资金筹措和配备、项目实施和项目评估的依据。

亚洲开发银行技术援助项目"中国西部地区传染性非典型肺炎与传染病防治能力建设"项目（TA4118-PRC），就是在2003年4月中国大陆传染性非典型肺炎（SARS）流行的关键时候，中国政府在需求识别和论证的基础上，请求亚洲银行提供紧急技术援助，以支持西部地区的非典防治工作。需求论证认为：中国西部的这些省份经济社会条件相对落后，公共卫生和疾病预防体系薄弱，抗击"非典"的装备极其匮乏，特别是农村地区及贫困人口公共卫生和疾病预防更加匮乏。亚洲银行迅速成立项目专家组与中国政府积极沟通，中国方面及时提交项目建议书，在对项目建议书进行可行性分析的基础上，该项目很快立项并获批准。

第三节　公共卫生项目的准备与设计

在项目可行性研究的基础上，提出具体的解决方案，并详细估计所需资源的种类、数量及所需要花费的时间和成本。这一阶段的主要工作包括：目标确定、范围界定、工作分解、工作排序、成本估计、人员分工、资源计划、质量保证及风险识别等，形成一份详细的项目计划书。

一、项目设计的主要内容

（一）项目集成计划

项目集成计划是对项目总体工作的计划安排，是对于各种专项计划的集成，其作用是：指导整个项目的实施和控制；协调各专项计划与工作；协调和促进利益相关者之间的沟通；界定项目的工作内容、范围和时间；提供绩效度量和项目控制的标准与基线等。

（二）项目专项计划

项目专项计划是对项目各方面具体工作的计划安排，是根据项目目标的要求而制定的各种专项工作的计划，如项目的工期计划、成本计划、质量计划和资源计划等。项目专项计划的作用是：指导项目某个专项工作的实施与控制；协调专项工作各个方面的利益和沟通；明确和界定项目的专项工作内容、范围和时间；提供度量专项工作绩效和项目控制的标准和基准等。

（三）项目产出的设计及规定

项目产出的设计和规定工作包括对于项目产出的技术设计，实施方案设计、技术规范要求设计等方面的工作。这些工作对项目产出从技术、质量、数量、经济等方面做出了全面的要求和规定。

（四）项目工作的对外招标与合同签订

当一个项目的工作需要使用外部参与单位的时候，在项目计划和设计阶段通常还会包括对外发包和合同签订工作。一般这项工作包括：承发包标书的制定、发标、招标、评标、中标和签订承包合同等内容。

二、公共卫生项目设计的实例

下面是亚洲开发银行技术援助项目"中国西部地区传染性非典型肺炎与传染病防治能力建设"项目（TA4118-PRC）设计。

该项目旨在有效遏制西部地区的"非典"疫情,防止跨区域传播,并提高对于传染性疾病的快速监测和应对能力。项目以遏制项目省"非典"疫情为总体目标,加强各地在"非典"预防、监测、管理和减缓方面的能力建设。特别强调:保护一线医务工作者、贫困人群和其他易感人群;在与国际国内工作伙伴密切合作的工作框架内展开工作;收集并广泛共享抗击"非典"的经验,以提升对话与理解,从而应对中国公共卫生系统面临的挑战,并提供新的抗击"非典"模型。

项目拟实现的任务是:建立健全省级抗击"非典"方案;加强传染性疾病的监测系统建设;提高紧急应对能力;通过多种方式的信息发布和健康教育机制,提高公众对"非典"的认识和自我保护意识。

项目的设计分为评估和计划、传染性疾病监测、紧急应对系统和信息发布、教育与传播四个部分。

（一）评估和计划

通过现场评估,评估项目省"非典"疫情的现状及未来可能的传播动态。评估结果将有助于项目省进行以下内容的评估:

（1）省级和地方卫生系统应对"非典"的总体准备情况,确认主要问题。

（2）现有的人力资源、设备（例如,诊断、运输和废弃物资源管理等方面的）,以及基本物资供应情况。

（3）省级机构实施综合防治方案的能力,包括从监测到信息处理、发布及教育活动等各方面。

上述评估将最终有助于各省建立健全抗击"非典"方案,这些方案将建立在已有的战略基础上;既能满足当地实际情况的要求,又能符合防治"非典"领导机构、WHO和其他相关机构开发指定的框架要求;能够实行定期监测,具备随时提升调整的能力,及时应对"非典"疫情的变化,并且搜集经验教训,为其他省份健全传染性疾病的应对机制提供参考。

（二）传染性疾病监测

项目将与各省级卫生厅、疾控机构合作,并借助中国卫生和计划生育委员会、WHO以及其他国内外机构的技术支持,致力于加强目标省份的传染性疾病监测系统。基于评估所认定的监控系统的能力和局限性,该项目将有助于:

（1）开发一套完善系统的框架,能随时应对必要的变动。

（2）确认并采购急需设备。

（3）设计并实施有针对性的专项培训,重点培训省、地、县各级的疾控人员,以及负责传染性疾病报告的现场医务人员和哨点人员。培训过的人力资源可以为抗击"非典"的现时威胁、也为综合监测系统的建设奠定基础。

（三）紧急应对系统

在制定省级抗击"非典"方案的同时，该项目还将协助项目省编制有效的、综合的紧急应对方案，内容涉及：

（1）在政府内部各部门间需要磋商的关键领域进行协调（例如，各地边境被视为控制疾病流行的关键点）。

（2）针对负责紧急疫情应对的疾控、地方诊所和医院三方面人员，建立起快速识别、预警和协调的机制。

（3）提供紧急医疗救治和治疗，包括医疗转送和隔离措施。

（4）健全医院救治和患者管理（隔离、消毒、诊断、治疗和报告）机制。

（5）实行"非典"接触者管理，包括保护各级卫生工作者。

（6）实施家庭、工作场所、医院的感染控制预防。

（7）保证样本采集、传递，以及最终处理的安全性。

（8）展开全方位的系统管理、协调和监督能力建设。

（四）信息发布、教育与传播

本项目将协助项目省建立和实施信息发布、教育与传播策略，以有效地传播重要信息。这些信息传播工作都将与国家级举措相配合，并将以地方工作为基础，针对各省的具体情况解决具体问题。运用多渠道、多手段，实施信息发布、教育和传播策略，将包括地方报纸及其他印刷材料、电视、广播，并将努力动员现有的社会机构（例如，村委会、学校等）参与其中。行动方案将把高风险人群和边缘人群（例如，少数民族）纳入目标人群。本项目将协助进行有关材料的开发、培训、社会动员，并提供主要设备，推进信息发布、教育和传播策略的实施。

第四节　公共卫生项目的实施与监督

项目的实施与监督就是对一个项目从立项到结束全过程中涉及的项目工作的范围所进行的管理和控制活动。项目范围应包括完成该项目"必需"的全部工作，项目的工作范围既不应超出实现项目目标的需要，也不能少于这种需要。通过此工作的开展，就可以在项目实施前明确定义出一个项目所应开展的工作活动，为项目实施提供一个工作边界和任务框架。通过比较项目实际执行与计划的范围是否有偏差，决定是中止、调整项目或采取纠偏行动和措施，以便对项目实施工作进行有效监督与控制。项目的实施与监督的主要工作包括：编制项目计划、界定项目范围与制定工作任务大纲、确定实施机构、签订合同与支付费用督导、进展报告与验收等。

一、编制项目范围计划

"编制项目范围计划"是描述项目任务范围和工作边界的文件，明确项目目标及项目任务的计划和安排，作为项目各阶段起始工作的决策依据。

（一）编制项目范围计划的依据

项目起始工作中确定的项目总目标和项目目标，以及可行性分析中所明确和定义出的各种项目限制条件和项目的假设前提条件等方面的信息与资料。

（二）制定项目范围计划的方法和工具

包括项目产出物分析方法、收益/成本分析方法、专家判断法等；在编制项目范围计划时，需要提出各种各样的备选方案，可采用"头脑风暴法"和"横向思维法"等。

（三）制定项目范围计划的工作结果

项目范围计划主要包括3份文件：一是项目范围主体计划，包括项目理由、项目内容、项目产出、项目目标等；二是项目范围支持计划，包括已识别的假设前提和限制条件、可能出现的项目变更等；三是项目范围管理计划，包括项目范围变更的可能性、频率和变更大小的估计，范围变更的识别、分类说明及管理安排等。

二、界定项目范围与制定工作任务大纲

"界定项目范围"，是指根据项目目标要求、限制条件与假设前提、相关历史项目信息等，全面界定项目的工作和任务，应用项目工作分析结构技术，将项目细分为具体和便于管理的项目活动。项目范围定义的结果是产生项目的工作分解结构，其目的在于：提高对项目工期和项目资源需求估算的准确性；为项目的绩效度量和控制确定一个基准；便于明确和分配项目任务与责任。

（一）工作分解结构

工作分解结构（WBS）是项目范围管理中的核心概念，它是由构成并界定项目总体范围的项目要素，按照一定的原则和分类编组所构成的一种树型图，以此定义项目的工作范围。

工作分解技术是通过把项目目标逐层分解，把项目整体分解成效小的、易于管理和控制的若干子项目，直至最后分解成具体工作单元（工作包）的系统方法。它比较详细和具体地确定了项目的全部范围，给予人们解决复杂问题的清晰思路和广阔蓝图。随着管理层级的递进，WBS也在不断地细化，每细分一层都是对项目更细致、更深入的描述，其中最低层的项目元素叫工作包。一个典型的工作包有一个开始时间、一个结束时间和某种形式的最终产品，并由一个组织具体负责。

（二）项目分解技术的主要步骤
（1）将总项目分解成单个定义的且范围明确的子部分（子项目）。
（2）判断每个层次划分的详细程度，如果能够恰当地估算出完成本层次项目工作所需要的费用和时间，则进入步骤4；否则继续步骤3的操作。
（3）在上述分层的基础上进行更细致的划分，将各组成部分分解为更小的组成部分，并说明可验证的结果。对于每个更小的组成部分，重复进行步骤2。
（4）核实分解的正确性。
①每一层次的必要性和充分性。本层工作的完成要能够保证上层工作的完成；且如果不进行本层工作，则上层工作无法完成。倘不具备这两个条件，必须对上一层细目进行修改。
②工作分解结构的层次。决定一个项目的工作分解详细程度和层次多少的因素包括：项目责任者的能力及项目管理和控制的要求水平。通常，项目责任者的能力越强，WBS就可以粗略一些，层次少一些；反之就需要详细一些。而项目成本和预算的管理控制要求水平越高，WBS就可以粗略一些，层次少一些；反之就需要详细一些。

（三）制订工作任务大纲
很多公共卫生项目均涉及提供公共卫生服务的内容，而工作任务大纲在公共卫生服务类项目活动管理中起着重要的作用。它是制定项目活动计划书的重要参考依据。

工作任务大纲是由项目管理方负责准备的。工作任务大纲应根据开展活动的具体性质加以准备。有些公共卫生服务项目是以能力发展为主要内容的，工作任务大纲可以由管理人员和有关专家及相关政府部门的人员共同准备制定。

工作任务大纲应明确规定工作任务的目标及范围，提供背景情况，并与现有的预算相对应，便于活动申请者准备计划书。有些项目涉及培训活动，就应该提出培训内容和培训人数等细节，以使项目实施单位能够较为准确地测算所需资源。

工作任务大纲应清楚地表明所需完成任务必需的各项服务和预期的成果（如报告、数据等）。项目管理单位和项目活动实施单位的各自职责在工作任务大纲中也应明确规定。常见任务大纲的基本结构包括6部分：背景，目标，任务范围，方法，主要活动的进度要求，报告的要求。

三、确定实施机构
很多公共卫生项目是由公开招标和定向招标来确定项目的实施机构的。一般来说，公共卫生项目执行的基本原则都是公平竞争、选择最适宜机构开展活动。项目实施机构，包括单一来源和非单一来源两种。

（一）单一来源实施机构
是指具有独特性、唯一性的机构或组织。对于该类机构项目管理机构，只需发送工作任务大纲、邀请函及项目活动指南到实施机构来邀标，邀请其填写并提交项目活动计划书。

（二）非单一来源实施机构

是指同时有几个具备开展某项活动能力的机构，如大学、研究所等，需要通过竞争选择，以寻求最具实力的执行者。确定实施机构需按以下步骤：

（1）发送工作任务大纲及竞标邀请。

（2）项目管理机构根据项目要求确定短名单。短名单，即招标人对投标申请人按时提交的资格预审申请材料进行审查后，符合资格预审要求的投标人名单。这个短名单多是由主管者或者组织者在合格者的范围内，考虑种种因素挑选的有代表性的执行机构，一般选择3~6家。

（3）撰写项目活动计划书。项目管理机构邀请列入短名单的机构，根据工作任务大纲撰写项目活动计划书。

（4）项目活动计划书的评定。项目管理机构根据任务大纲中规定的任务性质和内容，从提交简历的专家中，根据职称、资历等公正遴选3~5名专家组成评标专家组，并在项目计划书截止受理后的几个工作日内组织评标工作。

（5）招标结果的通知。在组织评标后的10个工作日内，将招标结果正式通知投标单位，并通知中标单位签订合同。

（6）计划书、标书的修改与完善。对于中标的公共卫生服务项目的计划书，如项目管理方认为有必要进行修改，可以要求对方进行完善，然后签订合同。

四、签订合同与支付费用

在发出中标通知后的几个工作日内签订合同。不论单一来源或通过竞争性招标选择的活动实施机构，都需要采用合同的方法进行管理。当中标者不能就合同与项目管理机构达成一致时，管理部门可以通过书面方式通知对方停止签订合同，邀请评标排名第二的机构谈判签订合同或重新招标或邀标。

一般来说，在签订合同后，管理机构将支付40%~60%的合同款（不同的机构、不同的项目支付比例不同）。在项目活动实施中期，实施机构要向管理机构提交中期项目进展报告。如果实施机构很好地履行合同条款，管理机构将再支付一定比例的合同款。如果实施方未能很好地履行合同，第二笔费用暂停拨付，同时通过上级部门加强督导，促其改进工作。实施方改进工作并履行了合同条款后，将补付合同款。项目合同结束，项目实施方需要提交项目完工报告和财务结算报告。经管理机构审核批准，管理机构将支付合同总额的尾款。

五、督导、进展报告与验收

对于公共卫生项目来说，不同的管理机构采用不同的督导方式。例如，有的项目在项目执行期间，会选择适当时间对项目实施机构进行2～3次督导，要求项目实施机构每半年或1年提交1份项目进展报告。

实施方在项目活动完成后向项目管理机构提交项目活动完工报告和财务结算报告。提交报告后，项目管理机构就可以对项目活动进行验收。如果验收合格，项目管理机构将按照合同规定办法进行费用支付。如果验收的部分活动未完成或部分完成，也要按照合同的约定进行处罚。

第五节　公共卫生项目的评估

公共卫生项目的评估就是对公共卫生项目的目的、执行过程、产出、效益和影响进行系统的、客观的分析；通过项目活动的检查总结，确定预期目标实现程度，项目的主要效益指标是否实现；通过分析评估分析失败的原因，总结经验教训，并通过及时有效的信息反馈为未来新的公共卫生项目的决策、提高项目管理水平提出建议，达到提高公共卫生项目效率的目的。

一、项目评估的目的与意义

公共卫生项目评估是以公共卫生项目计划要求为标准进行的评估，是项目计划的继承和发展。经过评估，既可以巩固已经取得的成效，也可以采取相应措施防止类似问题的发生。一项成功的评估必须与项目所制订的应该达到的目标相联系，目标说明得愈具体、愈明确，评估工作愈客观，工作的成效就愈大。

（一）公共卫生项目评估的目的

（1）确定项目计划的适宜性与合理性。

（2）确定项目计划中所开展活动的种类、数量，确定所开展的活动是否适宜目标人群，以及所开展的活动是否按照计划进行等。

（3）确定项目是否达到了预期的目标、存在的问题是什么，以及需要进一步改进的意见是什么等。

（4）向项目资助方提供评估报告，报告公共卫生项目所取得的结果、存在的问题、得到的经验和教训等。

（二）公共卫生项目评估的意义

1.可以保证公共卫生项目实施取得成功

评估贯穿于整个项目实施的各个阶段，管理者可以利用评估方法和手段，在项目实施的各个阶段控制进程，保证项目质量。

2.可以使公共卫生项目更具有科学性

在众多复杂的影响项目结果的因素中，项目管理者可以利用评估工具对影响因素进行监测和控制，使项目所得结果易于解释，也使公共卫生项目更具有科学性。

3.可以提高公共卫生项目的效率

评估可以改善正在实施项目的效果和效益。管理者利用评估手段，在项目实施的各个阶段，通过对项目的评估，及时得到相应的结果；通过反馈机制，及时修改项目活动和进程，使得项目取得最佳的结果。

4.可以阐明公共卫生项目的价值及其推广性

通过评估可以明确项目的适宜性，是否具有推广价值，以及推广该项目所需要的条件和环境。

5.评估项目目标的实现程度

将项目的计划目标与实际完成目标进行比较，衡量目标的实现度。同时，可找出存在的差距，为项目后期的工作指出方向和工作重点。

6.评估公共卫生项目的进展

将项目的计划进度与实际的进度进行比较，说明工作的进展情况，找出影响项目进度的原因，以便以后有针对性地采取相应的措施，保证项目顺利实施，达到预期的目标。

7.对项目产生的社会和经济效益做出客观的评估

通过对投入与产出分析、衡量公共卫生项目所产生的社会与经济效益。社会效益的投入，由投入卫生资源取得的使用效果指标，即居民健康状况指标来衡量；经济效益，由投入的卫生资源所取得的经济价值来衡量。

8.评估公共卫生项目的质量

项目质量控制的主要形式是对项目指标和标准的评估。通过对公共卫生项目的指标和标准的评估，可以加强公共卫生项目的质量控制工作。

二、公共卫生项目评估的内容

公共卫生项目的评估内容依据评估目的的不同而有所不同。但总体上应包含以下内容。

（一）检查公共卫生项目的适宜程度

对所开展的公共卫生项目是否是当前急需的，是否是当前存在的主要卫生问题，是否是以需求为导向的，项目的方案和经验是否具有可持续性和可推广性等。其中最为关键的是，项目的目标必须是解决优先卫生问题或解决重要的卫生问题。制定的卫生政策适合社会经济发展的程度，提出的卫生计划符合人们迫切的卫生需求，提出的目标、政策、策略、措施符合当地的具体情况，技术与方法可行，经济上能够被国家、集体、个人所承担，群众乐于接受。

（二）评估公共卫生项目的可实施程度

主要是评估项目的计划，检查项目计划的完整性、可操作性等。例如，项目是否有明确目的和目标，是否将目标定量化和等级化，所设立的目标是否能够达到。采取的干预措施是否有针对性，是否有效等。在制定计划的过程中，是否明确了重要的卫生问题，对于各种卫生问题是否给予足够的重视，并且在人力、物力、财力等方面给予保证。

（三）检查公共卫生项目的进度

将各项项目活动的执行情况与原计划的进度相比较，调查项目活动未按计划执行的原因，找出存在的主要问题或障碍及其主要的影响因素。将开展各种工作、活动取得的进展与预期计划的目标相比较，评估成功或不足的原因，提出修改计划的措施。检查计划的时间进展，可以了解计划的进度，了解计划实施取得的成就，及时提出需要引起重视的问题。

（四）检查公共卫生项目的效率

效率是指实施公共卫生项目所取得的成果，同投入的资源之间的对比关系，评估能否以更经济的方法来达到同样的结果，从而使项目的机会成本最小和边际效益最大。它同时也是指卫生规划或活动所取得的成效与投入的人力、物力、财力、技术、时间之间的对比关系。

（五）评估公共卫生项目的效果

衡量项目活动所期望的预定目标的实现程度，如是否达到了预期目标，是否解决了主要卫生问题等。研究计划执行过程中对解决某一卫生问题或改善卫生状况取得的预期效果。因此，效果也可以用来评估一项计划预期目标实际达到的程度。在条件容许时，目标达到的程度应尽可能用数字来衡量，医学研究的许多指标是能够定量研究的。

（六）评估项目的效应

项目的效应是指项目对社会经济、公共卫生发展等所产生的影响，以确定所评估项目的长期影响和贡献。

（七）评估项目的成败原因

不同的项目有不同的经验教训和启示。关注那些失败的项目，分析错误出现在哪里，为什么项目的目标不能实现？成功的项目同样也值得仔细地研究和评估，从中可以得到许多有益的启示。

那些由于不可预见的因素而导致失败的项目并非是真正的失败项目，只是由于一些不可抗力或不可预见的原因，项目的目标才不能得以最终实现。那些由于环境变化、组织变化、目标变化而失败的项目也非真正的失败项目，只有那些因为管理问题、决策问题而导致预算超支、进度推迟、资源严重浪费的项目才是失败的项目。

1.项目成功的原因

（1）制订了一份真实、可行的项目计划。

（2）项目的冲突得到了有效的控制和解决。

（3）项目目标清楚，研究小组中每位成员都能充分地理解。

（4）项目从启动到结束都处于有效的控制和跟踪状态。

（5）在规定的时间内，有足够的人员完成既定的工作任务。

（6）在项目实施之前，绝大部分工作任务已经得到界定，资源已配置齐全。

（7）项目负责人经常与研究小组的成员进行交流，倾听他们的建议，帮助他们解决问题，掌握了项目进展的第一手资料。

（8）项目负责人注意研究已终止的类似项目，善于从中吸取经验和教训。

2.项目失败的原因

项目为什么会失败？有一些基本的原因决定着项目的目标难以实现，这些原因恰好与成功项目的原因相反。

（1）项目计划太简单，或者过于复杂，甚至脱离实际，难以操作。

（2）项目的主要冲突无法解决，浪费了过多的时间和资源。

（3）项目负责人的管理水平、领导艺术欠佳。

（4）项目团队对最初的项目目标理解有分歧。

（5）在项目进程中，项目监控不充分，不能预见即将发生的问题；当问题出现时，又没有能够适当地解决。

（6）研究小组成员数量不充足且工作效率低下。

（7）项目负责人以及主管单位之间缺乏有效、充分的沟通。

（8）优柔寡断的决策。

（9）项目中所需的资源供应缓慢，导致项目进度一再拖延。

三、项目评估的类型

公共卫生项目的评估类型按照不同的分类标准有着不同的界定。

（一）按照项目周期分类

1.目标评估

主要围绕确立的计划目标，评估目标的科学性、合理性和可行性，最终评估目标的实现程度。

2.过程评估

主要对公共卫生项目实施过程的绩效进行评估。通过对实施过程加强监督、控制、分析卫生资源的利用程度、计划的进展程度等,及时发现执行过程中存在的问题,制定相应对策,加以解决,保证计划顺利执行。

主要针对实施后所取得的成效进行的评估。结果评估对于长、中、短期的公共卫生项目,可以细分为长期效应评估、中期效应评估和短期效应评估。长期效应体现了公共卫生项目的持续性发展绩效;短期效应则表现为公共卫生项目的短期绩效。完整的评估应该包括长、中、短期三个方面的效应。

(二)按照评估内容分类

一般来说,按照评估内容可以将公共卫生项目的评估类型分为环境评估、形成性评估、基线评估、预试验评估、财务评估、中期评估和终末评估。

1.环境评估

这里所讲的环境是一个广泛的概念,包括政治的、社会经济的、人口的、文化的、地理的等许多方面的情况。项目的环境评估往往是项目正式开始之前的主要任务,它关注项目地区的社会经济发展有关的政策、制度、人口等状况对项目的影响。随着管理的进一步科学化,环境评估的重要性将越来越明显。在进行环境评估时,政策分析技术是较为常用的一种方法。它主要针对当地政府等部门的有关政策和规划进行系统的分析,明确拟开展的项目是否是当地当前的工作重点,是否对促进当地的社会经济发展有重要的作用;现行的政策和规划是否支持本项目的目标和实施以及成效的推广等。一句话,项目的设计、实施等都必须适应环境因素,否则该项目就没有存在的必要。

2.形成性评估

是指在项目实施过程中所开展的评估性研究。它重要是检查项目的干预措施或实施方案的有效性与可行性。同时,还对项目的承担机构/组织的有关经验和条件、人力资源管理、信息管理等进行评估。以便及时发现问题,加以解决。

3.基线评估

又称为基线调查,即通过定性、定量相结合的方法收集项目实施之前的有关资料,明确有关指标的基准状况,如疾病的发病率、患病率等,为以后项目中期和终末性评估提供基础性的参考数据,以明确项目实际产生的成效。因此,项目的基线评估作用很重要,不能忽视。

4.预试验评估

在正式项目实施前,研究者往往会在一小范围内选择某个(些)单位进行试点,以评估项目设计的合理性、项目干预方案的可行性、项目的实施效果、研究对象的可接受性与满意度、进度安排的适宜性等。对于在预试验中发现的问题,及时给予修改,减少了项目正式开始以后所产生的问题。此外，通过预试验还可以对调查员进行标准化培训，使他们统一概念、统一方法、统一程序等。

5.财务评估

在项目实施后，会经常性地开展项目的财务评估工作，以检查项目资金是否按计划分配，配套经费是否到位，比较预算与实际费用开支的符合程度，计算投入产出比，了解资金是否满足公共卫生项目的需要，是否发挥了应有的作用等。

6.中期评估

当项目进行到一半时，往往会开展项目的中期评估工作。目的是综合检查项目设计的适宜性，即项目预先的概念和思路在目前是否仍然正确，项目的环境是否发生了变化，环境的变化对项目目标的实现是否有重要的影响，项目取得哪些阶段性成果与产出，项目存在哪些问题，这些问题的主要原因是什么等。同时，中期评估的另一个目标是，考虑是否及怎样修改项目的计划、目标、投入等，并且提出项目后期的指导原则和有关的建议。

7.终末性评估

几乎所有项目在其结束时都需要开展终末性评估工作。它的重点是检查项目预期目标的达到程度，项目的成效（包括效果、效益与效用等），项目成效的可持续性、可推广性，以及必需的条件与范围等。

四、项目评估的程序

一般来说，项目评估由提出关注的问题、确定评估标准、设计评估方案和选择指标、收集资料、分析资料和报告结果等几个步骤组成。

（一）确定利益相关者

利益相关者，是指与项目设计、实施与效果有一定联系的机构、组织和人群等。它们的期望和态度等对项目的开展与项目效果的扩散等都有一定的影响。例如，拟在某市的多家医院开展一种新药的临床试验，这一项目的主要利益相关者包括：政府的有关职能部门（药品监督局、卫生部局）、卫生服务机构（医院、疾控中心）、保险机构、药品生产厂家、患者等。

（二）明确不同利益相关者所关注的问题

对于同一个公共卫生项目，不同利益相关者所关注的问题不同，有时甚至完全相反。评估者必须首先明确它们对评估性研究的期望，从中确定谁是主要的利益相关者，根据其主要的期望设计评估方案。

（三）确定评估目标

在明确主要利益相关者及其期望的基础上，评估者应确立评估的目标。这个目标既包括总目标，又包括具体目标。

总目标是总体上阐述项目工作应该达到的目的，能够说明总体的要求和大致的方向。具体目标是总体目标分解到各个主要环节上的目标，是对总目标的具体说明。

任何一个研究计划都需要有明确的目标，它是计划实施和效果评估的依据。没有明确的目标，整个计划就失去了意义。计划的目标分为总体目标和特异性目标。计划的总体目标是指计划理想的最终结果。它是概括性的，它为计划提供了一个总体发展方向。为了达到总体目标，必须依靠几个特异目标的实现来完成。计划的特异目标又称为具体目标，是为实现总体目标而设计的具体可操作的目标。制定目标应遵循以下原则。

1.可实现性

目标的可实现性是指所制定的目标要合理，能够有理由实现。也就是说，在制定公共卫生项目的目标时，应根据拟探讨的问题、现有的条件、资源等，制定出合理的、可实现的目标。

2.可测量性

目标的可测量性，是指计划实施中和完成后对所产生的变化结果可以测量。这样既有利于对结果的评估也有利于对结果的观察。

3.时间限制

目标的制定一定要有时间的限制。在制定目标时，应考虑解决问题需要的时间和借鉴他人的工作经验，为自己的计划制定出一个合理的时间范围。

4.具有挑战性

所制定的目标应具有挑战性，即可以激励研究人员主动参与工作，尽可能地解决所想解决的问题。

（四）确定评估需要回答的问题

在进行公共卫生项目评估时，通常需要对项目提出以下的问题。

1.哪种策略最有效，有无其他可替代方案

策略是为了实现计划目标而采取的一系列措施的原则。在制定策略时应首先分析问题发生的原因，并根据可能的原因制定实现目标的策略。对于每一种原因都有可能提出多种达到目标的策略，但在确定实现目标的策略时，应该考虑到资源和条件，使所提出和制定的策略既能够符合现实的基本情况，又能够实现计划目标。

2.确定最有效的干预措施

干预措施是在实现目标策略的指导下所制定的一系列为达到目标而进行的活动。活动是具体的和可操作的，活动计划要表明具体的活动时间、对象、人数和地点。也就是活动计划要解决做什么、在哪里做、什么时间做、谁去做以及如何做的问题。应选择客观、可测量的指标来反映活动效果。在确定干预措施时，应考虑人力、物力和财力等资源问题，也应注重成本效益的问题。即在几个可供选择的干预方案中，选取最为有效的那个方案。充分考虑项目方案的机会成本问题，从中选择最佳的方案，使有限的资源发挥最大的效益。

3.确定最适宜的目标人群

一个项目往往难以解决所有的问题,要根据需求等情况,选择最为适宜的人群为项目的目标人群,才能充分发挥项目的效果和效益。

4.确定干预是否施加于目标人群

通常有些项目虽然已经按照预订的计划开展了,但是由于各种因素的影响,干预措施有时并没有落实到准备干预的目标人群,以至于开展的活动很多,但目标人群受益很小,甚至没有任何受益。这主要的原因是干预措施没有施加于目标人群。

5.干预是否按计划实施

原则上项目计划是项目实施的指南,任何项目活动都必须严格按照预先确定的计划执行,否则就有可能使项目失去方向和难以达到目标。

6.干预措施是否有效

干预措施施加于目标人群后,紧接下来就要问该项措施的有效性问题。花费资源来实施没有效果或效果不大的干预措施,是不符合项目管理原则的,也没有任何必要。因此,在项目实施以后,就必须要了解项目所采取的干预措施的有效性。

7.干预措施的费用如何

良好的干预措施应该以较小的花费取得较大的成效。一项干预措施,虽然取得的成效较大,但是如果其所需要的费用很高,在卫生资源有限的今天也是不可取的。有时,项目管理者将项目干预的费用作为最主要的一项指标来评估项目的适宜性。

8.是否达到期望目标

将项目的效果与预先制定的目标进行比较,看目标的达成度。目标达成度越高,项目就越成功,反之亦然。

9.问题概念是否可操作化

项目设立的基础首先是因为存在着问题。要解决该问题,必须制订详细的解决方案——项目计划。在制订项目计划的时候,要建立项目假设,明确问题是什么及其造成问题的主要原因。如果对问题的理解不透,假设不明确,将会使项目缺乏可操作性。例如,某地人群痢疾发病率比上一年增高了1%,不能简单地理解为发病率的增高就是问题,要在查明增高原因的基础上(如主要是由于外来人口的增加),才能明确问题。此时,问题不是发病率的增加,而是外来人口的增加。所采取的项目就不应该是针对痢疾发病率控制方面的,而应该是针对控制外来人口方面的。只有这样,才能使项目具有针对性和可操作性。

10.问题的分布和目标人群是否查明

在明确问题是什么之后,就需要阐明问题的分布范围及其所涉及的人群,明确目标人群的特征、大小等。

11.项目设计是否紧扣目标

项目的目标是要解决存在的主要问题，它是指导项目设计、实施与评估的指南。只有在具有明确目标的前提下，才能进行下面的设计。反之，项目的设计必须紧密围绕目标，否则在项目结束后就无法保证目标的实现。

12.项目实施概率多大

明确实施该项目的环境条件、资源等因素是否具备。

13.费用与效益比如何

只有受益大于支出的卫生项目才有可能实施。如果一个项目的效益越好，其实施的可能性就会越大；反之亦然。

14.干预效果是否是项目所期望的

有时项目产生了许多效果，有的效果往往很大。但是，从项目管理和评估的角度来看，一个项目是否成功，最为关键的是项目达到其所期望的效果，即项目计划的目标。

15.结果是否归于非项目的因素

由于在项目的实施过程中会有许多因素的影响，因此要明确项目最后所取得的效果哪些是由于项目的干预所产生的，哪些是由于其他因素（非项目因素）引起的，从而正确评估项目的成效。

16.是否为最有效率的项目

一个好的项目，不仅需要具有良好的效果和效益，同时也应该具备良好的效率，即用最小的投入和时间获得期望的效果和效益。

（五）选择评估指标与标准

在明确了不同等级目标后，应再列出相应的评估指标。指标是指测定变化的工具，利用它可明确目标是否达到及达到的程度。指标确立的原则主要有：

1.客观性

指标体系的设计应该能够客观地评估总体目标，要求每项指标都与总体目标保持一致，使每项都能够反映客体的本质。

2.独立性

指标的独立性要求指标体系中同一层次的指标是相互独立的，不互相包含，也不存在因果关系，并且指标之间不存在矛盾之处。指标独立性的要求，可以避免指标的重复，提高指标评估的科学性。

3.可测量性

为了提高指标评估的准确性，凡是可以量化的指标，应尽可能量化测量。凡是不能量化的指标，应尽量有明确的观察结论，为数量化分析奠定基础。

4.可比性

公共卫生项目的评估是对客体的判断,要想做出正确的判断,必须保证质的一致性。因此,设计指标时应注意选择具有质的一致性的内容,以保证具有可比性。

5.简易可行性

要求指标便于实施、容易测量和得出结论。为了收集的方便,保证指标的准确可靠,应尽量简化测量的指标体系。

6.时间性

即指标要有时间限制。因为很多指标是随着时间的变化而变化的,如果没有明确指标收集或分析的时间,往往就会得出错误的结论。例如,在评估促进儿童生长发育的项目中,其中一个重要指标为身高,由于身高在上午和下午的自然生理性变化,因此必须明确规定身高的测量时间。

满足了上述原则的指标被称为客观可证实性指标。确定评估项目效果的标准是对已经确定的评估指标进行数量的规定。因为,在评估一个项目的成效时,往往不是一个指标,而是一组指标表示项目的成效。这一组指标构成了项目的评估指标体系。在该指标体系中,必须明确每一个指标在该体系中的定位和价值,即指标的分值与权重问题。例如,反映儿童健康教育项目的评估指标有"儿童不良卫生习惯的改善""肥胖儿童比例的减少""儿童某种疾病的发病率下降"等,这几个指标在对评估项目成效的实际贡献是不同的,"儿童不良卫生习惯的改善"指标的价值就大于其他两个指标的价值。为此,必须分析每一指标情况,给予不同的权重。此外,指标的标准的确定还是为了确定收集什么样的信息来证实项目效果。以"改善儿童不良卫生习惯"为例,可以通过以下途径收集相应的资料说明确定项目效果的标准。可通过父母、教师,找到参加项目的儿童不良卫生习惯得以改善的证据;可通过对儿童的观察,了解他们已经改善的卫生习惯;可通过体检,得到儿童身体状况改善的证据;可通过比较参加和未参加项目儿童的卫生习惯和身体状况之间的差异等,获得有关证据。

(六)确立资料收集与分析的方法

1.选择资料收集的方法

评估资料的收集由一系列工作组成,包括:确定测量变量、选择测量方法、确定测量的真实性和可靠性、对测量的质量控制、记录并解释测量结果等。掌握及时、准确、可靠的信息是进行科学评估的基础,没有信息就没有评估工作。一般可以将资料的获取方法划分为以下几种。

(1)询问表调查法:根据调查目的拟订专门的调查表,由专门训练的调查员向被调查者询问来收集资料。询问调查一般采用抽样调查,要求样本有代表性。通过询问调查,既可以收集常规登记和报告所不能得到的资料,又能够核对其数据的准确性和完整性。

（2）通信询问调查法：调查表采用通信邮寄的方式分发给被调查者，由被调查者根据调查表的填写说明填写。这种方法易于开展，但是其应答率较低。

（3）观察法：分为两种。一种是直接观察，是指直接参与研究对象的活动中，观察、收集记录所需要的资料；另一种是非直接观察，调查者不参与研究对象的活动，只是将观察的结果记录，然后进行分析。

（4）健康检查法：采用健康检查和实验室辅助诊断等方法，找出可疑患者。该方法必须与询问相结合使用。

2.收集资料时应注意的问题

在收集信息过程中，一般要问的重要问题是：

（1）要测量的变量是什么？

（2）对于要测量的变量是否有现成的、公认的测量技术？

（3）该测量技术是否在过去同本次测量类似的环境下使用过？

（4）本研究是否具有足够的时间、资源和技术来创造新的测量技术？

（5）被调查者是否乐于回答研究所提出的问题？

（6）信息的收集是否符合伦理的要求？

（7）所收集信息的可靠性如何？

3.分析资料

将资料分析划分为两个阶段：调查资料的核对、整理与分析阶段；对取得的调查资料进行判断、推理，得出有规律性的结论。根据不同的资料选择相应的统计分析方法，对资料进行处理、分析时应该考虑：

（1）要评估问题的特点是什么？

（2）要评估项目成功的标准是什么？

（3）所测量变量的性质是什么？

（4）选择的调查样本量是否有代表性，是否足够？

（5）所收集资料的真实性和可靠性是否令人满意？

（七）明确评估结果利用者及其期望

在完成以上（一）至（六）步骤后，评估者已经掌握了有关项目的基本素材。紧接着就要了解谁将要利用本资料的问题。正如以上所述，不同的机构和人群对于评估性研究的期望是不同的，因此他们利用评估所得资料的角度和动机也是有差异的。由此可见，只有在清楚评估结果的利用者是谁及其期望之后，才能撰写并提交有针对性、有价值的评估报告。

（八）撰写并提交评估报告

评估报告是项目评估的书面总结，撰写评估报告是项目评估工作的重要组成部分，是评估性研究的最后一个环节,应以认真、严谨、求实的态度对待报告的撰写工作。评估报告是采用书面文字的形式,系统地介绍项目评估的目的、方法、过程、结果及结论的一种特殊文体。一方面,评估结果和结论要通过一定的形式表现出来,才能对其进行传播、交流和应用;另一方面,对评估结果的表现过程又是对调查材料继续深入分析和研究的过程。有时,调查人员在撰写评估报告以前认为有些问题基本弄清楚了,但是当撰写报告时又不知如何下笔,这时才知道有些问题并不十分清楚,还得进一步深入分析与探讨。

有时,对于一项评估性研究往往需撰写几种不同类型的评估报告。例如,当利用者为政府领导时,评估报告通常只是简明扼要地说明项目的成效和产生的影响等,而忽略评估的方法学等问题;如果利用者为财政部门,评估报告的重点是阐述关于资金的使用情况,以及有关费用效益的问题等;如果评估报告的利用者为项目管理专业机构和专业人员,则评估报告必须详细描述和解释有关项目设计、实施、成效及其影响等所有问题。

通常项目评估报告应包含如下主要内容:
(1)回顾项目的历史,其中包括对项目计划的修改和变更。
(2)主要成果的总结。
(3)对比项目的计划目标和已实现的目标,分析其成败的原因。
(4)项目总决算,并说明成本偏差的原因。
(5)评估项目管理的得失。
(6)研究需要继续调查的问题。
(7)对未来项目管理的建议。

此外,一些大型公共卫生项目评估报告还包括如下内容:
(1)对项目进程中所出现的问题、冲突及解决办法的总结。
(2)项目阶段性总结,其中包括实际工期和原定进度的对比、实际成本和既定预算的对比等,为什么会出现偏差?程度多大?这些都应有详细的记载。
(3)对需要增加资源的工作任务的记载。
(4)对合作方支持方的总结在未来的项目中,如何才能改善合作关系。
(5)对项目中沟通的分析及提高沟通技巧的建议。
(6)从总体上分析项目管理的流程。

第七章

社区公共卫生服务管理

第一节 人人享有卫生保健

1978年,世界卫生组织和联合国儿童基金会发表了著名的《阿拉木图宣言》,提出了2000年"人人享有卫生保健"的目标。中国作为世界卫生组织的成员国,也一直致力于追求这一目标。近年来,中国政府在颁布的一系列文件中进一步提出2010年人人享有公共卫生服务和基本医疗服务的要求。下面我们将对基层公共卫生服务的目标,社区公共卫生服务的概念、特征等内容展开具体探讨。

一、基层公共卫生服务的目标和要求

(一)国际初级卫生保健目标

1978年9月,世界卫生组织和联合国儿童基金会联合在苏联的阿拉木图主持召开国际初级卫生保健大会,通过了著名的《阿拉木图宣言》,明确了初级卫生保健是实现"2000年人人享有卫生保健"全球战略目标的基本途径和根本策略。1979年的联合国大会和1980年的联合国特别会议,分别表示了对《阿拉木图宣言》的赞同,使初级卫生保健活动得到了联合国的承诺。我国政府分别于1983年、1986年、1988年明确表示了对"2000年人人享有卫生保健"战略目标的承诺。

《阿拉木图宣言》对初级卫生保健做了如下定义,即初级卫生保健是一种基本的卫生保健。其含义包括:

(1)卫生保健是由社区通过个人和家庭的积极参与,依靠科学的、受社会欢迎的方法和技术,费用也是社区或国家在各个发展时期依靠自力更生和自觉精神能够负担得起的,从普遍能够享受的卫生保健。

(2)卫生保健是国家卫生系统的中心职能和主要要素。

(3)卫生保健是国家卫生系统和社区经济发展的组成部分。

(4)卫生保健使个人、家庭和社区同国家系统保持接触,是卫生保健深入居民生活与劳动的第一环节。

《阿拉木图宣言》还指出,健康是一项基本的人权。就国家而言,实施初级卫生保健是政府的职责。就人民群众而言,人人都有权利享受初级卫生保健服务,人人都有义务参与初级卫生保健工作并为之做贡献。就卫生工作而言,实施初级卫生保健是为全体居民提供最基本的卫生保健服务,以保障全体居民享有健康的权利。根据《阿拉木图宣言》初级卫生保健可为四个方面的工作目标和八项急需开展的工作内容。

四个方面的工作目标是：

（1）促进健康。促进健康包括健康教育、保护环境、合理营养、饮用安全卫生水、改善卫生设施、开展体育锻炼、促进心理卫生、养成良好生活方式等。

（2）预防保健。在研究社会人群健康和疾病的客观规律及它们和人群所处的内外环境、人类社会活动的相互关系的基础上，采取积极有效的措施，预防各种疾病的发生、发展和流行。

（3）合理治疗。及时发现疾病，及时提供医疗服务和有效药品，以避免疾病的发展与恶化，促使其早日好转痊愈，防止带菌（虫）和向慢性发展。

（4）社区康复。对丧失了正常功能或功能上有缺陷的残疾者，通过医学的、教育的、职业的和社会的措施，尽量恢复其功能，使他们重新获得生活、学习和参加社会活动的能力。

八项具体工作内容是：

（1）对当前主要卫生问题及其预防和控制方法的健康教育。

（2）改善食品供应和合理营养。

（3）供应足够的安全卫生水和基本环境卫生设施。

（4）妇幼保健和计划生育。

（5）主要传染病的预防接种。

（6）预防和控制地方病。

（7）常见病和外伤的合理治疗。

（8）提供基本药物。

之后，在1981年第34届世界卫生大会上，又增加了一项内容，即使用一切可能的方法，通过影响生活方式、控制自然和社会心理环境来预防和控制非传染性疾病和促进精神卫生。

（二）我国公共卫生服务和基本医疗服务的要求

目前，我国政府已经看到社区卫生服务在建设公共卫生体系过程中的基础性作用，认识到社区卫生服务既是医疗卫生体制改革的突破口，也是做好公共卫生和初级卫生保健的一个最基本的环节。1997年《中共中央、国务院关于卫生改革与发展的决定》中提出："改革城市卫生服务体系，积极发展社区卫生服务，逐步形成功能合理、方便群众的卫生服务网络。基层卫生机构要以社区、家庭为服务对象，开展疾病预防、常见病与多发病的诊治、医疗与伤残康复、健康教育、计划生育技术服务和妇女儿童与老年人、残疾人保健等工作。"1999年卫生部等十部委发布了《关于发展城市社区卫生服务的若干意见》，要求各级政府应积极发展社区服务，加强社区卫生的规范化管理，构筑城市卫生服务新格局。2002年卫生部等十一部委又联合下发了《关于加快发展城市社区卫生服务的意见》，要求地方各级人民政府加大扶持力度，各有关部门加强配合，支持社区卫生服务的发展。2006年《国务院关于发展城市社区卫生服务的指导意见》中指出："各地区要积极探索建立科学合理的社区卫生服务收支运行管理机制，规范收支管理，有条件的可实行收支两条线管理试点。地方政府要按照购买服务的方式，根据社区服务人口、社区卫生服务机构提供的公共卫生服务项目数量、质量和相关成本核定财政补助；尚不具备条件的可以按人员基本工资和开展公共卫生服务所需经费核定政府举办的社区卫生服务机构财政补助，并积极探索、创造条件完善财政补助方式。"随后，卫生部先后下发了《城市社区卫生服务机构设置原则》《城市社区卫生服务中心设置指导标准》《城市社区卫生服务基本工作内容（试行）》等操作性文件。在政策文件的指导下，近年来各地大力发展社区卫生服务。这些要求事实上已经对我国社区公共卫生和基本医疗服务提出了改革必须坚持的目标和方向：一是要确保所有人的基本健康；二是要突出公共卫生服务和基本医疗服务。

二、社区公共卫生服务的概念

探讨社区公共卫生服务的概念，首先需要了解社区卫生服务和公共卫生两个概念，因为社区公共卫生服务的概念涉及社区卫生服务和公共卫生两个概念的内涵。

（一）社区卫生服务

1999年卫生部等国务院十部委在《关于发展城市社区卫生服务的若干意见》中对社区卫生服务的定义是：社区卫生服务是社区建设的重要组成部分，是在政府领导、社区参与、上级卫生机构指导下，以基层卫生机构为主体，全科医师为骨干，合理使用社区资源和适宜技术，以人的健康为中心、家庭为单位、社区为范围、需求为导向，以妇女、儿童、老年人、慢性患者、残疾人等为重点，以解决社区主要卫生问题、满足基本卫生服务需求为目的，融预防、医疗、保健、康复、健康教育、计划生育技术服务等为一体的（"六位一体"），有效、经济、方便、综合、连续的基层卫生服务。社区卫生服务也是目前世界各国公认的最佳基层医疗模式。

（二）公共卫生

国际上比较经典的是温斯格对公共卫生的定义："公共卫生是通过有组织的社会努力来预防疾病、延长寿命、促进健康的科学和艺术。社会的努力包括改善环境卫生、控制传染病、提供个人健康教育、组织医护人员提供疾病的早期诊断和治疗服务，建立社会体制，保证社区中每个人都维持健康的生活标准，实现其生来就有的健康和长寿的权力。"

我国关于公共卫生比较全面和具体的定义是在2003年全国卫生工作会议上，由时任副总理兼卫生部部长的吴仪提出的："公共卫生是通过有组织的社区努力来预防疾病、延长寿命和促进健康和效益的科学和艺术，是组织社会共同努力，改善环境卫生条件，预防控制传染病和其他疾病流行，培养良好卫生习惯和文明生活方式，提供医疗服务，达到预防疾病，促进人民身体健康的目的。"

（三）社区公共卫生服务

综合上述两个概念的含义，我们认为，社区公共卫生服务是公共卫生服务在基层社区的实现，是以社区卫生服务机构为主体，在上级公共卫生服务机构的指导下，以社区为范围，以社区居民公共卫生服务需要为导向，动员社区居民参与，以预防、医疗、保健、康复、健康教育、计划生育技术服务为载体，实现预防疾病、促进人民身体健康的目的。社区公共卫生服务是社区卫生服务与公共卫生服务在城市基层卫生服务中的有效融合，将促进政府公共卫生服务职责的落实和社区卫生服务功能的发挥，对完善我国城市公共卫生服务体系和医疗卫生服务体系意义重大。

三、社区公共卫生服务的特征

社区公共卫生服务具有具体性、综合性、连续性、协调性、可及性、参与性、操作性等特征。

（一）具体性

社区卫生服务面对的是具体的社区，所要解决的问题是促进社区居民的健康和向居民提供各种具体的卫生服务。社区具有特定功能，其表现为：地域的具体性；人群结构的具体性；服务设施的具体性；文化基质的具体性；情感互动方式的具体性。离开具体的社区，社区卫生服务就等于空谈，也等于违背了实施社区卫生服务的初衷。

（二）综合性

社区生活体现着人类生活的全部复杂性和人类健康需求的多样性，只有进行综合和全面的思考，才能统筹兼顾，有效地解决社区的卫生服务问题。社区卫生服务的综合性是指：就服务对象而言，包括社区内的所有人群，不分性别、年龄和疾病类型，重点服务对象为妇女、儿童、老人和残疾人；就服务内容而言，体现为含有医疗、预防、保健、康复和健康教育的综合性服务，其中以预防保健为重点，并强调三级预防，组成防治网络，将疾病的防、治有效结合起来；就服务层面而言，包括生物、心理和社会三个方面；就服务范围而言，包括个人、家庭和社区。

（三）连续性

社区卫生服务的连续性体现在向居民提供服务时间的连续性上。全科医生将向生命的准备阶段、生产的保护阶段和生命质量阶段三个不同时期提供连续、系统的卫生服务，卫生服务贯穿于人的生、老、病、死全过程。社区卫生服务的连续性体现在其不受场所的限制上，无论在病房、门诊、患者的家中或工作单位，患者都可得到全科医生的照顾。社区卫生服务的基本特征是全科医生向固定服务对象提供连续性服务，促进医疗和预防结合。慢性非传染性疾病成为健康主要威胁时，推行防治结合的连续性卫生服务尤为必要。慢性非传染性疾病是一个长期演变的过程，全科医生可以在疾病发生发展的不同阶段，采取不同的防治策略，以取得良好成效。由于全科医生了解不同阶段的具体情况，有可能提出切合实际的治疗方案，促进患者早日康复。

（四）协调性

社区卫生服务的协调性是指充分利用社区内或社区外的一切可以利用的资源，为个人及其家庭提供全面有效地卫生保健服务。这是由它的服务内容、方式及组织形式决定的。倡导社区卫生服务的目的是提高人群健康水平，不是局限于治疗已经发生的疾病，而是要求达到在身体、心理和社会三方面完好的健康状态，向人群提供基本医疗服务和预防保健相协调，身体、心理与社会健康协调发展，提供服务的形式由医生被动等候患者上门求医转变为医生主动上门提供服务；服务场所由医院坐堂就诊转变为走向社会和家庭，从院内转向院外；服务对象从患者转变为全体人群（包括健康人群、亚健康状态人群和患者三部分），通过服务内容和服务方式的一系列转变，促进社区卫生服务的协调发展。

（五）可及性

可及性是论述服务对象具备接受卫生服务的能力，可从地理、经济和服务三方面论述社区卫生服务的可及性。具体而言，卫生服务的可及性包括方便可用的卫生服务设施、固定的医疗关系、有效的预约系统、上班时间外的服务，还包括心理上的亲密程度、经济上的可接受性及地理位置上的接近。

（六）参与性

群众参与是中国政府卫生工作方针之一，保障健康是群众关心的切身利益，对卫生服务工作中能够由群众自行解决或互助解决的问题，动员群众参与，经济效益和社会效益都十分显著。社区卫生服务是一项专业性与群众性密切结合的社会服务工作，动员社会力量参与是社区卫生服务的关键环节。因此，必须加强政府领导，动员社区内各种社会组织和社区居民广泛参与，中国不少地方逐步形成了"政府领导、部门协调、街道搭台、卫生唱戏、社会参与"的格局。社区居民参与卫生服务工作的领域十分广泛。养成健康意识如增强自我保健意识、为健康尽义务的意识和社会互助意识；参与社区卫生建设和环境治理；从经济上给予卫生建设必要的支持；进行社会互助和有益于健康的公益活动等，都属于这方面的内容。

（七）操作性

社区卫生服务的理论和技术，应当具有可操作性。针对影响健康的生物、心理和社会因素，建立有效、可行和经济的操作技术体系（如清洁水、基本药物、传统的诊疗技术以及自我保健的方法与技术等），形成围绕提高健康质量这一总目标的具体指标体系，形成评估以上操作效果的评估体系，对社区服务来说具有重要意义。操作性体现在社区的全部理论和技术之中，是社区卫生服务富有生命力的具体表现。

此外，社区公共卫生服务以社区卫生服务机构为主体，深入社区、面向居民，重视通过健康教育、提供医疗服务等具体服务项目，对社区居民不良的卫生习惯和生活方式进行纠正与指导，重视干预、实现干预是社区公共卫生服务区别于地区、国家层面的公共卫生服务的特有性质。

四、社区公共卫生服务的功能与意义

政府对于城市社区公共卫生服务的功能有着非常明确的界定，突出表达了社区卫生服务要以疾病预防、常见病与多发病的诊治医疗、康复、健康教育、计划生育和妇女儿童与老人、残疾人保健等服务为主要工作范围。这些界定说明社区卫生服务的功能不是单一的，而是多方面、多方位的。在这些功能中，首先，强调了疾病预防，表明了政府对社区疾病预防工作的高度重视。其次，以居民的卫生需求为导向，以常见病多发病的诊治为重点，以妇女儿童、老年人、残疾人、慢性患者的保健康复为己任，紧密贴近居民的基本卫生健康需求，解决社区的主要卫生问题，是一个集预防、医疗、保健、康复、健康教育、计生技术服务等为主体的经济、方便、综合、连续、有效地基本卫生服务的多功能机构。由于社区公共卫生服务具有上述功能，因此，它对医疗卫生事业的建设和发展具有重要意义。

（一）有利于加强城镇居民的预防保健工作

在当代中国卫生国情的需要上，随着人们生活水平的提高、寿命的延长、人口的老化，加之疾病的改变，对长期照护的服务需求也在增加。社会老龄化不仅给社会经济发展带来负面效应，更重要的是老年疾病增多和失能改变了中国卫生国情现状。而老人疾病和失能的主要特点是疾病发生频率高，疾病程度严重，以慢性病为主，病程长，致残和死亡的可能性大。而社区卫生服务正是以老年人、慢性患者、残疾人为服务对象，为他们提供有效、经济的医疗服务，为社区群众解除疾苦。

（二）有利于满足社区居民多层次医疗卫生需求

随着社会经济的发展和人民生活水平的提高，不同的社会人群有着不同的医疗卫生服务需求，除了基本的医疗卫生服务需求外，还有着非基本和特需医疗卫生服务需求，如临终关怀、牙齿矫正、保健推拿按摩、家庭保健医生等，这些医疗卫生服务有着广泛的市场需求。社区卫生服务可以很好地满足这类服务的需求。此外，社区卫生服务还为居民提供方便、适宜、经济、连续、有效地医疗卫生服务，如上门服务、建立居民健康档案、建立家庭病床等。可以将常见病、多发病和慢性非传染病患者吸引到社区服务来，这样80%以上的医疗问题都可在社区内部解决。

（三）有利于提高医疗服务质量，降低居民就诊费用

社区人群在得到医院内的基本医疗服务的同时，还能享受到上门服务、家庭医生、健康咨询、个人健康顾问等医疗保健服务，有利于融洽医患关系，提高医疗服务质量，减少不必要的浪费。有了社区卫生服务，居民有病能及时就诊和治疗，既不至于将小病拖成大病，又节省了医疗费用。同时，社区卫生服务人员发现患者病重时，能及时督促患者到

有关医院诊疗。有些急诊患者通过医院抢救治疗后，还需要继续治疗和康复的，可回家在医疗服务站接受治疗，进一步减少了住院费用。

（四）有利于规范医疗市场

根据《中共中央、国务院关于卫生改革与发展的决定》的要求，开展社区卫生服务，逐步形成功能合理、方便群众的卫生服务网络的要求，有利于统一管理、统一规划、合理布点。各社区卫生服务站有明确的为人民服务的宗旨，建立起一整套规章制度和约束机制，基层的医疗市场就能得到规范。

（五）有利于社会和劳动保障制度的改革

目前我国基本医疗保险制度的实施主要是实行定点医疗制度，它的主要不足是缺乏合理调节患者流向的手段和方法，造成承担转诊患者的医院人满为患。为此，把预防工作和职工医疗保险结合起来，使社区卫生服务成为医疗保险网络体系中的一个重要组成部分。例如，社区卫生服务开展防病、健身活动等，可以逐步减少或控制慢性病的发病率，降低死亡率；通过医疗服务活动可解决常见病、多发病，并能实行双向转诊。这些服务性活动都能降低职工医疗保险费用支出，有利于促进社会和劳动保障制度改革的顺利进行其某些方面的不足。

（六）使基层医院摆脱困境

基层医院通过医改之后，常会出现工作量下降、业务收入低、经济难以维持的状况。因此，可以通过社区卫生服务调整服务结构，拓宽服务领域，改变传统的服务方式，变坐等患者为主动上门为患者服务，把医院的业务工作从到重治转移到重防，从院内服务扩大到社区服务，并把心理咨询、健康教育纳入工作范围。

第二节 基层公共卫生事业管理

基层公共卫生事业管理，简单理解，就是以政府为主导的公共卫生组织为实现公共利益，为社会提供公共卫生产品及服务的活动。下面我们将从政府职责、资金筹措、公共卫生服务体系、人员激励等方面进行具体探讨。

一、政府职责

1988年美国医科院发表的《公共卫生的未来》报告将政府对于公共卫生的核心功能定义为三部分：评价、政策研究和保障。

评价指的是常规地、系统地收集与社区卫生相关的信息，进行分类和分析，并随时提供给社区居民。与社区卫生相关的信息包括社区卫生健康状况、社区卫生服务需求、流行病学数据和其他健康问题的相关研究。从评价所包含的内容来看，并不是任何单独的公共卫生机构都可能具备足够的资源来承担和完成这项任务，需要各个部门间的合作和配合。

政策研究制定包括以下内容：将公共卫生问题公布于众并教育社区居民使其具备认识社区公共卫生问题的能力；动员和建立社区联盟来认识和解决社区公共卫生问题；制定政策和计划来支持个人和社区的卫生工作。公共卫生机构都要通过促进公共卫生决策中科学理论的使用和领导公共卫生政策的制定，来维护公众在政策制定方面的利益。

保障是指公共卫生机构必须通过行动激励，利用其他组织（私立或公共部门）提供、制定规章制度或直接提供服务等手段向其选民确保提供实现目标所必需的服务。主要通过五个过程确保公共卫生干预计划的实施：执行卫生法规，保障人民健康安全；为社区居民联系需要的个人医疗保健服务，在缺乏需要的服务时，通过各种方式确保基本的医疗保健服务；确保公共卫生和医护队伍的质量和能力；评价医疗服务和公共卫生服务的效果、享有率和质量；开展公共卫生研究，探索解决重大公共卫生问题的新思路和新方法。公共卫生机构在选择个人和社区范围的优先卫生服务时，不仅要考虑关键决策者的意见，还要考虑普通公众的意见。

在我国，政府对公共卫生的责任日渐得到关注。2003年7月28日，时任国家副总理的吴仪在全国卫生工作会议上的讲话中第一次提出"政府有限责任"的概念，指出政府对于公共卫生的职责主要有：通过制定相关法律、法规和政策，促进公共卫生事业发展；对社会、民众和医疗卫生机构执行公共卫生法律法规实施监督检查，维护公共卫生秩序；组织社会各界和广大民众共同应对突发公共卫生事件和传染病流行；教育民众养成良好的卫生习惯和健康文明的生活方式；培养高素质的公共卫生管理和技术人才，为促进人民健康服务。

二、资金筹措

公共卫生服务具有公共产品的特点，即非竞争性和非排他性。因此公共卫生服务的提供，同样存在着市场失灵的现象，必须由政府进行干预。公共卫生服务的资金筹措一般采取政府财政投入的方式进行配置，或者是在政府干预下进行配置。

目前，中国公共卫生投入机制是政府对公共卫生进行投入并直接提供服务。防疫和妇幼保健机构的补偿以财政拨款和业务收入为主。20世纪80年代中期以来，因国家推行分级财政体制改革，一些原属中央的单位，其人、财、物管理权限被划到地方，卫生机构也被包含在内，政府允许防疫机构开展有偿服务，目的是弥补政府防保投入的不足，防疫机构由此拓宽了筹资渠道。这种向社会筹资的政策在一定时期内产生了积极的效应，卫生防疫支出紧张的状况有所缓解。但是，随着时间的推移，弊端也逐渐显现出来，主要表现在：客观上刺激防疫机构侧重业务创收，轻视无偿的具有社会效益的技术活动；影响卫生执法的客观公正性。

从历史上看，在2000年以前，国家财政对医疗机构的补助政策经历了统收统支、差额补助、定须补助和定额补助等几个阶段。2000年《关于卫生事业补助政策的意见》，改革财政补助方式，由过去的按床、按人的定额补助改为按新的补助方式补助医院。国务院八部委《关于城镇医药卫生体制改革的指导意见》提出卫生改革的14条总体框架，对医疗单位由定额补助全面过渡到定项补助，由按人按床补助改为按任务给予补贴。国家对医疗机构实行分类管理并执行不同财政税收价格政策。为了与国家有关医疗机构实行分类管理的规定相衔接，财政部、国家税务总局制定了《关于医疗机构有关税收政策的通知》，对非营利性医疗机构和卫生机构（疾病控制和妇幼保健等）的主营业务收入给予免税照顾。

2006年《关于城市社区卫生服务补助政策的意见》中明确了政府补助的原则、补助范围及责任划分、补助内容和方式、政府补助及社区卫生服务收支的管理和监督。目前，政府财政对基层公共卫生的支付方式可以分为以下几类。

（一）政府直接支付机构

这种支付方式包括政府财政提供社区卫生服务中心（站）启动资金；对社区卫生服务中心（站）和乡镇卫生院按工作人员数量支付工资；以各种性质为基层卫生服务机构支付设备经费和运转经费。例如，北京市东城区为收支两条线试点地区，社区卫生服务机构全部支出纳入财政部门预算管理，社区站的收入全部通过社区卫中心上缴财政专户，社区卫生服务的运行经费、人员经费由财政予以保障，社区卫生服务人员工资和奖励分成三部分，即基本工资、绩效工资和年度奖励部分，切断了个人收入与社区卫生服务机构经济收入的联系。

（二）政府购买基层公共卫生服务

政府根据地区服务人口，或者根据公共卫生服务提供数量进行投入。上海市长宁区设立了包括10大类25小类的基本卫生服务包，根据服务包以及地区人口结构和疾病发病等状况进行了成本测算，参考政府财力进行投入，确立了每人每年50元的预防保健服务经费，明确预防保健服务的内容和数量，并建立了社区卫生服务质量考核体系。北京市大兴区卫生局制定了《大兴区社区卫生服务"项目管理、定额补助"实施办法》，对健康档案的建立与使用、社区健康教育、社区高血压病管理等公共卫生服务项目的完成情况进行考核，然后给予补偿，引导社区卫生服务机构主动提供公共卫生服务。2004年主要补偿标准为：建立健康档案达标，每份补偿3元，使用健康档案达标每份补偿3元，共设72万元补偿金；高血压病管理：一般管理每例患者补偿50元，规范管理每例补偿100元，共设60万元补偿金。

（三）签订服务合同，确定服务病种按照病种支付

深圳市福田区社区卫生服务中心与所在街道（居委会）签订合同，对辖区居民提供一定医疗和公共卫生；山西省和顺县针对三种妇科病，政府制定任务书，确定服务内容、健康教育、治疗效果等，同时测算费用，进行招标，确定服务机构，签订合同购买服务。

（四）发放"公共卫生服务券"

浙江省淳安县对一部分公共卫生服务（0～3岁儿童保健，0～7岁儿童计划免疫，孕产妇的产前、产后服务，农民健康档案建立等）以发放服务券的形式，对服务机构进行支付。

各地在支付的操作中，大多数都是以上几种支付方式的结合使用。2006年武汉市对社区常住人口按每人每年10元的标准予以补助；同时，投入338万元，用于开展计划生育服务进社区工作。浙江省淳安县对乡镇卫生院，既按照工作人员数支付部门人员经费，也确定公共卫生服务包，按照每服务人口15元标准支付；同时对重点集中公共卫生服务以发放"公共卫生服务券"的形式进行支付。

三、公共卫生服务体系

公共卫生体系常常被描述为具有不同作用、相互关联和相互作用的网络，为整个社区公众健康服务的各种组织机构。公共卫生体系中的各部分应当能够各自独立行动，而当为了某一个健康目标需要共同努力时，才作为一个体系进行。

我国的公共卫生体系是随着新中国的建立逐步建立和完善起来的。在1978年之前国家非常重视公共卫生事业，给予了大量人、财、物上的强有力保障和支持，使我国不仅在很长时间内避免了大规模瘟疫，而且在国际上也塑造了极为良好的形象。中国这段时期的公共卫生经验曾被世界卫生组织推广到其他国家，成为他国效仿的"样板"。公共卫生体系主要是以三级医疗预防保健网为基础。从20世纪80年代开始，由于国家的财政投入不足以维护疾病预防与公共卫生系统，尤其是三级网络，在有的地区其功能遭到极大冲击，导致疾病预防体系特别是农村的疾病预防体系功能逐渐削弱。

2000年1月卫生部《关于卫生监督体制改革的意见》指出，要按照依法行政、政事分开和综合管理的原则，调整卫生资源配置，理顺和完善现行卫生监督体制，建立结构合理、运转协调、行为规范、程序明晰、执法有力、办事高效的卫生监督新体制。目前，我国的公共卫生体系从横向来看主要包括疾病预防控制、妇幼保健和卫生监督3个公共卫生服务网络。从纵向来看，公共卫生服务的形式是"三级服务网"。机构状况是：乡（或街道）卫生院（或保健站）为第一级机构，在此机构中包括医疗和防疫内容；县（区）医院和妇幼保健站（院）、防疫站等为第二级机构，医疗、防疫相分离；地区或市医院、妇幼保健院、防疫站等，在直辖市、省、市、经济计划单列市和省辖市中还有部属或省属的医学院校附属医院（综合或专科）等更高一层的医疗保健机构，在这一层中的机构为第三级

机构。

四、基层公共卫生服务人员的激励

要提高政府购买社区公共卫生服务的质量和效率，扩大社区居民服务满意度，就必须建立一套基层公共卫生服务人员的激励机制。通过对传统社区卫生服务机构的人事制度和分配制度进行改革，充分调动员工工作的积极性和主动性。

（1）在人事制度改革上，可以尝试人事聘任制度。所谓聘任制，就是指机构内部和外部的工作人员，无论职务高低、贡献大小，都站在同一起跑线上，重新接受组织的挑选和任用。同时，员工也可根据自己的特点和岗位的要求，提出自己的选择希望和要求，在调整组织结构的基础上，发布岗位空缺和任职资格要求，重新选拔和任命，竞争上岗。研究表明，聘任制是组织进行内部人力资源再配置的一条重要途径，也是组织进行人事制度改革的一个有效方法。目前苏州市民营社区卫生服务机构都基本上采用了人员聘任制，机构负责人可以根据岗位的需要，对外公开招聘公共卫生服务人员，签订服务合同，制定聘任规范，再根据岗位特征和录用人员的资质确定工资待遇。公立或集体性质的社区卫生服务机构也可以根据需要采用聘任制。通过对外招聘工作人员使得人尽其才，物尽其用，合理有效地配置人力资源，增强机构的竞争力和活力。社区机构可以聘任大、中型医院技术人员利用业余时间到社区服务，也可以利用多种渠道返聘一些退休的卫生技术人员到社区工作，既能提高社区卫生服务机构的声誉也能提高工作人员的技能，但实行聘任制必须做到公平、公正和择优录取。

（2）在分配制度改革上，可以从员工工作的"质"和"量"两个方面进行考核，系统描述其工作中的优缺点。通过绩效考评判别不同员工的劳动支出、努力程度和贡献份额，有针对性地支付薪酬、给予奖励，并及时向员工反馈信息促使其调整努力方向和行为选择组合，使他们最大限度地利用其人力资源来实现组织目标。但是工作绩效考评是一个复杂的过程，它涉及观察、判断、反馈、度量、组织介入以及人们的情感因素，尤其对公共卫生工作，由于很多服务项目都是低偿甚至无偿的，所以必须要在考评标准上多向公共卫生倾斜，提高其绩效系数，以适当提高公卫人员的工资和奖金待遇。同时，也可以尝试对社区卫生服务机构实行股份制运作，使员工同时也是机构的股东，增强其主人翁责任意识，使个人利益和机构效益紧密结合，实现年底分红，从而激励其工作的积极性。当然，对于人事制度和股份制而言，我们都可以配合实施物质激励和精神激励措施，实行重奖轻罚、奖罚结合。物质激励如适当增加"五险"、住房公积金、交通费、电视电话费等与职工生活密切相关的福利项目，尽可能地改善职工的工作环境，还可根据不同级别的工作人员给予不同级别的办公用品，发奖金、分红等；精神激励如对员工工作的肯定和表扬，给予员工适当的培训进修机会，让其参加地方乃至全国范围内的各种有意义的学习班和交流会，对员工进行节日慰问等，这些都能起到很好地激励效果。

第三节 社区公共卫生服务

一、社区公共卫生服务项目界定原则

我们在总结归纳有关公共卫生服务项目界定的研究现状的基础上，结合社区公共卫生服务的自身特点，认为界定社区基本公共卫生服务项目要遵循以下原则：

（1）公共性原则。向社区居民提供公共卫生服务是社区公共卫生服务的核心，社区公共卫生服务项目首先要满足供给上的非排他性、消费上的非竞争性以及具有正外部效应等公共产品特点。

（2）成本效果（效用）原则。预防为主，服务所产生的效益超过其资源消耗的机会成本，能以小的资源投入获得卫生环境的较大改善、人群整体健康水平的较大提高等社会效益。

（3）健康需要原则。社区公共卫生服务优先解决严重影响社区居民健康的社区公共卫生问题，根据卫生服务项目对居民健康的影响程度确定应当优先开展的社区公共卫生服务项目。

（4）社区承受能力原则。社区公共卫生服务的开展主体是社区卫生服务机构，开展哪些具体项目要考虑社区卫生服务机构的执行能力，超出其能力范围的如制定公共卫生规划与政策等公共卫生服务不属于社区公共卫生服务内容。

（5）政府主导原则。由于社区公共卫生服务的公共性特点，政府投入应该是社区公共卫生服务筹资的主要来源，政府职责在社区卫生服务领域首先体现为确保社区公共卫生服务的充足投入。

（6）因时因地区别原则。社区公共卫生服务项目的确定要与当地目前社会经济水平相适应，考虑政府的经济承受能力。经济水平高、政府经济承受能力强的地区的社区公共卫生服务内容要相对丰富，不同时期不同地区的社区公共卫生服务项目应该有所区别。

二、城市社区公共卫生服务项目分类结果

根据上述原则以及相关研究依据，我们得出了城市社区公共卫生服务项目的分类结果。这里没有将公共与准公共项目分表列出，其原因在于公共、准公共卫生服务项目的具体划分还需根据各地的经济情况做相应的调整，例如，部分准公共项目在经济发达地区可列入公共项目范围，其费用完全由政府承担。

以下是从医疗服务、疾病预防、妇幼保健、计划生育指导和健康教育与指导几个方面对目前我国城市开展的社区卫生服务项目公共属性分类的总结。

（一）公共、准公共卫生服务项目

1.医疗服务

对于呼吸道和消化道的急性严重性传染病（如SARS、甲肝和传染性腹泻等疾病）的治疗具有正外部效应，通过及时治疗可有效控制该类传染病在人群中的传播，因而对于降低公共卫生风险具有重要作用，具有很好的社会效益。此类医疗服务不宜列入私人卫生服务产品，应由政府统一协调管理，属于公共、准公共产品。

2.疾病预防

从服务对象来看，"六位一体"的社区卫生服务中，预防保健类服务（如传染病防治防疫）、健康教育（如讲座）、信息统计（如死因统计）都缺乏明确的受益主体，这就造成此类服务无法制定明确的收费价格，但在政府补偿尚不到位的情况下，社区卫生服务机构更倾向于开展有明确收费价格的医疗服务。对于那些没有明确受益主体的服务项目，如各种疾病预防服务，一般多具有很强的正外部效应，如果仅依靠市场机制则很难达到充分提供的目的。政府若不对这部分卫生服务的成本给予适当的补偿，势必会造成该类服务的日益萎缩，最终导致公共健康风险的增加，比如艾滋病等传染性疾病具有很强的外部性，若不采取有效的预防措施，必定会影响患者以外的很多人群，因此，世界各国都是由政府来承担其防疫责任的。

当前对于危害人们健康的主要传染性疾病以及一些地方病、职业病等，对其进行社区预防可以取得明显的社会效益和经济效益，比如计划免疫就有利于疾病的预防和整个社会人群的健康。同时，对传染性疾病、地方病和职业病采取积极有效的预防措施不仅可扩大受益面而且可使有限的卫生资源获得最大的社会效益。因此，与传染病有关的卫生服务项目如儿童计划免疫服务、结核病、艾滋病、乙肝以及地方病和职业病方面的社区健康教育均应属于公共、准公共卫生产品。

3.计划生育指导与妇幼保健

计划生育是国策，政府应该提供免费的计划生育指导。妇幼保健贯彻"预防为主"方针，已经被证明是符合我国国情的，它有利于降低孕产妇和儿童的发病率和死亡率，有较好的社会效益，其费用应由个人和国家共同承担。

4.健康教育

健康教育是贯彻疾病三级预防的重要措施。对预防成本效果好的疾病（如高血压、糖尿病等）和当地主要的危害人民健康的慢性疾病要进行长期健康教育和预防宣传工作，避免慢性病给个人、家庭和社会带来沉重的经济负担。

我国已进入老龄化国家，据预测，到2050年我国60岁以上的老年人口可达2.9亿，占世界老年人口的24%。众所周知，老年人群的慢性病患病率比较高，尤其是过了65岁后这种现象更加显著。调查显示，1992年我国患慢性病的老人占63.4%。1994年为68.5%。城市高于农村。由老年病和其他慢性病的卫生服务特征可知：对于满足这些基本医疗问题的需求，社区层面的预防保健和健康教育服务是十分重要的，它仅以较低的成本就可获得显著的社会效益和经济效益。因此健康教育可视为公共产品，人人都应得到。

公共卫生服务的主要作用在于降低社区公共健康风险，保证全体居民平等享有基本的健康权利，具有明显的社会效益，因此其费用应完全由国家承担。准公共卫生服务通常具有私人产品的特点，但由于这类卫生服务往往具有明显的外部效应，且其社会效益显著，因此其费用应由政府和个人共同承担。

表7-1中前48项服务是目前最基本的社区公共、准公共卫生服务项目，不论各地区经济状况如何，均应优先开展。这些项目主要为预防保健服务，具有成本低、效果好的特点，其社会效益显著，因此国家应优先保证此类项目的实施。同时，对于经济比较落后的地区，国家应给予财政支持，以保证这些地区的居民能平等享有这些服务。

表7-1 城市社区卫生服务公共与准公共项目

社区卫生服务内容	社区卫生服务项目	公共属性分类	
		公共	准公共
社区健康信息统计	1. 健康档案建立	√	-
	2. 生命统计调查	√	-
	3. 社区人群摸盲/定盲	√	-
	4. 社区居民健康调查	√	-
急性传染病防治	5. 传染病报告、核实和统计	√	-
	6. 传染病漏报调查	√	-
	7. 传染病疫情处理	√	-
	8. 重点传染病监测	√	-
	9. 肠道、呼吸道急性传染病防治	-	√
	10. 传染病预防宣传	√	-
免疫接种	11. 预防接种建卡	-	√
	12. 计划免疫接种	-	√
	13. 应急接种与强化免疫	-	√
	14. 计免资料统计评价管理	√	-
	15. 预防接种反应及处理	-	√
	16. 免疫接种宣传与咨询	√	-
慢性非传染性疾病防治	17. 人群血压监测	√	-
	18. 人群血糖监测	√	-
	19. 慢性病普查	√	-
	20. 慢性病患者管理	-	√
	21. 慢性病防治健康教育	√	-
结核病防治	22. 结核病病例的发现报告	√	-
	23. 结核患者短程化疗	-	√
	24. 结核病健康教育	√	-
	25. 肺结核健康教育	√	-
性病、艾滋病防治	26. 性病、艾滋病健康教育	√	-
	27. 性病、艾滋病病例登记报告	√	-
精神病防治	28. 精神患者登记报告	√	-
	29. 精神病防治宣教	√	-
眼病、牙病防治	30. 眼病、牙病健康教育	√	-

续表

社区卫生服务内容	社区卫生服务项目	公共属性分类	
		公共	准公共
妇幼保健	31.早孕初查并建册	-	√
	32.产前检查	-	√
	33.产后访视	-	√
	34.高危孕妇筛查	-	√
	35.孕产期保健指导	-	√
	36.更年期妇女保健指导	-	√
	37.新生儿建卡、访视	-	√
	38.儿童生长发育监测	√	-
	39.托幼机构卫生保健指导	√	-
	40.儿童各期卫生保健宣教	√	-
老年保健	41.老年人健康卡	-	√
	42.老年人健康档案	-	√
	43.老年人健康宣教	√	-
社区康复服务	44.社区康复教育指导	-	√
计划生育技术指导	45.避孕节育技术指导	√	-
	46.计划生育药具的发放	-	√
	47.宫内节育期随访	-	√
艾滋病防治	48.艾滋病社区防治	√	-
寄生虫病防治	49."三病"检疫管理	√	-
	50.疟疾四热患者监测	√	-
	51.丝虫病防治	√	-
病媒检测与消毒管理	52.城市病媒监测	√	-
	53.病媒处理技术指导	√	-
	54.托幼托老机构预防消毒管理	√	-
学校卫生	55.学校基本情况建档	√	-
	56.学生营养指导与保健	-	√
	57.学生健康教育	√	-
营养与食品卫生	58.食品卫生与营养宣教	√	-
	59.特殊人群营养饮食指导	-	√
	60.碘缺乏病监测	√	-
环境与职业卫生	61.从业人员健康档案	-	√
	62.职业病患者访视	-	√
	63.居民卫生环境健教指导	√	-
	64.企业卫生监测与指导	√	-
	65.饮用水安全监测与指导	√	-

（二）私人卫生服务项目

除上述公共与准公共卫生服务项目外，表7-2中所列社区卫生服务项目属于私人卫生服务项目，其受益者主要为个体，并且此类服务不具有外部效应，因此费用需要由个人承担。

表7-2 城市社区卫生服务私人项目

服务内容	服务项目	服务内容	服务项目
医疗	1. 常见病、多发病的治疗	精神病防治	20. 精神患者访视
	2. 疾病恢复期的治疗		21. 精神病防治门诊
	3. 诊断明确的慢性病治疗	传染病防治	22. 普通传染病访视
	4. 社区急救医疗		23. 慢性肝炎防治
	5. 家庭病床	慢性非传染性疾病防治	24. 慢性病访视
	6. 热线电话	妇幼保健	25. 肿瘤监测
	7. 家庭便民服务		26. 儿童智力监测
	8. 医疗咨询		27. 未婚期保健
	9. 口腔卫生保健		28. 节育手术
	10. 视力检查与眼病治疗		29. 妇科常见病防治
	11. 中医、中药传统治疗		30. 儿童体检
	12. 社区护理		31. 儿保门诊
	13. 上门门诊		32. 儿童各期常见病防治
	14. 健康体检	社区保健	33. 家庭保健合同
	15. 配药送药	社区康复	34. 康复患者访视
	16. BP机、手机		35. 康复治疗
寄生虫病防治	17. 肠道寄生虫病防治	老年保健	36. 托老室、修养室
免疫接种	18. 非计划免疫接种		37. 老年慢性病防治
学校卫生	19. 学生常见病防治	消毒管理	38. 家庭病床消毒监测

三、农村公共卫生产品的内涵

（一）农村公共卫生产品的概念及分类

公共卫生的目标是预防疾病、促进健康，而这一目标要依靠供给公共卫生产品来实现。所谓公共卫生产品是指应用预防疾病的技术或知识，通过有组织的行为来提供延长寿命、促进健康的服务，它属于公共产品的一种，其具体内容因世界各国经济发展水平、价值观念、生活方式、财政体制和政治法律制度的不同而差异很大。我国财政部、卫生部和国家计委在2000年7月10日颁布的《关于卫生事业补助政策的意见》中对我国的公共卫生内容做了如下的界定：国务院卫生行政主管部门认定的甲类和部分乙类传染病，以及对人群健康危害严重的传染病的监测、控制和疫情处理；政府指令性计划免疫；卫生突发事件处理和重大灾害防疫；卫生标准、规范的研究制定；与健康相关产品、药品的检测检验；保障人群健康的环境卫生、放射卫生、食品卫生、学校卫生、职业卫生的监测与预防；对人群健康危害严重的慢性传染病、地方病、寄生虫病的监测与控制；妇幼保健工作；健康教育；政府指导性计划免疫；部分慢性非传染性疾病的监测与预防；预防医学应用研究等。

在我国农村，公共卫生产品具体主要指预防、基本医疗、保健、康复、健康教育、计划生育技术指导"六位一体"的服务。其具体分类和内容如表7-3所示。

表7-3 我国农村公共卫生产品具体内容与分类

纯公共卫生产品	准公共卫生产品
疾病监控	计划免疫和学校公共卫生服务
健康教育	计划生育信息服务

续表

纯公共卫生产品	准公共卫生产品
检测评估	性病、艾滋病防治
卫生执法监督	肝炎、肺结核等传染病防治
公共卫生研究	卫生环境改善
卫生政策发展	妇幼保健

（二）农村公共卫生产品的特殊性

农村公共卫生产品属于公共产品，它除了具有公共产品所具有的特征，如消费的非排他性、非竞争性以及外部性（农村公共卫生产品在这方面的特征表现得更为明显，准确地说应该是明显的非排他性、明显的非竞争性以及强的外部性）外，还具有自己的特殊性。

1.地域性

在我国，农民是以家庭为单位进行生产的，这些家庭单位即为社会学上的村户，而一定数量的村户聚集在一起就以村落的形式零星分布在各个地区，各个地区自然环境以及经济条件的不同，会形成具有地域性特征的地方病以及传染性疾病，农民的健康需求也因地区的不同而有所差别，这就决定了我国农村公共卫生产品的内容在不同地区会有些差异。

2.投入收益的分离性及不对称性

首先，农村公共卫生产品的投入和收益是分离的。接受农村公共卫生产品的对象往往是一群人或一个村庄，但受益的对象就可能是邻近的好几个村落。最典型的是传染病的防治：一个村庄的村民接受了传染病疫苗，邻近的几个村庄都会从中受益，他们在很大程度上不用再担心传染病的隐患问题。

其次，农村公共卫生产品的投入和收益是不对称的。农村公共卫生产品的投入与收益不是一对一的线性关系，而是呈放射状的放大效应，小小的投入可以获得很大的收益。公共卫生提倡预防为主，预防所投入的资金远远小于患病或突发事件后补偿的投入。研究表明，预防传染病暴发流行不但可以维护社会安定，其投入产出效益比也可大于1∶10，甚至1∶1000。美国疾病预防和控制中心的研究结果证实，每投入公共卫生方面1美元用于控制吸烟、禁毒、禁酒教育，可节省由此疾病产生的治疗费14美元。在中国农村这样群集的村落，对公共卫生产品投入所得的收益会更高。

四、社区卫生服务的评估

社区卫生服务在不同的国家和地区有着不同的定义，如在美国明尼达州，社区卫生服务等同于公共卫生服务，社区公共卫生服务的含义具有鲜明的地域特征。因此，社区卫生服务评价的内容和模式也不尽相同。国外对社区卫生服务的评价主要从公平性、可得性、服务效率、质量、成本—效果、功效以及卫生服务利用者和提供者的满意度等方面进行评价,且主要集中于对某些干预项目和措施的评价。

美国疾病预防控制中心提出的公共卫生服务考核评价标准包括10项核心内容：监测居民健康状态,发现主要社区健康问题；对社区健康问题和风险进行调查和诊断；将有关健康问题告知居民,并对其进行教育,使其具备处理健康问题的能力；动员全社区积极合作,共同发现和解决健康问题；制定政策和计划来支持个人和社区的健康促进活动；落实有关保护健康和确保公共安全的法律和法规；引导人们接受个人健康服务,当不能满足要求时,要确保公众获得其所需的卫生服务；确保公共卫生和个人卫生保健领域的人力资源；对个人及公众健康服务的效率、可及性和质量进行评价；对健康问题领域的新观点和新方法的研究。

为了改善全科医生的服务质量,英国国民卫生服务（NHS）体系从2004年起引入了社区卫生服务按质计酬体系（QOF）。2006年新修订的QOF设置了四大领域指标,包括临床领域指标、组织领域指标、患者体验领域指标和附加服务指标,另外包括整体护理方面。临床领域指标,主要用于测量临床服务质量,主要考察各种疾病的登记造册、诊断和首诊管理和持续管理方面。组织领域指标主要考察病历信息管理、与患者的信息交流、雇佣人员的教育和培训、医务管理和药品管理等方面。患者体验领域指标包括诊察时间和针对患者的调查分析。附加服务包括子宫颈筛查、儿童健康水平监测、孕妇保健服务和避孕保健服务。

中国城市社区卫生服务工作自20世纪90年代以来获得了较快的发展,1997以来,随着《关于卫生改革与发展的决定》《关于发展城市社区卫生服务的若干意见》《关于加快发展城市社区卫生服务的意见》等一系列促进社区卫生服务发展的文件的出台,社区卫生服务已经从试点阶段走向全面发展阶段。2006年初国务院出台了《关于发展城市社区卫生服务的指导意见》《城市社区卫生服务机构管理办法（试行）》等一系列文件,为今后的社区卫生服务发展指明了方向,也为社区卫生服务评价研究提出了新的思路和框架。

迄今为止,国内社区卫生服务还没有统一的社区卫生服务评价指标体系。尹文强等人提出以社区卫生服务中心的功能运转状况为主线建立指标评价体系,从社区卫生服务的内部机制（包括功能运转、组织结构、管理合理度及内部资源配置等）、外部机制（包括政府的政策支持和资金投入等）、服务对象（包括社区一般状况、居民卫生服务需求等）及结果（包括居民对社区卫生服务利用、医药费用控制程度、居民健康水平等）来展开评价的构想。鲍勇等人在小康社会的基本标准、健康城市的卫生标准以及2000年人人享有卫生保健指标基础上提出了社区卫生服务综合评价体系和指标。发展社区卫生服务是城市卫生改革的重点,梁鸿等人建议对于转型期的社区卫生服务从改革和发展的方向、效率和目标三方面进行评价。

除了在理论层次的探讨外,很多研究已经向应用方向发展,在社区卫生服务应用研究方面的指标框架主要有《中国城市社区卫生服务评价指标研究》中提出的支持—过程—结果模式、《中国城市社区卫生服务评价指标体系的建立》中提出的投入—服务—满意度—效果效益—费用模式、《城市社区卫生服务评价指标体系的确立和初步应用》中提出的政府扶持—基础建设—服务—管理—效果效益模式、《社区卫生服务中心综合评价指标体系及其应用研究》中提出的政策支持—网络建设—人力资源—服务功能模式。

第八章

健康相关联的危险因素及其应对策略

第一节 生态环境与公共卫生

一、概述

生态环境是影响人类生活和生产活动的各种自然条件的总和,既包含空气、水、土壤等物质资源,也包含风、水、太阳等能量资源。生态环境是庞大而复杂、多样且协调的系统,涵盖了包括人类在内所有生命体的生存、活动和发展。生态环境由众多因子构成,可分为生物因子和非生物因子。各因子之间及因子与人类间通过生物圈和食物链形成相互联系。一定时间内,生态环境中的各因子通过物质、能量和信息交换达到高度适应、协调和统一的状态,即为生态平衡。平衡和谐的生态环境是人类的健康发展的基本前提。

人类在工业革命以来几百年间的发展进程超越了以往发展的总和。近百年来随着社会经济发展推进,工业化、城市化加剧,人类社会生产和生活活动规模扩大,向自然索取的能力和对自然环境改造的能力与日俱增,资源消耗和废弃物排放大量激增。尽管生态环境自身有一定的调节功能,一定范围内环境中的污染物可通过自净作用得以降解,生态环境得以恢复。但是,当污染物超过了环境生态系统的承载能力,生态环境则难以恢复。生态环境恶化已从19、20世纪初期的局部区域破坏与失衡,发展到区域性甚至全球性问题。气候变暖、荒漠化、环境污染、缺水与不安全饮水、生物多样性锐减和动植物濒危灭绝加速成为全球发展过程共同关注的问题,也是影响、制约人类生存和发展的关键问题。

荒漠化是生态环境恶化的重要表现:荒漠化威胁了全球20亿人口,我国荒漠化土地面积已达262万平方公里,继续以每年2460平方公里的速度扩展。我国的统计数据显示:人均耕地面积锐减;草场面积逐年缩小,草地质量逐渐下降,中度退化程度以上的草地达1.3亿公顷,且每年还以2万平方公里的速度蔓延;森林资源总体质量下降,生态功能严重退化;全国水土流失面积扩大已达367万平方公里,并以每年1万平方公里的速度递增。

水体污染与不安全饮水是全球面临的共同问题:全球50%以上的江河水量减少或被严重污染,100多个国家严重缺水。全世界有近20亿人缺乏安全饮水,仅中国就达3.2亿人。全球每年有500万5岁以下儿童因不安全饮水产生的健康问题而死亡。

大气污染与室内空气污染:空气污染是人类生产和生活活动的直接产物。石油、煤炭等化石燃料的消耗是形成空气污染的重要原因。室内空气污染则主要来自于室内取暖、烹调、装修和外界大气污染物的扩散。WHO估计全球有6亿人暴露在大大超过安全水平的SO_2浓度中,超过10亿人暴露在超出WHO规定的允许限值的飘尘(TSP)中。空气污染是导致肺炎、慢性阻塞性肺部疾病和肺癌的重要危险因素。室内空气污染主要来自于室内取暖、烹调、装修和外界大气污染物的扩散。

气候变暖是目前面临的重大挑战：由于人类生产和生活活动造成地球表面大气中的温室效应气体，导致环境气温上升。1860~2000年全球平均气温上升0.4~0.8℃。气候变化导致的热浪、洪水、暴风雨等气候异常事件和海平面上升等，直接影响人类的健康和生命，气候变化也影响淡水资源的供应，加重空气污染，对健康产生间接的影响。全球气候变暖，极端气候频发加剧了生态环境的恶化和环境污染对人群健康的影响。

公共卫生是关系到国家或地区公众健康的公共事业。1923年Winslow定义公共卫生是通过有组织的活动改善环境、预防疾病，延长生命和促进心理和躯体健康的科学和艺术。确保人群健康发展和安全是公共卫生的重要宗旨，也是人类安全和社会可持续发展的重要保障之一，而生态环境平衡与公共卫生安全息息相关，近25%的公共卫生问题被认为是由于全球性环境污染造成的。工业革命200多年以来，人类的生产、生活方式发生巨大变化，环境污染物也有着明显的变化，对公共卫生的影响也发生了改变。

（一）污染引起的生态环境改变与公共卫生

1.环境污染物变化

空气污染在19世纪以前主要来自生活污染，工业革命以后伴随石油、煤炭等化石能源的大规模使用，工业污染成为重要来源。20世纪中后期，汽车工业的发展导致空气污染成为以工业污染和交通污染及生活污染共存的局面。空气污染的类型和污染物的种类趋于复杂。污染物由传统颗粒物、二氧化硫、氮氧化物为主体的工业污染物逐渐转变为颗粒物、碳氢化合物、氮氧化物、硫氧化物、苯并芘等混合型污染物。

饮用水污染在19世纪以前主要表现为生物因素引起的霍乱、副霍乱、甲型肝炎等介水传染病。20世纪后饮用水污染的重要变化是化学性污染与生物性污染共存。由于化学性污染严重，某些区域原水水质日益恶化。现有自来水常规处理工艺难以有效去除水中的某些污染物。此外，在饮水消毒处理中又形成了有害的消毒副产物。

土壤污染主要来自工业生产和生活过程产生的污染物。早期的土壤污染主要是金属和重金属污染，随着合成化学物的增加，有机化学性污染物成为土壤污染的重要因素。土壤化学性污染主要来自农药等合成化学物的使用。土壤中的污染物可以通过生物富集作用和生物放大作用逐级的传递，在机体脂肪组织聚积，最终会对生物体和人体产生不利的影响。

2.生态环境污染对公共卫生的影响

环境污染与健康的关系极为密切。业已证明环境污染与肿瘤、心血管疾病和出生缺陷等有关，污染物的长期持续暴露也将对人群健康产生重要影响。

环境中的污染物可通过生态环境中物质、能量的流动不断地从空气、水体、土壤、生物体中进行再分配和再分布。生态毒理学为环境污染物监测、危险度评价提供了基础数据。生态环境污染的监测从单纯检测空气、水、土壤等环境介质中污染物含量，发展到利用多种生物体污染物含量反应污染物的暴露水平。应用生态毒理学还可进行动物行为及环境长期变化的定量预测，管理生态环境并为恢复受破坏的环境提供了可能。

当前环境中测得的污染物种类及含量更多的是取决于该环境前一阶段污染物暴露水平。Burt在其研究中指出，当前水中的污染物浓度与其之前的污染事件、水文特点、气候变化、土地利用条件改变等因素有关。污染物浓度的变化可能是长期的趋势、周期循环，抑或是偶发事件，甚至重大生态环境改变等引起的。因此，通过长期监测获取数据资料，有助于更真实地阐释物质在环境中的迁移和转归，可以更好地进行环境变化趋势预测、发现轻微的污染变化。

（二）全球化引起的生态环境改变与公共卫生

船舶、航空业的发展拉近了人与人之间的空间距离，人口流动与迁移成为常态，地球已然成为一个村落，但随之而来的是公共卫生问题跨国界传播概率和速率大幅攀升。猪在甲型流感病毒生态分布和遗传进化中占有重要地位。从1998年开始，古典猪H1N1、"人—猪—禽"三源基因重配H3N2、H1N1和H1N2病毒共存于北美的猪群中，其遗传变异日趋复杂。我国猪群中流感病毒主要是古典猪H1N1和类人H3N2病毒，但近年来也分离到遗传上与欧洲和北美SIV高度相关的病毒。2009年甲型H1N1流感最初发现是在墨西哥，但是由于人口流动，最终全球五大洲均发现了甲流患者。豚草属菊科一年生草本植物，别名艾叶破布草，原产美国和加拿大。近200年来，豚草迅速在世界范围内蔓延，研究表明其花粉是过敏性鼻炎和季节性哮喘的主要病源。类似的由于人口流动将一种病原体或致病原输入到另一地点的例子屡见不鲜。

人类活动能力的增强以及范围的扩大也有意或无意地引入非本源地的物种，从而引起的外来物种入侵问题也日益普遍。船舶运行时为满足稳性要求需装入压载水，同时许多细菌和动植物也被吸入并被转移到下一个挂靠的港口。在合适的条件下，它们会迅速地繁殖起来从而对当地的生态、经济和公众的健康构成威胁。20世纪80年代末，澳大利亚发生了多起麻痹性神经中毒症（简称PSP）。经确认是因患者食用了富集有毒甲藻毒素的牡蛎、扇贝等。而这些甲藻则是通过船舶压载水转移的外来物种。1991年在秘鲁暴发的流行性霍乱是血清型为Inaba的亚洲霍乱弧菌所致，同样也是通过船舶压载水引起的。

环境污染在水、空气等环境介质中可以通过物质流动由局部转向区域甚至全球。全球趋于一体化也加深了各国在公共卫生领域的交流与合作。比如，在大气卫生领域，越来越多学者关注洲际间的污染物迁移。地面监测站、飞行器以及卫星数据均显示污染物在对流层间能自如迁移，从而使得一地的污染影响扩散，而开展多中心、跨国界的研究合作无疑能更好地认识污染物在环境中的转归规律，开展综合治理工作。

（三）气候变化与公共卫生

工业化与城市化排放了大量的温室气体，被认为是导致目前气候变化的主要原因。近年来各国、各地区极端气候事件频频发生：热浪、洪水、暴风雨……严重影响了人类的正常生活和健康，对人身造成了极大的伤害，甚至夺走了宝贵的生命。2003年，印度安得拉邦逾千人被热浪夺走生命；2007年，巴基斯坦出现52℃高温，有百余人因酷暑而死。2009年冬季，我国新疆北部出现了连续暴雪天气，使得北疆北部冬季最大积雪深度在60cm以上。

气候变化还引起了全球温度带的变化，从而影响节肢动物、病因体、中间宿主等生物体分布的改变。尽管全球气候变暖仍有争议，但是气候的变化还是会引起虫媒传播的地理分布变化，导致地区性虫媒性疾病的危险性增加。

此外，气候变化所引发的物种减少、冰河消退、越来越多的暴雨；海平面的加速上升可能引起粮食减产、人口分布改变，还可能威胁社会和政局的安定。

二、生态环境变化对传染病暴发流行的影响

生态环境与人类的健康密切相关，历史上大规模的传染病暴发流行常常伴有环境的急剧变化。人为因素对环境的干扰超过了生态系统的自我调节功能，导致生态系统的结构和功能被破坏，能量、物质的平衡被打破，造成生态环境中系统成分缺少、结构变化、能量流动受阻，生态环境反而变得不适合人类生存。

许多新型传染病包括莱姆病、汉坦病毒肺综合征、西尼罗河病毒和埃博拉出血热等几乎在同一时间出现。它们或是新近被认识，或是传播到新的地区，或是更具致命性。仅2003年就有SARS、禽流感和猴痘成为新型传染病。伴随着新型传染病的产生，疟疾等传统传染病每年导致300万人死亡，感染者至少在3亿以上。近年来世界范围内的传染病分布的扩散趋势、新型传染病的发现已引起人们的关注。虽然导致这一趋势的原因复杂多样，但生态环境的恶化却很容易被人忽视。生态环境和生态平衡的破坏使得病原微生物对某些易感人群侵袭力更强。全球气候变暖，大气污染、水污染、人口变迁等，在一定条件下都会成为传染病肆虐的重要因素。

（一）全球气候变化与传染病

气候变化主要与大气中温室气体的排放有关，大气中的CO_2可吸收地表射出的波长较长的辐射，从而对地球起保温作用，故称"温室效应"。人类生产和生活活动造成地球表面大气中的温室效应气体，如CO_2、N_2O、O_3、CFC（氯氟烃类）等含量增加，导致环境气温上升。工业革命前，大气中CO_2浓度仅为503mg/m³，到1990年CO_2浓度已达634mg/m³增加约26%，到21世纪中叶，CO_2浓度可达工业革命前的2倍，全球全年平均气温比现在可能要高1.5~4.5℃，世界气象组织（WMO）和联合国环境规划署（UNEP）联合建立的政府间气候变化专门委员会（IPCC）指出，1860~2000年全球平均气温上升0.4~0.8℃。

气候变化除导致的热浪、洪水、暴风雨等气候异常事件和海平面上升等，直接影响人类的健康和生命，同时也影响淡水资源的供应，加重空气污染，对健康产生间接的影响。更为重要的是，原本已基本控制的传染病如结核病等有重新流行的趋势，而且不断出现新的传染病，威胁着人类的生命安全，全球气候变暖，极端气候频发加剧了生态环境的恶化和环境污染对人群健康的影响；当前中国西南干旱少雨，华北降雪频繁，南方持续低温等，从北京刮到上海的沙尘，从冰岛飘至北欧其他国家的火山灰尘，极端气候极大地影响着人类的生活方式和生活质量，这些极端气候也给微生物的发布、存活、变异及流行特征带来了突出的改变。如全球平均温度升高3℃，媒介按蚊的分布区扩大，将导致世界人口受疟疾影响的比例将可能由现在45%增至60%，每年新增5000~8000万疟疾病例。依据PRECIS模型预测结果，到2050年，由于气候变化将使血吸虫病例增加500万。

现阶段全球气候变暖已经是不争的事实，能导致某些疾病的复苏和传播，气候变暖导致冰雪消融，长期冻存于冻土下的病原微生物有可能释放从而感染毫无免疫力的人类。气候变暖也能使得昆虫传播媒介的地理分布更加广泛，增加虫媒的繁殖速度与侵袭力，从而导致更多地区虫媒性疾病的危险性增加，使得原本分布于热带地区的虫媒向寒冷地区扩张，导致越来越多的人可能感染一些传染病，比如疟疾、丝虫病、登革热、裂谷热、脑炎等。登革热，一种由伊蚊引起的发热性急性传染病，有时还会并发成死亡率很高的登革出血热，近几十年发病率急剧上升，全球约25亿人面临登革热的危险，而且不断向新的地区和国家传播，这可能跟伊蚊的更广泛分布有关。1970年之前，登革热流行只在9个国家出现过，目前全球已有100多个国家和地区有病例发生，有约25~30亿人处于登革病毒感染的危险中。另一个跟蚊虫相关的传染病疟疾，近些年更是在热带地区肆虐，目前每年有5亿人感染，100多万人死亡。据大气环流模型估计，如果气温上升3~5℃，热带疟疾发患者数可能增加2倍，而温带地区则可能增加10倍，而且耐药性问题也越来越严重。

近年来，厄尔尼诺现象是大范围内大气和海洋相互作用失去平衡产生的一种气候现象，每隔一段时间就开始出现，其带来的海水温度异常升高，引起洪水、干旱，可能导致传染病的暴发。1997-1998年出现的厄尔尼诺现象给全球健康造成了严重的影响，不同寻常的强降雨造成严重洪灾以及疟疾、霍乱和裂谷热等疾病大规模爆发。

（二）空气污染与传染病

空气中粉尘、飞沫带有细菌、病毒等生物性污染物，可通过呼吸道传播感染易感人群。空调使用在改善室内微小气候的同时，也能产生、加重室内空气污染，引发呼吸道疾病，甚至引发军团菌病暴发。全球军团菌病暴发流行事件中，多数是由空调冷却系统的冷却塔中滋生嗜肺军团菌引起。室内空气如不注意通风、清洁，可能有病菌的滋生，从而引起传染病的暴发。空气中生物性污染的传播不易防护，极易引起暴发，2003年的SARS病毒就是通过空气经呼吸道传播，从而在全球暴发。

公共场所中的公共交通和地铁内的空气生物性污染也可能导致疾病的传播，因而备受关注。公共交通内的人群密度大，空气不易流通，容易滋生病原微生物，增加了感染的概率。气候异常和大气污染可推动传染病暴发。气候变暖、持续干旱，可能加剧污染水平。大气中的污染物不能被雨水冲刷而稀释，干旱也会在一定程度上削弱人体的呼吸道防御功能，降低对呼吸道病毒的反抗力，使得人群对细菌、病毒更加易感。

（三）人类活动范围与传染病

森林砍伐、垦荒、兴修水利等人类活动，使得原有的生态屏障被破坏，一些野生动物被迫离开原先的栖息地。人与野生动物的直接或间接接触越来越多，原本只存在于动物身上的致病微生物就比较容易感染人群。在某些局部区域，人口剧增导致的土地利用的变化是造成传染性疾病发生的重要影响因素。城市化、水库修建、森林砍伐与火灾和环境污染均在莱姆病、利什曼病、登革热、血吸虫病等传染性疾病的传播中有着不可推卸的责任。2003年暴发的SARS，一开始怀疑是来源于果子狸，但最新的研究表明，SARS病毒可能来源于蝙蝠，蝙蝠作为唯一拥有飞翔能力的哺乳动物，可以更密切地在人群中散播病毒。人口的集中化和爆炸性增长，也是传染病大流行的危险因素。人口密集度高，容易导致空气、饮水以及直接接触传播。城市中贫困人口聚居在拥挤的空间加速了结核病的流行。过去认为贫穷和不良的卫生条件是结核病流行的原因，然而以前人们更加贫困却没有流行。而大而拥挤的城市在欧洲兴起的同时，结核病开始流行。室内相对密闭的空间，一次喷嚏可产生一百万粒飞沫，其沉降缓慢。在室外飞沫中的结核菌被吹散或者被阳光杀灭，而在室内可存活若干星期。某些病原体，因为环境变化得以改变，也能引起严重后果。20世纪以前儿童多在1岁以前感染肠道病毒，通常病情轻微，而如今卫生条件的改善，使发病年龄推迟，但病情很严重。

三、环境污染导致的生态恶化及其健康影响

自然因素和人为因素都可导致生态环境的恶化，从而给人类生命和财产安全带来巨大灾难。然而，自然因素导致的影响常具有地域性强、低频、短暂等特点，其造成的后果相对易于消除；而人为因素对生态系统的破坏常具有地域性广、高频、持久等特点，其造成的后果相对更加严重并难以恢复，因而是导致生态环境恶化的主要因素。人为因素所导致环境问题的发生具有深刻的经济根源和社会根源。世界经济的快速增长需求、经济全球化进展、南北经济的不平等关系、消费社会的兴起以及全球人口的增长对生态环境产生了巨大的压力。概括来讲，目前由人为因素所导致的环境问题有温室效应、臭氧层破坏、酸雨、生物多样性减少、森林锐减、土地荒漠化、资源短缺、水环境污染严重、空气污染严重及固体废弃物成灾等。一方面，这一系列的环境问题可导致各种规模突发公共卫生事件的爆发，在短期内即可对人类健康、生命安全及生态环境造成严重威胁，如农药不合理使用而导致的食物中毒和大气、水体、土壤污染事件等。另一方面，还可能对各种生物体和

生态环境产生难以估量的远期影响，不仅对接触个体造成危害，而且对其后代造成永久性损伤。例如，持久性有机污染物（POPs）的暴露可致"三致"效应、出生缺陷及不良生殖结局发生频率增加、内分泌系统功能失调、代谢紊乱相关疾病发生增加等。人为因素所导致环境灾难的发生往往是全人类的集体行动的后果，而其对生态环境的破坏也不局限于某个国家或地区，其不良影响或是转嫁给其他的国家或地区，或是以全球的生态环境恶化为代价。例如，全球范围内的危险废物的越境转移使得废物接纳国的水源、土壤、大气严重污染，人民的健康安全受到严重威胁；二氧化碳排放增加导致的全球气候变暖和海平面上升，大批气候难民的出现以及其生存和安置问题，是全人类已经面临的严峻课题和道德考验。

排入环境中的废弃物数量或浓度超过了环境的自净能力，造成环境质量下降和恶化并影响到人类健康，即为环境污染。将环境污染按所在的环境介质划分，可分为大气污染、水体污染及土壤污染。下面将分别介绍不同环境介质中的污染物导致的生态环境改变及对人类健康所造成的影响。

（一）大气污染与健康影响

造成大气污染的自然因素包括火山喷发、天然森林大火、植物花粉传播等；人为因素主要为日常生活、工业活动、交通运输中排放的废烟、废气等。引起健康危害的物质主要有悬浮颗粒物、氮氧化物、硫氧化物、酸雨、碳氧化物、臭氧层空洞等。

1.悬浮颗粒物污染与人体健康

悬浮颗粒物是指悬浮于大气中的固体、液体颗粒状物质的总称。从环境与健康的角度，颗粒物按空气动力学等效直径（D_p）大小可分为：总悬浮颗粒物（TSP）、可吸入颗粒物（PM10）及细粒子（PM2.5）。TSP是指悬浮在空气中的粒径小于$10\mu m$的颗粒物；粒径小于$10\mu m$的属于PM10；粒径小于$2.5\mu m$的称为PM2.5。近年来，PM10和PM2.5因粒小体轻，成分复杂，在大气中长期飘浮不断蓄积，对人体健康和大气能见度影响很大，因而其污染受到广泛关注。颗粒物可随呼吸空气而进入呼吸道，并以碰撞、扩散、沉积等方式滞留在呼吸道不同部位，且其沉积部位与粒径大小紧密相关。大于$5\mu m$、多沉积在上呼吸道的颗粒物可与进入人体的二氧化硫等有害气体联合作用，刺激和腐蚀黏膜，从而使黏膜、纤毛损伤，引起炎症和增加气道阻力，长期作用可使呼吸道防御功能受损，从而导致慢性鼻咽炎、慢性气管炎发生。小于$5\mu m$、多沉积在细支气管和肺泡的颗粒物也可与二氧化氮等联合作用，损伤肺泡和黏膜，引起支气管和肺部炎症发生，长期作用可诱发慢性阻塞性肺部疾患并出现继发感染，最终导致肺心病死亡率增高。颗粒物可能含有致癌物质，致癌物对肺泡支气管的长期刺激可促进肺癌发生。除呼吸系统疾病外，悬浮颗粒物还能直接接触皮肤和眼睛，阻塞皮肤的毛囊和汗腺，引起皮肤炎和眼结膜炎或造成角膜损伤。在发展中国家的贫穷家庭，由固体燃料燃烧生成的烟尘细小颗粒是导致室内空气污染的重要来源。在通风不良的住所，室内烟雾可超过可接受的微小颗粒含量，比室外空气高100倍，并且由于妇女和儿童在炉边时间较长而暴露极高，导致这部分人群患呼吸系统疾病风险较高。冰岛火山爆发形成的灰云含有类似于通过其他来源排放的颗粒物的细微颗粒，估计约有25%的颗粒粒径小于10μm。这类小颗粒更具危险性，可以渗透到肺部的更深位置，当火山灰出现在低层大气且浓度很高时，那些患有哮喘、肺气肿或支气管炎等慢性呼吸系统疾病的患者可能更易受到刺激。

2.氮氧化物（NOx）污染与人体健康

大气中的NO_x污染主要是指二氧化氮（NO_2）和一氧化氮（NO），其来源主要为机动车、石油化工、燃煤发电、供热排放的废气。由于人类对化石资源需求急剧增加和不合理使用，导致NO_x的污染问题日益严重。目前有关NO_x的健康影响多是基于NO_2的研究结果，NO_2毒性比NO高4~5倍，因此NO_2污染对机体的呼吸系统可产生急性或慢性的不良影响。NO_2较难溶于水，故对上呼吸道和眼睛等含水丰富器官的刺激作用较小，主要作用是侵入深呼吸道、细支气管及肺泡，并缓慢地溶于肺泡表面的水分中，以亚硝酸和硝酸的形式作用于肺组织，并产生强烈的刺激和腐蚀作用，破坏肺泡组织的胶原纤维，严重时引起肺水肿。亚硝酸盐进入血液后，与血红蛋白结合生成高铁血红蛋白，导致组织缺氧。患有呼吸系统疾病如哮喘的人对NO_2较为敏感，其对NO_2的接触阈值远低于一般健康成人；NO_2与NO的比例不同，NO_x所导致的健康危害也不尽相同。一般情况下，当NO_x以NO_2为主时，肺部损害较明显，支气管哮喘发病有所增加；当以NO为主时，高铁血红蛋白症和中枢神经系统损害则比较明显。此外，在特定气候条件下NO_2与烃类共存时可形成光化学烟雾。世界上最早的光化学烟雾事件发生于20世纪40年代的美国洛杉矶。每年在夏季晴天的中午或午后，洛杉矶城市上空会弥漫一种浅蓝色烟雾，这种烟雾使人咽喉疼痛、呼吸障碍、头晕头痛、眼睛发红；大片松林枯死，柑橘减产；老年人对这种烟雾更加敏感，更易死于呼吸系统衰竭等疾病。此后随着工业的迅速发展和城市机动车数量的激增，全球范围内光化学烟雾事件时有发生，对生态环境和社会秩序造成严重的影响。20世纪90年代之后，中国公路建设和汽车产业迅速发展，汽车油耗大大增高，而污染控制水平较低，以致汽车尾气污染日益严重。部分大城市交通干道NO_x等有害气体严重超过国家标准，一些城市汽车排放浓度严重超标，在特定的气候条件下，可导致光化学烟雾的发生。

3.硫氧化物（SO_x）污染与人体健康

大气中的SO_x主要是指二氧化硫（SO_2）和三氧化硫（SO_3），其来源主要为化工、冶炼、发电等行业含硫化石燃料如煤炭、石油、天然气的燃烧。另外，我国居民家庭传统小炉灶和北方居民冬季取暖用炉的使用也是大气SO_x污染的重要来源。SO_2与水作用可生成亚硫酸，易被眼睛、上呼吸道黏膜吸收，对黏膜产生刺激作用，长期接触可诱发慢性炎症；更重要的是SO_2与空气中的颗粒物、金属离子的联合作用。SO_2可吸附于颗粒物表面而进入呼吸道深部，吸入浓度低时可造成气道狭窄、呼吸阻力增加、呼吸道抵抗力减弱，诱发慢性支气管炎、支气管性哮喘、肺气肿的发生；吸入浓度高时可引起急性支气管炎、肺水肿发生；极高浓度可因肺水肿而窒息死亡。动物实验研究表明，SO_2和醋酸铅均可引起小鼠组织细胞的DNA损伤，它们对脑、肺、脾、肾的损伤程度不同，在一定条件下存在明显的协同效应，可以增强彼此的毒性作用。这意味着SO_2和铅均有引起哺乳动物细胞基因突变的潜在危险，大气SO_2污染与铅的污染可能加剧某些疾病的发生与发展。除呼吸系统疾病外，SO_2暴露还具有一定的生殖毒性。孟紫强等人研究表明，SO_2气体能够显著影响小鼠雄性生殖细胞谷胱甘肽氧化还原系统和造成雄性生殖细胞DNA的损伤。当大气中含有高价铁、锰金属离子时，SO_2可被氧化成SO_3，与水作用形成硫酸雾，其危害比SO_2大10倍以上，主要表现为呛咳、喉头水肿、气管和支气管水肿及肺水肿等呼吸道急性刺激症状，以及结膜炎、鼻黏膜萎缩、嗅觉减退或消失、慢性支气管炎、肺气肿等慢性疾病。1952年发生于伦敦的烟雾事件，是SO_X大气污染所导致的一次灾难性事件。由于冬季燃煤产生的大量SO_2和粉尘在特殊天气条件下于城市上空大量蓄积，引发了连续数日的"毒雾"。而粉尘中的三氧化二铁成分催化SO_2生成SO_3，形成硫酸雾滴，使"毒雾"毒性极大增强，数以千计的人和牲畜因吸入"毒雾"而导致严重的呼吸系统疾病发生，甚至死亡。

4.酸雨与人体健康

大气中存在的SO_X和NO_X在降雨过程中溶于雨水，形成pH值小于5.6的酸性降雨称为酸雨。工业生产、民用生活燃烧煤炭排放出来的SO_2、燃烧石油以及汽车尾气排放出来的NO_X，是形成酸雨的主要来源。酸雨可导致水体污染和土壤污染，也可影响污染物在环境介质中的迁移、转归和形成，并对相应环境要素中的生态系统平衡造成严重危害。对自然界而言，它可直接使大片森林死亡，农作物枯萎；抑制土壤中有机物的分解和氮的固定，淋洗与土壤离子结合的钙、镁、钾等营养元素，使土壤贫瘠化；使湖泊、河流酸化，并溶解土壤和水体底泥中的重金属进入水中，毒害鱼类、虾类、贝类、螺类等水生生物。"北美死湖事件"便是酸雨造成环境危害的例证。美国东部和加拿大东南部等工业密集地区每年排放SO_2数千万吨，使得这一地区成为世界上最大的酸雨降落区，两国近10万平方公里地域范围内的水域被酸化，数以百计的湖泊鱼虾绝迹，湖滨树木枯萎，生态环境受到毁灭性破坏。对人类而言，酸雨一方面可加速建筑物和文物古迹的腐蚀和风化过程，另一方面酸雨中和从土壤中溶出的重金属离子，都会增加水体金属离子的含量，通过生物富集和生物放大作用，使生物体内该物质的浓度超过环境中的浓度，并可通过食物链的延长和营养级的增加，在高级营养体内逐级富集、浓度越来越大，从而对人类和其他生物的健康造成急性或慢性危害。

5.一氧化碳（CO）污染与人体健康

CO是含碳化学物不完全燃烧的产物，可来自机动车尾气、冶炼、采暖、民用炉灶、固体废弃物焚烧等。除燃烧外，CO不易与其他物质发生化学反应，可在大气中停留较长时间，并通过呼吸道进入人体。CO易通过肺泡进入血液循环。CO与血液中血红蛋白的亲和力是氧与血红蛋白亲和力的200~300倍，因此进入血液的CO能够很快与血红蛋白结合成碳氧血红蛋白（COHb）。影响血液的携氧能力；并且COHb还影响氧合血红蛋白的解离，阻碍氧的释放，从而引起组织缺氧。CO中毒主要决定于血液中COHb的饱和度。当COHb饱和度从7%~25%增加时，头痛从轻度反应至重度反应，伴有不同程度眩晕；当COHb饱和度为45%~60%时，可发生恶心、呕吐、昏迷；COHb饱和度达90%可导致死亡。长期低浓度接触CO可致患心脏瓣膜疾病和动脉粥样硬化性心脏病的概率增加。

6.臭氧层空洞与人体健康

臭氧（O_3）占空气总量的0.4%，绝大部分集中分布在距地面20~25km的高空，形成臭氧层。单位面积上臭氧层的厚度仅有3mm左右，它却可以吸收太阳辐射中的紫外线。然而，由于人类活动中氯氟烃（如氟利昂）、含溴卤化烷烃（如哈龙）、四氯化碳、甲基溴、一氧化二氮等消耗臭氧层物质（ODS）的大量排放，而导致全球臭氧层减薄和南极臭氧层空洞出现，严重影响了全球生物安全和生态平衡。对于陆地生物，长期受到过量紫外线辐射，可导致细胞DNA损伤，自我修复功能减弱，机体免疫功能下降，皮肤发生癌变的概率增加；强烈的紫外线还可诱发包括人类在内的各种动物发生白内障，以致失明；对于农作物，可也导致产量和质量降低。对于海洋生物，过量紫外线可引起在海水浅层生存的浮游生物大量死亡，最终通过食物链的作用破坏海洋和全球生态平衡。

（二）水体污染与健康影响

安全供水、清洁卫生和良好的水资源管理对全球卫生至关重要。然而，全世界范围内的大洋、湖泊、江河正在成为各种污染物的倾泻场所。少量的污染物进入水体后，水体本身可通过物理、化学、生物作用逐渐降低污染物的浓度，水质可恢复到污染前的状况。污染物大量进入水体，超出了水体的自净和纳污能力，从而导致水体及其底泥的物理、化学性质和生物群落组成发生恶变，破坏了水中固有的生态系统和水体的功能，降低水体使用价值，从而发生水体污染。随着工业生产的发展和社会经济的繁荣，大量的工业废水、生活污水、农业污水等污染物大量排入水体，水污染日益严重。接触或饮用被有毒化学品、放射性危害和传染因子污染的水可产生健康风险。因此，按污染物的性质分类，水体污染可分为化学性污染、物理性污染及生物性污染。

1.化学性污染与人体健康

水体污染后，水中的各种有毒化学物质可通过饮水或食物链传递使人体发生急、慢性中毒。化学性污染可分为重金属污染、无机物污染、有机物污染等。重金属污染包括汞、铬等污染。汞污染的主要来源为汞矿的开采冶炼、化工、仪表、电子、颜料等企业排出的废水以及含汞农药的使用，在水中的存在形式受水环境多种因素的影响。甲基汞可通过生物富集进入鱼、贝类体内，并可通过食物链导致动物和人类急性和慢性甲基汞中毒，表现为走路不稳、言语不清、四肢末端麻木和狂躁不安等症状，即为"水俣病"。铬主要来自电镀、冶金、化工制药、机电等工业企业排出的废水和废渣。六价铬易于被人体吸收蓄积，通过细胞膜进入血细胞，使血红蛋白变成高铁血红蛋白，造成缺氧；此外，六价铬还有致突变性和潜在致癌性。无机物污染包括砷、氰化物、硝酸盐等污染。砷主要来自矿产、冶金、化工等企业排出的废水及燃烧富含砷煤炭排出的废渣。消化道摄入砷可引起急性砷中毒，主要表现为剧烈腹痛腹泻、恶心呕吐，抢救不及时可造成死亡。慢性中毒主要表现为末梢神经炎和神经衰弱综合征的症状，导致皮肤角化、癌变和全身慢性中毒，最终死亡。根据中国环保在线的报道，2007年底至2009年初，中国已在贵州、湖南、云南、广西、河南、山东等地发生六起水体砷污染事件，致使水质砷浓度严重超标，大批群众出现不同程度砷中毒，极大威胁了人民的身心健康。氰化物主要来自炼焦、电镀、化工、合成纤维等工业企业排出的废水。氰化物进入机体后分解出剧毒的氰离子（CN^-），氰离子能抑制组织细胞内细胞色素氧化酶、过氧化物酶等多种酶的活性，使组织细胞不能利用血液中的氧而造成机体死亡。吸入高浓度氰化氢者，可在数分钟内呼吸停止，呈"电击样"死亡。硝酸盐主要来源为生活污水、工业废水、施肥后径流和渗透、土壤中有机物的生物降解等。硝酸盐在胃肠道内可还原为亚硝酸盐，后者可与血红蛋白结合形成高铁血红蛋白，造成缺氧；此外，亚硝酸盐可与仲胺反应生成亚硝胺，可能导致食管癌的发生。有机物污染包括酚类、苯类等污染。酚类污染主要来源于炼焦炼油、造纸制革等企业排放的废水，农业上杀虫剂、除莠剂、灭螺剂的使用以及医学上消毒剂苯酚的应用等。酚类可经皮肤、消化道大量进入机体，对中枢神经系统产生抑制作用，引起全身反应，发生急慢性中毒；有研究表明五氯酚及其钠盐对实验动物有致畸作用。苯类可包括纯苯、甲苯、二甲苯、苯胺、硝基苯、多氯联苯（PCBs）等。主要用于纤维、塑料、橡胶合成；油漆、黏合剂、封闭剂制造；或用于变压器的绝缘液体、生产润滑油及农药等，随工业废水和城市污水进入水环境中。苯是一种强烈致癌物质，短时间内吸入高浓度的甲苯或二甲苯可导致中枢神经系统麻醉症状，严重者可出现昏迷甚至因呼吸衰竭而死亡；长期接触苯可导致再生障碍性贫血和白血病发生。苯胺和硝基苯可引起高铁血红蛋白血症、溶血性贫血和肝、肾损害。PCBs在水环境中极为稳定，是一类公认的POPs。可通过生物富集和生物放大作用而对高等生物产生危害。动物实验中可见PCBs导致的发育毒性和致癌作用；流行病学调查发现人类接触PCBs可致免疫功能受损，生长发育障碍。近年来水源苯污染事件时有发生，2005发生的"松花江苯污染事件"使得水中硝基苯含量超标29倍，哈尔滨全市断水4天，而从长远来看，硝基苯可在鱼贝类等水生物体内富集，通过食物链传播，有可能使沿江动物和人类食用后身体遭受损害；并且硝基苯不易被微生物分解，有毒物质长期残留在江水和底泥中，因此短期内江水不宜用作饮用水源。

近年来，饮用水消毒副产物（DBPs）、环境中的药品和个人护理用品（PPCPs）日益受到广泛关注。饮用水的安全性和可及性是全世界关注的一大问题。氯、臭氧、二氧化氯、氯胺等消毒剂在杀灭水中细菌的同时，可与腐殖酸、富里酸、藻类及其代谢物、蛋白质等发生反应，从而导致各种DBPs的生成。实验动物研究表明，许多DBPs具有致癌、致畸、致突变效应；其中某些种类的DBPs在饮用水中含量极低，仅在ng/L水平，即可表现出强烈的致突变性和潜在的致癌性。流行病学调查研究显示，饮用含DBPs水，人群膀胱癌、直肠癌的发病风险增高。目前在全世界范围内普遍使用的药品有数千种，包括镇痛药、抗生素、抗糖尿病药物、β-受体阻滞药、避孕药、油脂调节剂、抗抑郁药、治阳痿药、细胞生长抑制剂等。通常这些药物在人体内都会生物代谢，而未转化的药物和代谢物的结合体由人体排出。同时，激素被人类用作药物，同样也被大量排泄。通过尿液、粪便以及对药品的不恰当处理，大量的药物和激素进入水体。个人护理用品包括洗涤剂、沐浴液、护肤产品、护牙产品、肥皂、防紫外线产品、头发造型产品等。个人护理用品主要通过清洗和沐浴过程进入水循环系统。目前已在地表水、地下水及饮用水中检测到PPCPs的存在，这对于城市水资源管理来说是一个挑战，因为城市污水处理厂目前采用的处理工艺起初设计时并未考虑去除这些极性污染物。已有研究表明，低剂量的水中，PPCPs可对水生生物产生严重的雌性化或雄性化影响。PPCPs可在鱼类或其他生物体内富集，最终通过食物链进行生物放大，对人类产生严重危害。然而，目前世界上任何饮用水法规中尚未考虑纳入地表水和饮用水中检测到的PPCPs。

2.物理性污染与人体健康

物理性污染主要包括热污染和放射性污染。火力发电厂、核电站和炼钢企业的冷却水，以及石油、化工、造纸等企业排出的废水均含有大量废热，进入水体后使水温升高，危害水生物的生长和繁殖，从而对人体健康造成直接或间接危害。水温升高可加速水中氧溶解度降低、改变水生物原有生活环境，加速藻类繁殖，影响鱼类及其他生物的生存和产卵孵化以及加剧水体富营养化程度。除宇宙射线等天然放射性来源外，人工放射性污染主要来自原子能工业排放的放射性废物、核武器试验的沉降物以及医疗、科研排出的含有放射性物质的废水、废气、废渣等。放射性污染对人体的损伤呈现明显的致癌、致畸、致突变等"三致"效应，可诱发白血病、肺癌、甲状腺癌、乳腺癌、骨癌等多器官恶性肿瘤的发生，以及胎儿出生前死亡率增加、胎儿发育迟缓和畸形及出生后的精神发育障碍和智力低下等。

3.生物性污染与人体健康

生物性污染主要包括介水传染病传播和藻类污染。由存在于人畜粪便、污水和垃圾中的病原体污染水源，人们接触或饮用后所导致的传染病即为介水传染病。据报道，有40多种传染病可通过水传播，如霍乱、痢疾、伤寒、副伤寒等肠道传染病，肝炎、脊髓灰质炎、眼结膜炎等病毒性疾病和血吸虫病、阿米巴痢疾等寄生虫病等。介水传染病一旦发生，则通常来势凶猛，波及面广，危害较大，对人类的生产生活和社会秩序造成严重影响。当含磷洗涤剂和含氮、磷工业废水未经处理排入水体时，或施用氮肥磷肥的农田经地表径流流入地面水体时，水体中磷、氮含量过多，使藻类等浮游生物获得丰富的营养而大量繁殖、生长、死亡，以致造成水质恶化，危害水生物生存和人群健康的现象为藻类污染。在富营养化的水体中，以蓝藻毒性最大，其产生的微囊藻毒素具有很强的肝毒性，可导致肝癌发生。流行病学研究发现某些肝癌高发区的水体中微囊藻毒素污染严重。近年来，中国内陆湖泊和近岸海域藻类暴发事件时有发生。2007年夏季太湖流域高温少雨、水位偏低，太湖蓝藻大规模暴发，导致无锡城区大量居民家用自来水受到污染而无法饮用；2008年6月北京奥运会青岛奥帆赛开幕之际，青岛近岸海域浒苔大规模暴发，耗费大量人力、物力才得以清除；内蒙古西部最大淡水湖——乌梁素海于2008年夏季暴发大面积黄藻，对栖息在此的水禽构成严重威胁，渔业资源遭到严重破坏。

（三）土壤污染与人体健康

近年来，由于人口急剧增长，工业迅猛发展，固体废弃物不断向土壤表面堆放和倾倒，有害废水不断向土壤中渗透，大气中的有害气体及飘尘也不断随雨水降落在土壤中，导致了土壤污染。土壤污染会使污染物在植物体中积累，并通过食物链富集到人体和动物体中，危害人畜健康，引发癌症和其他疾病等。据报道，广州市某污水灌溉区的癌症死亡率比对照区（清水灌溉区）高10多倍。沈阳某污水灌溉区的癌症发病率比对照区（清水灌溉区）也高10多倍。其他城市也有类似的土壤污染导致疾病的零星报道。以下将从生物性污染、重金属污染及农药污染等三个方面描述土壤污染的危害。

1.生物性污染与人体健康

土壤生物性污染仍是当前土壤污染的重要危害，主要模式有三种：一是人—土壤—人模式，人体排出的含病原体的粪便污染土壤后，生长在被污染土壤中的蔬菜瓜果又被人类食用而引起肠道传染病和寄生虫病；二是动物—土壤—人模式，含有病原体的动物粪便污染土壤后，病原体通过皮肤或黏膜进入人体而引起钩端螺旋体病和炭疽病；三是土壤—人模式，人接触天然土壤中含有的破伤风杆菌可致破伤风。

2.重金属污染与人体健康

土壤中的重金属类污染主要是通过农作物的富集作用进入人体从而引起健康损伤。如金属镉对农作物生长和人体发育均为非必需金属元素，通过含镉废水排入稻田或灌溉，镉被稻米生物富集，居民长期食用含镉量高的稻米（镉米）可致"痛痛病"的发生，主要表现为早期腰背痛、膝关节痛，以后遍及全身的刺痛，镇痛药无效。这种慢性镉中毒在日本富山县神通川两岸曾发生，在我国的广西某矿区也有发生，并且病情严重，经骨骼透视后确定，已经达到"痛痛病"的第三阶段。2009年7月，湖南"浏阳镉污染事件"发生，由于某化工厂废渣、废水排放以及部分村民使用废旧包装材料等,致使该化工厂周围数百米土壤中镉含量超标,一方面导致部分村民血镉含量超标,健康受到影响;另一方面致使当地农业受到严重破坏,部分村民断耕,受污染的农田只能改为花卉种植。

3.农药污染与人体健康

农药不合理使用的现象在世界范围内存在,特别是在粮食缺乏地区,人们对粮食产量极度渴望,而相对忽视了粮食安全问题以及过量使用农药或使用违禁农药对生态环境造成的严重损害。目前,我国是世界上使用和生产农药的大国,并且所产农药有一半为国外已经弃用的高毒、高残留品种,通过生物富集和食物链,土壤中痕量水平的农药残留浓度可以在生物体内提高千倍以上,并对生物体的酶系统、免疫功能、内分泌系统、生殖系统产生毒害作用;研究显示,某些种类的农药残留或其代谢物在生物体内可产生致癌、致畸、致突变效应,从而产生严重的远期危害。近期发生的"海南毒豇豆"事件虽未直接指出土壤被高毒禁用农药水胺硫磷污染,但恰恰反映出目前农药使用的混乱现状及由此带来的高健康风险。

四、生态环境与地方病

(一)生物地球化学性疾病与地方病

地方病是指发生于某一特定地区的疾病。造成某种疾病在一个地区高发的原因可能是:当地地壳表面元素分布不均;当地特殊的饮食风俗等生活习惯;当地居民的生活水平、经济条件等其他因素。

生物地球化学性疾病是指由于地壳各元素分布不均导致某些地区土壤或水中某些元素过多或过少,机体过多摄入或缺乏这些元素而引起的某些特异性疾病。生物地球化学性疾病具有明显的地区性差异,所形成的疾病往往流行年代久远,且患者病变有共同特征。

1.缺碘引起的生物地球化学性疾病

碘是甲状腺合成甲状腺激素的必需元素。甲状腺激素主要作用有:促进生长发育;维持正常的新陈代谢;影响蛋白质、糖、脂类的代谢;维持神经系统正常功能。

成人碘的生理需要量为100~300μg/d。我国推荐每日碘供给量150μg。碘缺乏可引起地方性甲状腺肿、地方性克汀病等疾病。碘缺乏主要流行在山区、丘陵以及远离海洋的内陆。过去全世界除冰岛外,各国都有程度不同的流行。亚洲的喜马拉雅山区、拉丁美洲的安第斯山区、非洲的刚果河流域等都是著名的重病区。

我国制定的碘缺乏病病区划分标准(GB 16005—1995)包括:

(1)尿碘中位数低于100μg/L;水碘低于10μg/L。

(2)8~10岁儿童甲状腺肿大率大于5%或7~14岁儿童甲状腺肿大率大于10%(B超法)。

碘缺乏病在我国除上海外都有不同程度的流行,病区主要分布在东北的大小兴安岭、长白山山脉；华北的燕山山脉、太行山、吕梁山、五台山、大青山一带；西北的秦岭、六盘山、祁连山、武当山、大巴山、桐柏山等；华南的十万大山等地带。这些地带的共同特点是地形倾斜，洪水冲刷严重，降雨量集中，水土流失严重，碘元素含量极少。

2. 缺硒引起的生物地球化学性疾病

硒是机体必需微量元素，其生理需要量和中毒剂量范围很窄。硒具有抗过氧化、免疫调节、抗癌、维持生殖功能、保护心血管系统等作用。环境低硒被认为与克山病、大骨节病有关。

地球的南北半球各呈现一条东西走向的低硒带，范围基本上位于30°以上的中高纬度且有不连续的特征。我国的低硒带自东向西南延伸，包括东北平原、黄土高原以及干旱的塔里木盆地和准噶尔盆地。

3. 氟过量引起的生物地球化学性疾病

氟是构成骨骼和牙齿的重要成分，适量的氟有利防止龋齿。但过量氟可引起氟斑牙、氟骨症及其他非骨相氟中毒。

地方性氟中毒流行于50多个国家和地区，亚洲是氟中毒最严重的地区。根据机体所接触氟途径的不同，我国氟中毒可分为饮水型、燃煤型和饮茶型氟中毒。

我国制定的氟中毒病区划分标准（GB 17018—1997）包括：

（1）当地出生成长的8~12周岁儿童氟斑牙患病率大于30%。

（2）饮水含氟量大于1.0mg/L；燃煤污染总摄氟量大于3.5mg。

饮用高氟水而引起的饮水型氟中毒是最主要类型。饮水型氟中毒主要分布在淮河—秦岭—昆仑山以北的广大平原和盆地。浙江、河南、云南、辽宁、四川等，因存在萤石矿或磷灰石矿也形成了局部高氟。燃煤污染型病区主要是由于居民燃用含高氟煤而引起的氟中毒，主要在陕西、四川、湖北、云南、贵州、湖南、江西等地区，以西南地区病情最重。由于茶叶可富集氟，内蒙古、西藏、四川、青海、甘肃、新疆等有饮用砖茶习惯的少数民族是氟中毒的高发人群。

（二）微量元素分布与地方病的分布

地方病有些与元素的自然分布有关，有些与人为环境污染改变了环境中元素的分布有关。此处着重阐述在我国广泛分布的跟元素的自然分布有关的地方病，如地方性甲状腺肿、克山病、大骨节病、地方性氟中毒等分布情况。

1. 碘与地方性甲状腺肿

人体碘摄入不足引发甲状腺代偿性增生，因为碘是甲状腺制造甲状腺素的主要原料之一，碘缺乏则影响甲状腺素的合成，甲状腺素合成减少，经反馈作用使腺垂体的促甲状腺素分泌增加，致使甲状腺代偿性增生、肿大。世界卫生组织数据显示，全世界患地方性甲状腺肿的患者不少于2亿，我国大概不少于2000万，主要流行区是亚洲的喜马拉雅山区、南美的安第斯山区、非洲的刚果河流域、大洋洲的新几内亚等。我国除上海市外，曾经都有不同程度的地方性甲状腺肿流行区。我国新疆乌什县1964年甲状腺肿发病率为64.3%，经过12年的食盐加碘后于1975年复查，发病率降到10.6%。青海贵德县1974年甲状腺肿发病率为33.9%，通过3年食盐加碘后，1976年复查发病率降到9.7%。1975年陕西省是加碘防治此病的先进单位，该省内若干县的发病率都降到0.8%~4.2%。在西藏、新疆等地区当地居民买不起碘盐，碘盐覆盖率低，该地区仍有儿童甲状腺肿大率大于20%的中、重病区。目前碘缺乏病的新发病例主要分布于新疆、宁夏、云南、甘肃等省、自治区。通过实施以食盐加碘为主的综合防治措施，有24个省、自治区、直辖市实现或基本实现消除碘缺乏病目标。

但也有研究表明，在自然界含碘丰富的地区也有地方性甲状腺肿流行，主要是因为摄入碘过多，从而阻碍了甲状腺内的碘有机化过程，抑制T4的合成，促使TSH分泌增加而产生甲状腺肿，称为高碘性地方性甲状腺肿。食源性高碘性地方性甲状腺肿首先发现于日本北海道沿海居民中，我国也有发现，主要分布于河北和山东省的沿海，以及内陆一些地区。

2.地方性氟中毒

地方性氟中毒是同地理环境中氟的丰度有密切关系的一种世界性地方病，主要流行于印度、波兰、德国、意大利、英国、美国、阿根廷、墨西哥、摩洛哥、日本、马来西亚等国；在中国主要流行于贵州、陕西、甘肃、山西、山东、河北、辽宁、吉林、黑龙江等省。它的基本病征是氟斑牙和氟骨症。氟斑牙就是牙釉质受损，轻的表现为牙面无光、粗糙，或牙面有黄褐斑，重的则发生牙釉质花斑样缺损或脱落。氟骨症患者更是痛苦，他们会四肢和脊柱关节疼痛，活动受限制，严重时胸腰椎弯曲呈畸形。饮水型氟中毒由于长期饮用含氟量高的水而患病，此型分布广，90%的患者属此型。截至2003年底，全国有氟斑牙患者3877万人、氟骨症患者284万人。随着对饮水氟中毒地区饮水的改造，地方性氟中毒流行有所缓解，但受自然、经济等因素影响，2004~2005年在甘肃省重点村落调查显示，监测村的儿童氟斑牙患病率分别为36.65%和28.14%；2008年山东高密等5县市的监测显示8~12岁儿童氟斑牙总检出率84.31%，缺损率17.29%，地氟病形势仍比较严峻。

3.地方性砷中毒

地方性砷中毒是由于外环境中砷含量过高，居民长期摄入过量的砷，导致人体慢性蓄积性中毒的一种新的严重危害人民健康的地方病。该病的发生是由于居住在高砷地区的人群长期饮水、空气和食物摄入过量砷所致。砷中毒不仅可引起常见的皮肤损害、周围神经损伤、肝坏死和心血管疾病等，更为严重的是可导致皮肤癌和多种内脏癌。我国地方性砷中毒最早于20世纪60年代在台湾发现，目前发现该病涉及该省台南县、嘉义县等7县市56个乡镇，涉及大约15万人；80年代以后在新疆准噶尔西南部发现高砷水带，涉及人口将近10万；后来相继发现内蒙古河套地区、山西存在严重的饮水型砷中毒，随着病区渐渐被发现，我国高砷区和病区基本查明，截至2003年底，115万饮水型地方性砷中毒病区人口需要改水。

4.大骨节病与克山病

大骨节病是一种与环境硒水平过低有关的生物地球化学性疾病，以骨关节增粗、畸形、强直、肌肉萎缩、运动障碍等为主要临床表现，高发人群为8~15岁学龄儿童。大骨节病的主要病因可能与环境硒水平过低、真菌毒素中毒以及饮用水中有机物中毒有关。克山病，亦称地方性心肌病（ECD），1935年在我国黑龙江省克山县发现，因而命名克山病，主要病变是心肌实质变性、坏死和纤维化交织在一起，心脏扩张，心室壁不增厚，附壁血栓常见，光镜下可见心肌变性坏死。

克山病和大骨节病在地理分布上病因以及相关地理环境特征上都有着相似之处，有着极强的地域性。30多年来，通过大规模调查研究，克山病和大骨节病主要分布在我国东北到西南的温带森林和森林草原地带内，同时发现我国存在一个地理低硒带，其分布与这两种病的分布相吻合；同时证实20世纪80年代以来，两病的大幅下降与病区人群生活水平提高、硒的摄入量明显提高密切相关。

（三）环境污染引起的地球化学性疾病

1.氟中毒

我国陕西南部、四川、湖北、贵州、云南、湖南和江西等地区的居民采用敞灶无烟囱的燃煤方式燃烧含氟量高的劣质煤炭，导致室内空气、粮食蔬菜、饮水被严重污染，居民经呼吸道、消化道摄入可导致氟中毒发生。有研究报告指出，经高氟煤烘烤的粮食、蔬菜、茶叶中含氟量超过卫生标准几倍到几十倍。居民通过长期吸入污染的空气、食用污染的食物、饮用被污染的水而中毒，对生产活动和生活质量造成严重影响。目前地方性氟中毒的发病机制尚未完全阐明，但一般认为与体内过量氟抑制某些酶活性、破坏钙磷正常代谢、损害细胞原生质以及抑制胶原蛋白合成等有关。通过改良炉灶、减少食物氟污染、不用或少用高氟劣质煤，以减少氟的摄入量，可减轻或避免氟中毒发生。

2.砷中毒

燃烧高砷煤造成空气、食物污染也可导致砷中毒。燃煤型砷中毒是指长期吸入或食用被燃烧高砷煤污染的空气或食物而导致的慢性砷中毒。近年来，由于砷矿和含砷金属矿的不合理开采以及砷在其他工业企业中的应用导致含砷废水、废渣的排放日益增多，使得砷中毒涉及的地域更加广泛，危害更加严重，并已成为一种世界范围内的公害病。据世界卫生组织数据显示，孟加拉湾和西孟加拉湾发生的由地下水砷污染造成的砷中毒事件是"人类历史上危害最严重的、规模最大的中毒事件"。20世纪90年代，当地政府为了解决因常年洪涝灾害所导致的介水传染病高发的公共卫生问题，倡导居民饮用"清洁"的地下水代替地表水，然而之前却忽视了对高于世界卫生组织规定值5倍的地下水砷含量的检测，导致了21世纪该地区砷中毒的大规模发生。据统计，目前在孟加拉国和印度的西孟加拉湾地区，共有1亿左右的人口生活在高砷水区，数以千万的人已出现砷中毒症状，其造成的灾难性影响不可估量。中国大陆现已发现新疆、内蒙古、贵州等10个省（区）有地方性砷中毒病区，其中贵州为燃煤污染型，其余为饮水型砷中毒。贵州省燃煤型砷中毒于20世纪60年代发现，因患者有皮肤损害改变而被当地居民称为"癞子病"。环境流行病学调查结果显示，病区砷污染严重，室内空气和食物含砷量超过国家标准数倍至数十倍。

3.碘缺乏病和碘过多病

生态环境的恶化，特别是植被的破坏或沙化、土壤表层被风沙、雨水、河流带走，使碘大量流失，更加剧了碘缺乏地区此病的发生。中国是受碘缺乏严重威胁的国家，有超过一半的人口生活在缺碘地区，病区学龄儿童智商普遍偏低，亚克汀病患者众多。长期碘摄入量过高或一次性摄入相当高剂量的碘可致碘过多病，主要包括高碘甲状腺肿、碘致甲亢、碘致性甲减、桥本甲状腺炎、甲状腺癌、碘过敏和碘中毒等。因此，碘的摄入量与甲状腺肿的发生呈"U"型剂量反应关系，碘摄入量过少或过多都会导致"大脖子病"的发生。目前高碘摄入或高碘性甲状腺肿的流行已构成公共卫生问题。在我国河北、山东、广西等省（区）滨海地区以及新疆、山西、内蒙古等内陆地区，均发现了高碘甲状腺肿。

第二节 营养与公共卫生

膳食营养是人类生存的基本条件，是维持生命和健康的物质基础。因此，可以说国民营养与健康状况是反映一个国家或地区经济与社会发展、卫生经济水平和人口素质的重要指标。良好的营养和健康状况不仅是社会经济发展的基础，也是社会经济发展的重要目标。

营养问题不仅会影响我国居民健康和身体素质，也会给国家造成巨大的经济损失。据世界银行的一项估计，发展中国家由于营养不良造成的劳动力损失约占GDP的3%~5%，以2005年GDP总额18亿人民币推算，我们此项损失达5400亿；因营养不良而诱发疾病给社会、家庭和个人带来的痛苦、折磨更是无法用金钱来计算的。若加上微量营养素缺乏和慢性疾病对我国国民经济的影响更是巨大的。

当前，我国居民的膳食结构正处在转型的关键时期，挑战和机遇共存。解决不好我国营养膳食领域目前存在的问题，在不远的将来，农村贫困地区儿童营养缺乏的问题将依然存在，或更加突出；城镇地区及富裕农村居民的代谢性疾病，将和西方发达国家一样，将在我国迅速上升并居高不下。因此，居民营养健康状况不仅是公共卫生问题，也是影响国民经济可持续发展的关键因素，关系到我国人口素质、人民健康和经济发展，与民族昌盛和国家富强息息相关。国际营养基金会主席斯奎姆肖也曾在2007年5月出席《中国公众营养政策与规划》成果报告会时指出，营养是中国实现"全面建设小康社会"的关键问题之一。

一、膳食营养变迁及对公共卫生问题的影响

社会与经济的发展一方面为消除营养缺乏提供了经济基础，另一方面也导致了生活方式、膳食模式及疾病谱的转变。2002年调查结果显示，我国城乡居民生活质量和健康水平伴随国民经济和社会发展得到了较大程度提高，营养状况有了明显的改善。大量数据说明了我国城乡居民的温饱得到了保证，膳食结构逐步优化合理，人们营养需要得到了基本满足，一些营养缺乏病大幅度减少。但是，我国居民营养缺乏和营养失衡并存：一方面由于膳食结构和经济发展不均衡，一些地区和人群仍然存在营养缺乏性疾病，如缺铁性贫血、维生素A缺乏等；另一方面随着经济收入和生活水平不断提高，城乡居民食物消费结构和生活方式发生了变化，已经出现营养失衡或"过度营养"问题，导致肥胖、高血压、糖尿病、血脂异常等慢性疾病患病不断增加。因此，我国同时仍面临着营养缺乏与营养失衡的双重挑战。在地域分布上，我们曾经将营养摄入不足的主要关注对象放在农村，将营养摄入失衡的主要关注对象放在城市。根据调查，实际情况比过去更加复杂，城市中也有"不足"，农村中也有"过剩"，甚至这种"二元化特征"可同时并存于同一地区、同一人群甚至同一个体。

（一）营养不良及相关公共卫生问题

营养不良从广义上可划分为四种类型：能量、蛋白质缺乏引起的基本营养不足型营养不良，微量元素缺乏型营养不良，过剩和不足并存的失调型营养不良，过剩型营养不良。发展中国家，包括中国突出存在的是前两种营养不良，可导致居民身体素质下降、体力不足，降低劳动能力、减少收入甚至导致贫困，而贫困也会恶化营养状况，进而形成营养不良和贫困之间的恶性循环。世界银行2006年报告中指出，营养不良对经济影响的3个途径是：营养不良所导致的健康和体质问题造成直接损失；所导致的不良认知和学习能力造成间接损失；增加医疗卫生开支的损失。

我们这里重点讨论的是前两种营养不良及其带来的相关公共卫生问题。

1.儿童营养不良是重大意义的公共卫生问题和公共政策问题

严重的营养不良本身就是一种可致死的疾病，可以直接引起死亡。世界卫生组织的研究人员估计，儿童营养不良已经成为儿童的首要死因，在幼儿死亡的个案中，有52.5%与营养不良有关。诺贝尔经济学奖获得者阿马蒂亚·森指出："印度每年大约有400万人

因为营养和相关问题丧生,比孟加拉大饥荒中丧生的人还多。"

此外,营养不良还会提高患者对其他疾病的易感性。单病种研究表明,营养不良占腹泻死亡病例的60.7%、疟疾儿童时期的营养不良会影响人的一生。越来越多的证据表明,胎儿营养不良严重影响了儿童的生存、成长和发展,并会增加他们成年后得慢性病的风险。营养不良还会影响人的智力发育:蛋白质缺乏可使智商降低10~15分,缺铁性贫血可使智商降低5~8分,碘缺乏可使智商降低10~12分,成人碘缺乏也可使智商降低10.5分。

此外,儿童营养不良导致的疾病负担也非常巨大,如果得不到控制,甚至会阻碍发展中国家的经济社会可持续发展。有数据显示,儿童重度营养不良可导致成年后劳动能力损失2%~9%。儿童轻度营养不良可导致成年后劳动能力损失2%~6%,这会降低整个社会的劳动生产率。

世界银行的研究表明,发展中国家由于营养不良造成的智力发育障碍,劳动能力丧失、免疫力下降以及各种疾病造成的直接经济损失占GDP的3%~5%。

但是,临床实践和许多项目的经验表明,只要给予必要的投入,营养不良是可以预防和治疗的。美国临床营养期刊的研究指出,让所有的儿童有足够的饮食,每年将可以救回250多万人,可以避免100万人死于肺炎、80万人死于腹泻、50万人死于疟疾和25万人死于麻疹。世界卫生组织的研究表明,如果解决儿童营养不良问题,发展中国家可以减轻1/3的疾病负担。因此,在我国进入全面建设小康社会的今天,加强对儿童营养的投资应作为人力资源发展的重要战略方针,是功在当代、代代受益的战略。

2.我国仍面临严重的儿童营养问题以及因此带来的巨大的双重疾病负担

我国三次全国营养调查的数据显示,不论是儿童膳食营养的摄入,还是儿童生长发育的水平提高,都提示我国儿童营养状况已得到极大改善。2005年,我国儿童发育迟缓率为14.2%、低体重率10%,在发展中国家处于中上水平,但低于拉美国家11.8%和5%的平均水平,但与发达国家相比还有很大差距。儿童的营养不良依然是一个重要的公共卫生问题。

我国目前还存在一些亟待解决的儿童营养问题,其中以微量营养素缺乏最为突出,发育迟缓是中国营养不良的最主要的表现。

(1)基本营养不足型营养不良(蛋白质/能量摄入不足)。我国贫困地区儿童营养不良依然流行,城乡差别显著:0~5岁阶段是儿童生长发育的关键时期,在这一时期患营养不良将会产生诸多健康问题和长远的不良影响。因而0~5岁儿童的营养状况是衡量整个人群营养状况的敏感指标。世界各国也都将5岁以下儿童营养不良患病率作为评价国家社会发展进步的重要指标。中国居民营养与慢性病状况报告(2015年)表明,儿童青少年生长迟缓率和消瘦率分别为3.2%和9.0%,比2002年降低3.1和4.4个百分点。

除农村贫困地区外，我国城市贫困人口、流动人口儿童和"留守儿童"普遍存在能量及主要营养素摄入不足的状况，能量摄入不足率在50%以上，蛋白质摄入不足率达80%以上。蛋白质来源中，优质蛋白质摄入量仅占总蛋白质摄入量的35%，而植物蛋白质占65%。

儿童基本营养不良的原因：早期儿童发育的迟缓，母乳喂养和辅食添加的适时和质量是关键。调查显示，农村婴儿迟至6~8个月时没添加辅食的还有1/4，应给予极大的关注。

儿童基本营养不良的影响：营养不良的儿童即使幸存下来，也常常因营养缺乏而导致体能和智力发育迟缓。世界卫生组织指出，在发展中国家，5岁以下儿童死亡原因中49%与营养不良有关，营养不良可使儿童智商降低15个点，导致成年后收入及劳动生产率下降10%。因此，解决贫困农村营养不良，使该类地区居民的体格与智力得到充分发展，从而提高其劳动创造和参与竞争的能力，应作为政府的一项重要职责。

（2）儿童微量营养素缺乏（铁、碘、维生素A）及潜在饥饿。我国儿童微量营养素缺乏现状：我国0~5岁儿童微量营养素缺乏的患病率仍主要集中在人口众多的农村，尤其是贫困农村地区，其中缺铁性贫血、维生素A缺乏较为严重。2007年我国农村地区0~5岁儿童营养不良的统计结果为：缺铁性贫血32%；其中6~24个月是儿童营养不良和缺铁性贫血患病率的高峰期，在12个月时达到最高值。2002年我国3~12岁儿童维生素A缺乏率为9.3%，其中城市为3.0%，农村为11.2%；维生素A边缘缺乏率为45.1%，其中城市为29.0%，农村为49.5%。据2000年世界卫生组织统计，受碘缺乏病威胁的国家达130个，受威胁人口约22亿，缺碘人群平均损失的智商达13.6个点。目前，全球还有47个国家未消除碘缺乏病，有1/3的人口处于碘缺乏状态，有2.64亿学龄儿童碘营养不足，在局部散在地区仍存在重度缺碘。据中国预防医学科学院（现中国疾病预防控制中心）与国家统计局估计，我国碘缺乏病（IDD）占全世界的40%。但实施食盐加碘后，IDD患病率大幅下降，我国总体水平上实现了消除碘缺乏病目标，防治工作进入了持续和稳步发展阶段。

儿童微量营养素缺乏的影响：贫血可以使儿童学习能力下降、行为偏异以及免疫功能降低，更重要的是即使是轻度的贫血也可能对婴幼儿的认知发育造成不可逆转的损害。WHO指出，铁缺乏可使儿童少年认知能力降低5~7个点，缺铁造成的经济损失，约为国民经济生产总值的1%。儿童缺铁性贫血造成成年时期劳动生产率下降，由于儿童数量每年都在增加，其损失尤其重大，由于儿童目前的铁缺乏，在其成年以后的损失以2001~2010年净现值计算为23787亿元。仅按2001年的损失估算，约占国内生产总值的2.9%。如果采取措施使我国贫血率降低30%。则成人及儿童成年以后的劳动生产率提高所得经济效益，以2001~2010年的净现值计算是4553亿元。

对于婴幼儿，轻度维生素A缺乏虽然不会出现夜盲症、干眼病、角膜软化和角膜溃疡等临床症状，但是可以影响儿童的免疫功能，降低儿童的抗感染能力，使呼吸道和消化道感染性疾病的发病率和死亡率上升。这两类疾病严重威胁我国儿童的健康，也是导致儿童死亡的主要原因之一。此外维生素A缺乏还可通过干扰铁的转运和利用而增加贫血的发生。

1992年我国学龄儿童总甲状腺肿率（TGR）是20.3%，如不改善，因儿童碘缺乏造成的成年后劳动生产率的损失，以1992~2000年净现值计算为4486亿元。自1993年至今我国实行了碘盐政策以来，碘缺乏率大幅度下降，2000年的TGR已降到8.3%，由此带来的劳动生产率提高的经济效益，以1992~2000年净现值计算为1416亿，已减少了32%损失。说明儿童营养改善与否的确与经济发展息息相关，提示了今天的改善措施能为今后10年、20年的经济发展提供优质的人力资源，能够创造更大的社会财富。如不投资于营养，潜在的经济损失将持续发生，今后10年、20年的发展将受累。

儿童微量营养素缺乏的原因：贫困地区儿童抚养人营养知识匮乏，儿童喂养行为不合理是贫困地区儿童营养不良率偏高的主要原因。《婴幼儿喂养全球战略》中提出"关于适宜食品和喂养方法的知识补充往往是一个比缺乏食品更重要的营养不良决定因素。应向婴幼儿的母亲提供有针对性的正确营养知识和咨询，并建议尽可能广泛地利用当地食物资源。"此外，孕妇乳母的营养，如贫血也是幼小儿童贫血的重要原因。贫血对于成年人的劳动生产能力有着直接的影响，而妇女贫血关系到健康及生育。多项研究显示，我国育龄妇女和孕产妇的营养健康问题依然严重。2002年中国居民营养与健康状况调查结果表明，我国育龄妇女贫血患病率城市为22%，农村为24%。对孕妇来说，贫血不仅危害自身健康，如贫血增加了分娩时发生大出血的危险，是导致产妇死亡的一个重要原因。同时大量证据表明，孕期贫血可导致胎儿肝脏贮存的铁量不足，这除了能影响婴儿早期血红蛋白合成导致贫血外，如不及时纠正还有可能增加流产、早产、低体重儿甚至死胎的发生率，以及对智力发育产生不可逆性影响。

（3）胎儿营养受损和慢性病预防慢性疾病的胚胎起源学说：除上述2种常见的儿童期营养不良外，人们更是将预防营养不良的关口前移到了胚胎时期。近年，诸如高血压病、2型糖尿病、冠心病等成年期慢性疾病可能起源于宫内发育迟缓（IUGR）的"疾病胎儿起源学说"，在多个国家范围内获得了越来越多流行病学和动物实验研究结果的支持。大量研究表明，人类早期营养与后续生命健康有着密不可分的关系。生命早期营养不良可增加心血管疾病死亡率、发病率，还可使心血管疾病生物危险因素的危险度增加。WHO和FAO专家组在2003年发表的《关于膳食营养与慢性病预防的报告》中将子宫内发育迟缓和"胎儿营养受损"正式列为成人罹患某种慢性病的重要危险因素。

低出生体重与慢性病患病风险存在高度相关：低出生体重是反映宫内营养的粗指标。发达国家低出生体重儿主要因早产引起，而发展中国家低出生体重儿主要是由于母体营养不良所致。与国外类似流行病学研究结果一致，在首次对一个中国出生队列人群研究中同样发现，以低出生体重为标志的宫内发育迟缓与成年期脑血管病患病风险存在相关性；低出生体重（2500~3000g）是成年期脑血管病的危险因素，高出生体重（>3500g）是成年期脑血管病的保护因素。且这种相关性排除了可能由于早产、出生后早期家庭经济状况、成年期生活方式、社会经济地位等因素可能产生的混杂影响。此外，低出生体重与成年后的胰岛素抵抗也有关，后者可导致糖尿病的发生，也可使动脉粥样硬化性疾病的风险增加。其机制可能不仅局限在几个常见的脑血管病危险因素上，很可能还有我们目前尚不太清楚的致病机制，这一推断也与国外的相关研究结果一致。如芬兰的一组大样本（$n=5619$）群体队列前瞻性观察性研究中发现，出生及1岁时体重最低组成年后（随访至31岁）其白细胞总数及CRP水平更高，二者呈负相关，即生命初期生长不良个体成年后伴有系统性低度炎症过程。提示炎症机制可能与这些个体成年后冠心病、糖尿病发病风险的增加有关。

预防宫内发育迟缓与慢性病预防：当前，成年后许多疾病的易患倾向是基因、宫内环境和出生后生活方式等相互作用的结果。目前来说，基因是不可改变的，而我们的任务是营造良好的宫内生长环境，注重生命早期的营养，改变不良生活方式来减少各种高危因素，从而降低相关疾病的发生和孕妇营养对出生早产婴儿的影响。世界卫生组织在2004年有关健康的全球战略草案中特别指出孕产妇和早期婴儿的营养与健康的重要性，强调其对整个生命历程的影响，从而为我们的临床医学和预防医学领域揭示了一个崭新的研究方向，将会显著影响公共卫生和健康干预的政策。当前诸多研究结果提示通过提高孕妇健康水平，降低新生儿低出生体重发生率，有可能成为早期预防成年期脑血管病新途径和思路之一。1990年"儿童问题"首脑会议指定的目标是在2000年以前将低出生体重率降低到<10%，而目前据统计发展中国家低出生体重率为16%。毋庸置疑，低出生体重仍将是21世纪公共卫生事业面临的巨大挑战。

（4）儿童常见疾病（腹泻）与营养不良儿童常见疾病与营养不良的相互作用：儿童患病一方面会影响食欲使食物摄入减少，而且某些疾病如肠道寄生虫病等也会影响营养素的吸收和利用，另一方面疾病本身对营养素的消耗和利用增加，从而导致营养不良。而营养不良导致的免疫力下降和某些营养素的缺乏又会使儿童易感染各种疾病，加重营养不良从而形成恶性循环。对儿童营养不良影响因素的系统评价结果显示，疾病因素对营养不良的相对危险度OR值为1.43。

儿童腹泻和呼吸系统疾病是中国农村地区5岁以下儿童死亡和营养不良的两个主要原因，尤其是对2岁以内的婴幼儿。有数据显示凡患有呼吸系统与腹泻的婴幼儿平均身高与体重都显著低于正常儿童，24个月以内患有腹泻的婴幼儿，平均身长比正常儿童低3.2cm，体重低0.7kg。24~72个月儿童，身长低3.6cm。体重低1kg。近年来研究发现腹泻儿童中有63.7%血中维生素A含量低于$1.05\mu mol/L$。腹泻组儿童血中维生素A含量显著低于健康组的儿童。同时2岁以内营养不良婴幼儿的呼吸系统与腹泻患病率都显著高于正常儿童。

疾病不仅给儿童的健康带来很大的损害，同时给家庭和社会带来巨额经济损失，包括医疗费和家长误工的损失。采用成本效益方法，对1998年400例6岁以下儿童按其2周呼吸系统与腹泻患病率估算的经济损失城市为11793元，农村5458元。

我国儿童目前的腹泻患病率现状：随着国家经济的发展，儿童营养的改善以及人们卫生保健知识水平的提高，尤其是农村饮水条件的改善，儿童腹泻患病率大大降低。1998年城市儿童腹泻患病率在各个年龄段都低于1992年，下降最多是在24个月龄以内，平均下降3.3%。农村儿童主要在12~48月龄之间，平均下降3.4%。但我国贫困农村，6岁以下儿童腹泻患病率仍很高，如宁夏中卫县6岁以下儿童腹泻患病率为10.8%，云南广南县16.1%，四川南部15.6%，广西靖西18.9%。6岁以下儿童2周腹泻患病率农村高于城市，分别为7.0%和4.31%。而贫困农村最高为10.36%。儿童腹泻患病率随年龄上升而下降。患病高峰在6~12个月，各个年龄段患病率农村均高于城市。1998年与1990年相比，城市从9.4%下降为4.3%，农村从13.0%降为80%。

此外，一项针对3028名居住在杭州市和北京市的5岁以下流动儿童的调查显示，他们过去两周内腹泻的患病率分别为16.5%和13.3%。咳嗽的患病率分别为34.2%和30.4%。在控制了各种可能的危险因素后，流动儿童的年龄是影响流动儿童过去两周内腹泻和咳嗽的主要危险因素，其中3~5岁流动儿童腹泻的患病率是小于1岁儿童组的0.53倍（95%CI：0.42~0.68）。但1~2岁和3~5岁儿童咳嗽的患病率分别是小于1岁组的1.40倍（95%CI：1.12~1.75）和1.78倍（95%CI：1.46~2.16）。

影响我国儿童腹泻患病率的主要因素：儿童患病与儿童营养状况、母乳喂养、辅食添加、安全饮水、生活环境、计划免疫，以及家长对儿童的看护习惯等因素均密切相关。

（二）营养相关慢性病及其公共卫生问题

1.膳食结构变迁及对健康的影响

近20年来，随着国民经济的持续快速发展，我国居民膳食质量明显提高，城乡居民能量及蛋白质摄入基本得到满足，肉、蛋、禽等动物性食物消费量明显增加，优质蛋白质比例上升。但与此同时，我国居民食物消费及膳食模式不合理问题也日渐突出，成为膳食相关慢性病的主要危险因素。

具体表现在：

动物性食物摄入大幅增加，谷类消费呈下降趋势，是导致近年来我国居民慢性病增加的危险因素。从1982年至2002年间，我国城市、农村居民谷类食物的摄入量与1982年全国营养调查结果相比分别下降20%和22%。相比之下，我国居民动物性食物摄入量大幅度增加，从52g上升到132g，增加了80g。

奶类、豆类及其制品摄入增加不多，是引起我国居民钙摄入不足的主要原因。2002年我国居民干豆类摄入量为4g，豆制品摄入量12g。过去的20年间城乡居民干豆类食物摄入量没有明显变化，和《中国居民膳食指南》推荐的数量仍然差距很大。虽然城乡居民奶类及其制品的摄入量由10g增加到66g，但同《中国居民膳食指南》推荐的摄入量平均每日300g相比仍相差很多，而农村则只增加了4g，增加幅度很小，这也是我国居民钙摄入量普遍低的根本原因之一。

蔬菜水果仍摄入不足，是膳食相关疾病的危险因素之一。2002年我国居民蔬菜平均摄入量为276g，其中深色蔬菜91g，浅色蔬菜185g。与1992年相比表现为下降趋势。农村深色蔬菜的摄入量下降较多，由107g降到92g；城市浅色蔬菜的摄入量下降较多，10年间下降了51g。2002年我国居民水果平均摄入量为45g。与1992年相比有所下降。无论蔬菜还是水果，其摄入量与《中国居民膳食指南》推荐摄入量相比都有较大差距。

食用油摄入量持续增加，部分人群远远超过了建议的消费量，增加了我国居民超重肥胖及其他慢性疾病的危险。2002年我国居民食用油平均摄入量为42g，近20年来不断增加，其中植物油摄入量增加了10.5g，增幅46.9%。动物油摄入量增加了3g，增幅64.1%，其中城市居民动物油摄入量呈下降趋势，而农村居民摄入量则呈上升趋势。

食盐摄入量偏高，是导致我国居民高血压患病率增加的危险因素。全国城乡居民平均每标准人日食盐摄入量为12g，虽然比1992年下降了2g。但已经是世界卫生组织推荐量（6g）的2倍，并且超过这一推荐量的居民人数比例已达到了81.6%。

食物消费的变化带来膳食模式的变化。2002年全国居民谷类食物提供能量占总能量58%。与1992年相比下降了9个百分点。来源于动物性食物的比例为13%，与1992年相比增加了3个百分点。纯能量食物增加了6个百分点。2002年我国居民食用油摄入量已经超过膳食指南推荐的25~30g。超出推荐量的人数比例已达到37%。动物性食物和油脂消费的过度增加，使膳食脂肪供能比急剧上升。城市居民脂肪功能比已经超过了世界卫生组织建议的30%的上限。特别是大城市居民，脂肪的供能比已经高达38%。全国约有45%的居民膳食脂肪功能比已经超过30%。城市居民高达65.3%，农村也有37.2%。我国居民优质蛋白摄入虽然有所增加，但蛋白质摄入总量仍呈下降趋势，脂肪摄入量呈快速增加趋势，20年来增加了28g，糖类摄入量下降较快，与1982年相比下降了122g，并且城市近10年来的下降速度明显快于农村。

膳食结构不合理引起人群超重和肥胖的患病风险增加。脂肪供能比越高，人群超重及肥胖及其他慢性疾病的患病风险也越高。同时，由于都市化和生活现代化，久坐少动、身体活动不足的比例越来越高，也是造成肥胖和多种慢性病的主要行为危险因素。

2.我国居民膳食结构变化与膳食相关慢性病密切相关

对人群膳食结构相关因素的分析结果表明：膳食总能量摄入、脂肪供能比和食盐摄入量与高血压、糖尿病和血脂异常的患病风险呈正相关,糖类和谷类食物呈负相关。脂肪供能比越高,空腹血糖、血浆总胆固醇、血浆三酰甘油水平均显著升高。相应地,人群超重及肥胖、糖尿病、高胆固醇的患病危险也越高。糖类供能比越高,人群BMI、空腹血糖、血浆总胆固醇水平越低。

与糖类供能比小于55%者相比,糖类供能比在55%~65%之间的人群超重/肥胖者减少8%,糖尿病减少12%,高胆固醇减少18%;糖类功能比大于65%的人群的超重/肥胖减少31%,糖尿病减少22%,高胆固醇减少31%。随着粮谷类食物摄入量增高,各种相关慢性病患病风险均呈下降趋势。与每日粮谷类食物摄入量少于200g相比,大于600g者高血压患病风险减少19%,高胆固醇减少66%,高三酰甘油减少17%。

食盐量越高,人群血压越高,与每日食盐摄入量少于6g者相比,每日食盐摄入量超过12g者患高血压的风险增高14%,每日食盐摄入量超过18g者患高血压的风险增高27%。

美国2005膳食指南中还特别强调了增加身体活动的重要性。随着生活的静态化,我国居民身体活动不足的问题日益突出。2000年全国体质调研和2002年中国居民营养与健康状况调查结果一致表明,我国居民每周参加3次以上体育锻炼的比例不足1/3,尤其以30~49岁的中年人身体活动量最少。因此,《中国居民膳食指南》(2007)强调了加强身体活动的内容,并在膳食宝塔中增加了每天身体活动6000步的图像,以强调其重要性。但我国居民对身体活动的健康益处的了解仍有待提高,尤其是对膳食结构、身体活动水平与慢性病患病风险关系的联合分析表明,二者与慢性病之间存在各自独立又相互协同的作用。

3.我国当前的营养相关慢性病现状及经济负担

2002年我国成人高血压患病率为18.8%,比1991年增加7000多万人,农村高血压患病率上升迅速,城乡差距已不明显。我国成人血脂异常患病率为18.6%,成人超重率为22.8%,肥胖率为7.1%。大城市成人超重率与肥胖率分别高达30.0%和12.3%,儿童肥胖率已达8.1%。与1992年全国营养调查资料相比,成人超重率上升39%,肥胖率上升97%。由于超重人数比例较大,预计今后肥胖率将会有较大幅度增长。北京、上海和沿海大城市已进入(或接近除美国外的)多数发达国家行列,并预期中南部富裕乡村、中下水平乡村将先后在5~10年、10~15年后开始全面流行。肥胖加大了健康风险,尤其是儿童青少年的超重和肥胖问题更是一个关系生命全过程的公共卫生问题。高血压、糖尿病、冠心病有11%~37%归因于肥胖和超重。

慢性疾病可导致沉重的经济负担。以超重和肥胖为例,据估计,我国由超重和肥胖造成的高血压、糖尿病、冠心病和脑卒中等四种疾病的直接经济负担合计高达211.1亿元人民币,占四病合计直接疾病负担的25.5%,占2003年国家卫生总费用的3.2%,占2003年国家医疗总费用的3.7%,而理论上这部分的费用可以通过控制超重和肥胖而节省下来。

（三）其他营养相关公共卫生问题

现状及危害：婴幼儿龋是严重危害乳牙列健康、营养吸收、生长发育的一种破坏性疾病。1994年美国疾病预防控制中心定名为ECL，婴幼儿龋。近年来。由于生活水平的不断提高，儿童龋病及龋齿所引起的继发病越来越多，这不仅影响儿童的身体健康，而且对恒牙的发育和萌出也有影响。当前缺乏婴幼儿龋患病率的全国性数据，1995年第二次全国口腔健康流行病学资料表明，我国5岁儿童乳牙患龋率为76.5%。

行为危险因素：研究表明儿童含糖食品的消费量与龋病的发生呈正相关。糖类是细菌代谢的产物，在细菌代谢糖类过程中，为细菌生存提供了营养，其代谢的终末产物如乳酸、甲酸、乙酸、丙酸、丁酸、琥珀酸又可造成釉质脱矿，导致龋病的发生。另外，虽然有调查显示儿童消费饮料的频率和龋齿的发生没有显著关系，但是最近研究表明中国是糖类软饮料消费最具增长潜力的市场之一，饮用饮料已与中国的风俗文化紧密结合，成为儿童患龋齿的潜在危险因素。因此，在口腔预防保健措施相对缺乏的地区限制含糖食品和饮料的消费是相当重要的。

在所有的社会行为危险因素中，最危险的因素是餐间吃甜食行为。进食糖类的频率和方式对龋病发生具有很大的影响，Custafsson等对人类龋齿与饮食的关系的研究得出餐间吃蔗糖是引发龋病的主要原因。国内其他文献亦有报道，餐间吃糖加正餐吃糖危险度明显高于正餐吃糖。体外实验表明，接触时间相同、pH值相同的外环境形成的人工龋因其接触酸的频率不同其结构存在差异，每日多次较每日1次在脱矿液中浸泡者釉面结构损伤更为严重。由于每日多次吃糖导致口腔中的氢离子出现多次高峰，吃甜食频繁且不能及时清洁牙齿的儿童更易发生龋病。

二、防治策略

（一）针对营养不良的应对策略

1.国际组织针对营养不良的干预策略

UNICEF1990年制定了"改善发展中国家妇女儿童营养策略"，提出"三A过程"，即评价妇女儿童的状况，分析问题原因、职责、模式和能力，基于分析和可利用资源采取行动。它是对目标人群制定和实施营养干预的基础过程。1998年UNICEF在"地区技术援助项目"中提出，针对7个亚洲国家儿童的社区基础干预活动应包括：生长促进（生长监测、母乳喂养促进和适宜辅食添加促进）；疾病管理（腹泻前后的喂养、口腔卫生状况等）；微量营养素补充（儿童6月龄开始的维生素A补充、贫血流行地区的铁补充）；促进碘盐食用；驱虫；食物补助。2008年《柳叶刀》杂志组织该领域权威专家撰写了"妇女和儿童营养不良系列文章"，其中第3篇《干预才能解决妇女和儿童营养不良以及生存问题》分析了影响妇女和儿童营养不良的干预措施及营养相关结局。这些干预措施包括母乳喂养，辅食添加，微量营养素补充，改善家庭和社区营养的支持政策，降低疾病负担（如推广洗手以及降低孕期疾病负担策略）。该文还选取了36个国家（这些国家中有90%的儿童生长发育迟缓）进行队列研究，评价对这些地区母亲和儿童进行营养干预的效果。结果显示，实施营养干预能降低36%的3岁儿童生长迟缓，防止大约25%的3岁以下儿童死亡，降低25%的与营养不良相关的DALY损失。为了从长远角度消除生长迟缓，还应该对潜在的危险因素如贫困、受教育程度差、疾病负担以及妇女社会地位低下进行干预。

2.当前营养改善策略的国际动态

2002年全球改善营养联盟（GAIN）建立食物强化是全球公认的经济、有效、易行的针对营养缺乏的改善方法，包括主食强化、辅食强化、调味品强化和婴幼儿食品强化等。目前，世界上已有30余个国家进行了强制性的食物强化，近百个国家进行了市场性的食物强化。

2002年成立了全球改善营养联盟（GAIN）。其宗旨就是通过食物强化及其他以改善高危人群的健康和营养为目的的策略降低营养不良。其目标是使10亿人可得强化食物，5亿目标人群（如妇女儿童）可得强化食物。

2004年哥本哈根共识在丹麦哥本哈根商学院设有《哥本哈根共识中心》，是为政府和慈善家的援助和发展资金的最佳使用的智库。2004年8位全球最优秀的经济学家受邀组成专家组，其中3位是诺贝尔奖获得者。其讨论的命题是：如在各政府的支持经费上增加500亿美元资金，怎样使用是提高全球福利，特别是发展中国家福利的最好途径？专家组从联合国确定的挑战问题中选出10个需要解决的重要问题，其中有关饥饿与营养不良的解决方案如下——最优：提供微量营养素；优：发展新农业技术；一般：改进婴幼儿营养、降低低出生体重率。

2008年权威杂志《柳叶刀》组织科学家对多年来的研究和现场文献报道进行了系统的汇总和分析，总结了大量的证据和经验，得出以下结论：营养干预已证明是高效的干预方式，可以解决营养不良带来的系列问题而挽回数百万生命；营养干预以孕前至儿童2岁为焦点，此时是"机遇之窗"，其回报最高并可避免不可逆的伤害；研究证明了营养可得到从个人收入到国家经济增长的高回报。

2010年5月11日美国国务卿希拉里·克林顿在世界援助与救援合作组织大会上的演讲中明确提出美国政府将第一次投资予以解决生命开始的1000天的儿童营养不良问题，使他们有一个更高的起跑线；并承诺6年630亿美元的全球健康创意行动计划和3年35亿美元的喂养未来计划，汇合各方力量使伙伴国家儿童营养不良降低30%；他们将对国内婴幼儿营养状况跟踪3年；并探讨从检测到补充品和生物强化作物等技术突破口。

3.我们的应对策略

当前在发展中国家及我国贫困地区0~5岁儿童营养不良现象仍很严重，生长迟缓和微量营养素缺乏问题最为突出。营养不良由于其产生、发展和现状的复杂性及特定性，营养干预方案的制定和实施需要社会多方面力量的支持及多种方法途径的全面分析才能达到理想效果。

2008年《柳叶刀》"妇女和儿童营养不良系列文章"之《在国家层面采取行动来解决妇女和儿童营养不良问题》中就总结了7条在国家层面上解决营养不良所面临的挑战：将营养列为工作的重点，并保持下去；做当做之事；不做错事；行动有一定规模；到达那些需要的人群；做决策时要有数据支持；建立策略和行动能力。对于那些已经被证明行之有效的干预措施要尽快大规模的推广实施。因此，营养资源不应用于那些在目前的情况下不能取得成效的国家或者地区，也不应该用于支持那些未能证明与改善营养不良有直接关系的行动，如独立进行的生长监测和学校喂养项目。因此我们在营养干预中要明确重点人群，突出重点问题，并筛选出最符合成本效益的干预措施。

对于0~5岁儿童营养不良干预，应重点针对0~2岁儿童，采取以社区为基础的营养干预方式。加强国家营养政策和计划的制定，通过改善经济状况、规范管理儿童疾病等方面，对大范围、持续减少儿童营养不良起到环境支持和推动作用。深入研究制定和实施效能及成本效益高的营养干预，对于有效开展0~5岁儿童营养干预十分重要。

对于改善妇女儿童营养状况的另一项有效措施——食物强化，国内外有很多成功的模式，中国疾病预防控制中心营养食品所推广实施的铁强化酱油项目，在贵州试点中取得了很好的效果；在甘肃等西部省区进行的面粉强化铁、叶酸以及B族维生素项目正在开展。维生素A胶囊补充项目在西部地区取得了成效。此外，针对0~2岁儿童推出的贫困农村地区儿童营养包也在多个试点省份取得了很好的效果。这些为实施健康产业提供了经验。

（二）针对营养相关慢性病及其危险因素的应对策略

包括肥胖在内的营养相关慢性病已是发达国家的首要公共卫生问题，同时也是发展中国家的主要杀手，并在快速发展为首要的公共卫生问题。国内外经过多年实践，已积累了大量有效干预的措施和经验。实践证明，这些预防策略是高效益、可负担、并可在短时间内改变人群健康状况的策略。无论在群体水平还是个体水平，包括肥胖在内危险因素的控制和减少均能够带来令人难以置信的健康改善效果，而社区（包括功能社区）是实施干预的最佳场所。

世界卫生组织等国际机构制定了一系列促进健康的政策，倡导各国政府做出承诺，对促进全球健康策略的制定起到了指导作用。发达国家的营养政策的制定和营养干预项目的实施，改善了国民营养与健康状况，促进了社会经济发展，同时为其他国家营养工作的开展做出了典范。

1.国际组织提出的应对策略

当前，大部分的慢性病都已有可行的预防和干预措施，关键在于使其成为全社会的整体行动。为此,世界卫生组织在《膳食、身体活动与健康全球战略》中指出,致力于在整个人群中全生命过程减少风险因素是当前的预防策略,应当鼓励居民一生实践均衡膳食和经常性的身体活动。《2002年世界卫生报告》的主题是"减少危险,促进健康的生活方式"。在这份报告中,WHO首次全面系统地分析全球疾病负担和主要危险因素,指出非传染病的重要危险包括高血压、血液中胆固醇浓度高、水果和蔬菜摄入量不足、体重过重或肥胖、缺乏身体活动和使用烟草。这些因素中,有5个都与饮食和身体活动密切相关。2004年5月,第57届世界卫生大会通过了WHO《饮食、身体活动与健康全球战略》。在这份报告中,WHO指出,平衡膳食和增加身体活动是控制慢性病的有效措施,各成员国应积极参与其中。在国外,芬兰、德国和荷兰提倡骑自行车运动;挪威在学校中实行每天至少运动60min的活动;瑞典也在社区中向慢性病患者开出身体活动处方。

2010年5月世界卫生大会批准了《WHO全球控制有害饮酒战略》。该战略的目的是促进和支持国家、区域和全球行动,预防和减少有害使用酒精,降低因有害饮酒导致的发病率和死亡率并减少随后产生的社会后果。

此外,WHO还制定了2008~2013年慢性病的控制策略和计划,其原则包括:掌握流行状况和分析社会经济、行为、政治因素,作为为提出政策、项目、法规和财务措施的基础;降低人群可控危险因素的暴露——烟草、不健康膳食、活动少、酒精的有害饮用的策略方针;与此同时增强个人和人群的健康选择和遵循健康的生活方式的能力;制定科学循证的标准、规范及干预措施成本效益指南,以及通过以有效慢性病管理为导向的卫生机构的改革,提高慢性病保健服务。

2.国际有关营养相关慢性疾病干预策略的成功范例

在芬兰实施的"北卡勒尼亚研究方案"(北卡项目),被誉为"全球成功的典范"。项目高度重视以社区为基础的、有社区领导和居民支持和广泛参与的心血管病干预活动,从而取得巨大成功。北卡的经验揭示,正确、有效的措施并不是通过筛选高危人群和劝说高危人群去改变不良生活习惯,而是通过综合行动并强化社会和环境的支持,使整个社区人群采取健康生活方式并逐渐形成习惯而坚持下去。

近些年美国提出"社区健康促进模式",致力于在社区范围内控烟和改变不良生活行为。

美国把健康促进与医疗保险相结合,促使保险公司、医院和诊所积极开展健康促进活动,主要项目集中在与慢病密切相关的控烟、减肥活动、应付精神压力、防治高脂血症和合理营养等。多年努力的结果使美国冠心病和脑血管病死亡率分别下降了近40%和50%。

日本在65岁及以上老年人,以及40岁及以上成年人中也分别开展了为期1年和2年的以增加步行等身体活动和促进健康膳食为主要内容的干预活动,结果表明,两个干预项目均成功地控制了目标人群的肥胖和相关慢性病发生率，参与者血清蛋白、HDL、LDL胆固醇等指标均显著改善。

在美国科罗拉多州开展的"AmericanOntheMove"也是一次成功的肥胖干预范例。该行动号召本州居民通过小改变，获得改善健康的大效果。以每天多增加2000步步行和减少100千卡能量摄入的方法，使科罗拉多成为美国超重肥胖患病率最低的州，并开始推广到美国其他州。

此外，奥巴马政府还成立了儿童肥胖工作组，旨在这一代人中解决儿童肥胖问题。其目标是在2030年将肥胖率降到5%（即20世纪70年代末开始上升前水平），具体策略包括：制定行动计划，明确相关各部门责任，调动一切机构的资源和能力。提出70项建议，其中许多是立即可行的，如保证健康生命开端；父母具有简单、可行动的信息和营养选择；为学校提供可负担的食物、重新配方校内校外体力活动，创造利于走路、骑车的环境；立即行动——暑假开展"Let's read。Let's move"运动。

3.我国的干预策略及效果

我国从20世纪90年代开始也在社区水平上进行了许多慢性病防治研究，研究涉及的病种多为与肥胖直接相关的慢性疾病，包括高血压、糖尿病、脑卒中等。这些研究虽然不是直接针对控制肥胖，但所采取的干预方案均包括增加身体活动、促进平衡膳食等与体重控制直接相关的措施。大庆市通过健康教育、增加体力活动、保持膳食平衡的综合干预，6年间使糖耐量低减（IGT）人群发展成为糖尿病的比例下降了46%。1987～1995年在首都钢铁厂进行心血管病危险因素的综合干预试验，8年后随访结果表明，单纯强化干预人群平均收缩压较干预前下降3.4mmHg，舒张压下降1.9mmHg。1992～2000年在脑卒中高发城市约30万人群中开展社区综合性预防研究，实施积极控制高血压为主的干预措施，9年后使干预社区脑卒中发病率男性下降51.5%，女性下降52.7%；而同期对照社区男女分别下降7.3%和15.7%。

此外，为减少慢性病的发生和发展，我国于2007年9月1日，由卫生部疾病控制局、全国爱国卫生运动委员会办公室和中国疾病预防控制中心倡导、由原卫生部陈竺部长启动了以"和谐我生活，健康中国人"为主题的"全民健康生活方式行动"，并呼吁广泛动员社会力量，积极创建支持性环境，科学传播健康知识，正确引导全民健康生活。明确提出"健康一二一"的口号，指出"日行一万步，吃动两平衡，健康一辈子"。自"全民健康生活方式行动"启动以来，"吃动两平衡，健康我一生"的理念得到了大力的宣传和推广。

随着我国社会经济的快速发展，我国城市化速度将逐步加快，与膳食营养相关的慢性疾病对我国居民健康的威胁将更加突出。与此同时，营养不良性疾病的危害也将长期存在。在改善我国居民营养健康的关键时期，适时干预，会起到事半功倍的效果。因此，营养工作者必须从社会经济可持续发展的战略高度,针对本次我国国民营养与健康状况的调查结果,着手加强公共营养,改善膳食结构和预防慢性疾病,加强公众教育,倡导平衡膳食与健康生活方式,提高居民自我保健意识和能力。最终达到改善全民营养与健康状况,控制和减少慢性病的目的,为全面建成小康社会奠定坚实的人口素质基础。

参考文献

[1] 张鹭鹭，王羽.医院管理学[M].北京：人民卫生出版社,2014.
[2] 翁开源，王浩.医院管理学[M].北京：人民军医出版社,2015.
[3] 郭豫学，滕贵明，王世文.急救管理学[M].兰州：甘肃科学技术出版社,2009.
[4] 黄明安，申俊龙.医院管理学[M].北京：中国中医药出版社,2015.
[5] 叶郁辉，方豪.医院公共卫生服务管理[M].北京：军事医学科学出版社,2012.
[6] 徐学虎.医院管理之道[M].广州：中山大学出版社,2015.
[7] 林辉.互联网+医疗健康时代医院管理创新与发展[M].北京：清华大学出版社,2016.
[8] 邹爱民.医院管理常规[M].西安：三秦出版社,2013.
[9] 薛迪.医院管理理论与方法[M].上海：复旦大学出版社,2010.
[10] 石海兰，菅辉勇.公共卫生学基础[M].2版.西安：第四军医大学出版社,2014.
[11] 戚林，王永军.公共卫生学基础[M].北京：人民卫生出版社,2015.